U0188617

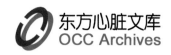

东方心脏文库
OCC Archives

总主编｜葛均波
总主审｜陈灏珠

超声心动图
在经导管心血管治疗中的应用

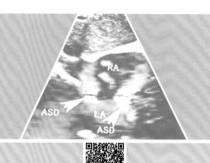

主编
潘翠珍｜舒先红

APPLICATION OF
ECHOCARDIOGRAPHY IN
TRANSCATHETER
CARDIOVASCULAR
THERAPEUTICS

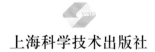

上海科学技术出版社

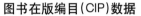

图书在版编目(CIP)数据

超声心动图在经导管心血管治疗中的应用 / 潘翠珍,舒先红
主编. —上海:上海科学技术出版社,2017.5
(东方心脏文库)
ISBN 978 - 7 - 5478 - 3526 - 5

Ⅰ.①超…　Ⅱ.①潘…②舒…　Ⅲ.①超声心动图-诊断-
应用-心脏病-导管治疗　Ⅳ.①R541.05

中国版本图书馆 CIP 数据核字(2017)第 060242 号

超声心动图在经导管心血管治疗中的应用

主编　潘翠珍　舒先红

上海世纪出版股份有限公司
上海科学技术出版社　出版

(上海钦州南路 71 号　邮政编码 200235)

上海世纪出版股份有限公司发行中心发行
200001　上海福建中路 193 号　www.ewen.co
上海中华商务联合有限公司印刷
开本 889×1194　1/16　印张 13　字数 350 千字　插页 4
2017 年 5 月第 1 版　2017 年 5 月第 1 次印刷
ISBN 978 - 7 - 5478 - 3526 - 5/R・1352
定价:148.00 元

本书如有缺页、错装或坏损等严重质量问题,请向工厂联系调换

内 容 提 要

本书由我国著名心脏超声诊断专家潘翠珍、舒先红教授主编,是复旦大学附属中山医院心血管中心近年来在心脏介入超声领域的开创性工作和经验成果的总结。

本书围绕心脏介入的重要技术,详细介绍了超声心动图(包括大量超声新技术)在心脏介入诊疗中,尤其是在热门技术(如 TAVI 术、MitraClip 术、室壁瘤封堵术、左心耳封堵术等)中的创新性运用,内容包括如何应用超声心动图来评估患者、选择患者、提高诊断的精确性、制订介入方案,如何在介入术中辅助手术实施,如何评估手术效果、随访术后患者等,体现介入心脏病学和心脏超声领域国内外的最新热点与进展。除了系统地介绍方法外,还附有大量的经典案例解析,将系统的知识介绍与实操性和引导式的案例分析相结合。

本书资料珍贵,内容独创,共有彩图 300 余幅、150 余个影像学视频(通过扫描书中二维码即可直接读取超声心动图的动态影像),指导性强,是心内科、心外科临床医师,心脏超声医师及心血管领域研究生等的重要工具书和参考书。

作 者 名 单

总主编

葛均波

总主审

陈灏珠

主 编

潘翠珍　舒先红

副主编

董丽莉　孔德红

编写者

（按姓氏拼音排序）

陈海燕　陈永乐　董丽莉　孔德红　李 权　李 伟

潘翠珍　舒先红　孙敏敏　汪咏莳　姚豪华　赵维鹏

序　言

　　秉承"开放、合作、创新"的主题,东方心脏病学会议(简称"东方会")在全国心血管病专家的共同努力和精诚合作下,已经成为具有中国特色的国际知名心血管领域品牌学术会议。东方会海纳百川,集思广益,开拓创新,一直致力于全方位探讨高血压、冠心病介入、动脉粥样硬化、心律失常、心力衰竭、结构性心脏病、心血管影像、肺循环疾病、血栓相关疾病、心血管疾病预防、心脏康复、心血管护理、精准与再生医学等亚专科领域的发展和应用,为心血管疾病诊治新技术的积极推广和临床技能的规范操作提供了广泛的交流平台,积累了大量的学术资源。

　　为了进一步传播东方会的学术成果,帮助大家更深入地理解和把握心血管病诊治领域的前沿动态和研究热点,更好地掌握具有临床实用价值的最新诊治技巧,我们依托东方会平台,以东方会专家团队为主要力量组织编写了"东方心脏文库"系列图书。"东方心脏文库"主要包括按亚专科划分的"病例精粹系列"和"新技术和新进展系列",根据具体内容,首次采用复合出版的形式,即文字、静态图像和视频相结合,为心血管医师开拓视野、了解前沿、训练临床思维、拓展诊疗思路提供了精品学习读物和参考工具书。

　　"东方心脏文库"系列图书理论结合实际,文字言简意赅,图片和视频精美直观,代表了我国心血管疾病诊治的发展水平,将在一年一度的东方会期间出版发行。希望它能让您细细品味,受益匪浅。相信本系列图书的出版对我国心血管疾病诊治水平的提高起到积极的推动作用。书中难免会有疏漏和不足之处,望广大读者不吝指正。

葛均波

2017 年 4 月

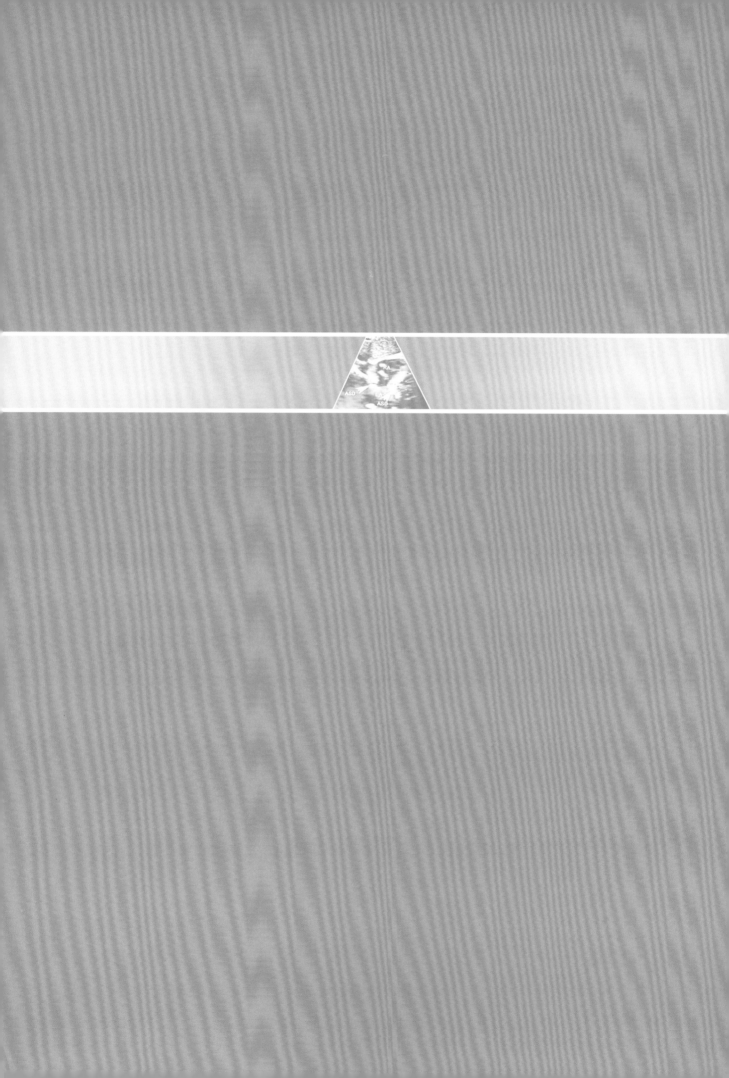

前　言

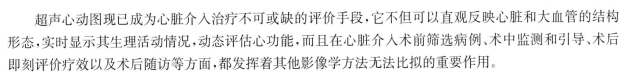

　　超声心动图现已成为心脏介入治疗不可或缺的评价手段,它不但可以直观反映心脏和大血管的结构形态,实时显示其生理活动情况,动态评估心功能,而且在心脏介入术前筛选病例、术中监测和引导、术后即刻评价疗效以及术后随访等方面,都发挥着其他影像学方法无法比拟的重要作用。

　　介入心脏病学不断发展,尤其是近年来经导管主动脉瓣植入术、经导管二尖瓣夹合术、经导管肺动脉瓣植入术、经导管左心耳封堵术以及经导管左心室重建术的开展,促使超声心动图在介入治疗中的操作技术以及评价标准不断改进,日臻完善,从而为心脏病介入治疗的成功实施提供了必不可少的影像学信息。为了进一步推广超声心动图在心脏介入治疗中的应用,帮助临床医师更好地理解和掌握超声心动图在心脏介入治疗中的最新诊断技巧,我们收集并总结了近年来的临床实际经验和学术成果,编写了这本《超声心动图在经导管心血管治疗中的应用》,供心脏内外科医师、心脏超声医师和研究生参考使用。

　　本书共分18章,包括300余幅静态图、150余个视频,采用文字、图片和视频相结合的复合出版形式。图文并茂,动静相宜,着重介绍超声心动图在经导管治疗心脏瓣膜病、先天性心脏病以及在起搏器植入术、冠心病支架植入术等中的应用。

　　本书由复旦大学附属中山医院、上海市心血管病研究所心脏超声诊断科全体同仁共同撰写完成。在此,对他们在撰写过程中付出的辛勤劳动以及为本书顺利出版做出的无私奉献表示由衷的谢意。上海市心血管病研究所所长葛均波院士在百忙之中为本书做了指导,在此向其致以崇高的敬意和衷心的感谢。

　　由于水平有限,本书难免会出现错误与疏漏之处,诚请各位同道和广大读者赐教斧正。

潘翠珍　舒先红

2017 年 4 月

目 录

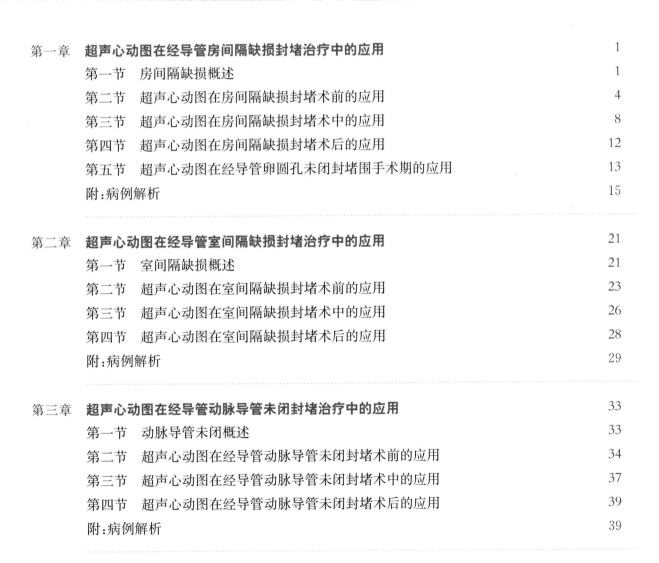

第一章
超声心动图在经导管房间隔缺损封堵治疗中的应用

第一节　房间隔缺损概述

房间隔缺损(atrial septal defect，ASD)是成人最常见的先天性心脏畸形之一，是房间隔的发生、吸收及融合出现障碍，致使心房间房间隔出现通道所致。发病率占所有先天性心脏病的10%～15%。房间隔缺损可单独发生，也可与其他多种心脏畸形同时存在。

一、解剖分型及病理生理

房间隔缺损依据缺损的位置及解剖特征可分为如下几型。

1. 继发孔型房间隔缺损　又称Ⅱ孔型房间隔缺损，最常见，约占房间隔缺损的70%。缺损多发生于房间隔卵圆窝附近；可仅有单一缺损存在，抑或两个或两个以上缺损相互独立存在；部分患者可在卵圆窝处呈现瘤样膨出(图1-2)，其上可合并一处或多处回声缺失，可呈筛孔样缺损。

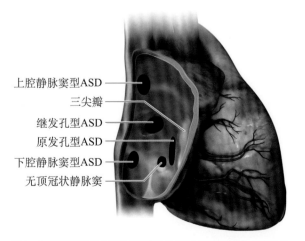

图1-1　房间隔缺损分型示意图[引自2015年美国超声心动图学会(ASE)/美国心血管造影与介入学会(SCAI)发布的《房间隔缺损及卵圆孔未闭的超声心动图评估指南》]

上腔静脉窦型ASD
三尖瓣
继发孔型ASD
原发孔型ASD
下腔静脉窦型ASD
无顶冠状静脉窦

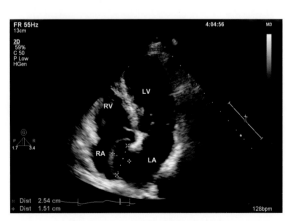

图1-2　心尖四腔心切面示房间隔菲薄膨出，大小约2.5 cm×1.5 cm。LA:左心房;LV:左心室;RA:右心房;RV:右心室

2. 原发孔型房间隔缺损(图1-3) 约占房间隔缺损的20%,又称之为Ⅰ孔型房间隔缺损或部分型心内膜垫缺损。缺损位于房间隔下段靠近十字交叉的位置,常合并二尖瓣前叶或三尖瓣隔叶裂缺。

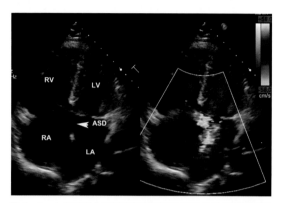

图1-3 心尖四腔心切面彩色双幅对比图示Ⅰ孔型房间隔缺损,箭头所示为缺损,彩色多普勒示缺损处左向右分流。ASD:房间隔缺损;LA:左心房;LV:左心室;RA:右心房;RV:右心室

3. 静脉窦型房间隔缺损(图1-4) 狭义的静

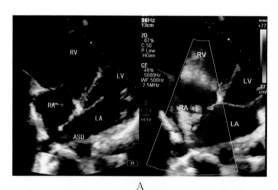

A

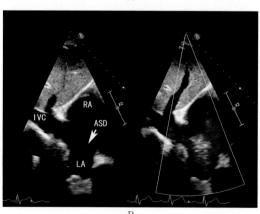

B

图1-4 静脉窦型房间隔缺损。A. 左图:胸骨旁四腔心切面,二维超声心动图显示房间隔缺损位于房顶部,为静脉窦型(红色箭头所示);右图:胸骨旁四腔心切面,彩色多普勒显示房水平左向右分流。B. 剑突下双心腔静脉长轴切面示房间隔下腔静脉缘缺如,箭头所示为大房间隔缺损,彩色多普勒示缺损处左向右分流。LA:左心房;LV:左心室;RA:右心房;RV:右心室;ASD:房间隔缺损;IVC:下腔静脉

脉窦型房间隔缺损仅指房间隔上腔静脉入口处残端缺如,后来也有人将下腔静脉入口处残端缺如的房间隔缺损归入此类;此型因其位置较为特殊,常合并毗邻肺静脉骑跨于房间隔上,造成血流动力学意义上的部分型肺静脉异位引流。

4. 冠状静脉窦型房间隔缺损(图1-5) 又称之为无顶冠状静脉窦综合征(unroofed coronary sinus syndrome, UCSS),极少见,其发病率不到房间隔缺损总数的1%。此型为冠状静脉窦壁不完整,与左心房存在沟通,导致左心房血液经冠状静脉窦分流入右心房。该型根据是否合并永存左上腔静脉又分为A、B亚型。

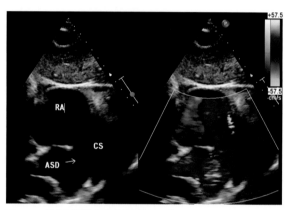

图1-5 剑突下冠状静脉窦长轴切面,箭头所示为冠状静脉窦与左房间隔回声缺失,彩色多普勒示该处左心房→冠状静脉窦→右心房分流。CS:冠状静脉窦;RA:右心房;ASD:房间隔缺损

5. 卵圆孔未闭(图1-6) 为房间隔原发隔与继发隔贴合不紧,出现隧道样缝隙伴房水平分流,详见本章第五节。

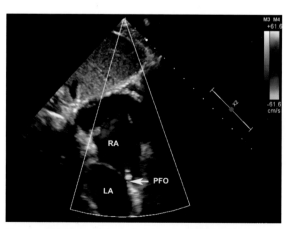

图1-6 剑突下双心房切面,箭头所示为卵圆窝处细束左向右分流,提示卵圆孔未闭。PFO:卵圆孔未闭;LA:左心房;RA:右心房

临床上常将上述分型中的两型或两型以上房间隔缺损同时存在称之为混合型房间隔缺损。

房水平分流是房间隔缺损血流动力学改变的主要因素。房水平分流的方向及分流量主要取决于缺损大小和左右心房之间的压差，同时，缺损大小又影响左右心房之间的压差。房间隔缺损的缺损范围较小时，其分流为限制性分流，分流量不大，对血流动力学影响小，临床症状一般较轻。房间隔缺损的缺损范围较大时，为非限制性分流，分流量通常较大，大量的房水平分流早期即可导致右心容量负荷明显增加，继而出现右房室扩大、肺动脉增宽等表现。右心容量负荷增加和肺血增多的长期存在，可首先导致容量性肺动脉高压，持续存在的容量性肺动脉高压将引起肺血管病变，继而出现阻力性肺动脉高压。当出现严重的肺高压时，由于左右心房压差接近或者右心房压超过左心房压，可出现双向分流或右向左分流，造成艾森曼格综合征，右心室后负荷增加，右心室肥大，并最终可导致以右心为主的心力衰竭。

二、房间隔缺损的随访及治疗选择

一般认为，大于 10 mm 的房间隔缺损可出现较显著的房水平分流，对于存在右心负荷过重，临床出现呼吸困难、活动耐量下降及出现矛盾性栓塞表现的患者，应积极予以早期干预治疗。出现肺动脉高压的患者，越早进行房水平分流的阻断，对肺动脉压力的降低越有益处，部分患者甚至会恢复至正常。

外科手术是房间隔缺损治疗的传统方法，实践经验丰富，且具有很高的安全性和成功率，但是外科治疗需要开胸，创伤较大，围手术期并发症发生率仍较高，特别是对于一些年幼的儿童，手术治疗会对患儿日后成长和心理上造成一定的影响。房间隔缺损的介入封堵术因其手术创伤小、成功率较高、并发症发生率低以及住院时间短等优势，目前应用非常广泛。随着房间隔缺损介入封堵治疗方法的不断探索及改进，目前已具有较大的适用范围。因此，对适合行介入封堵治疗的房间隔缺损患者，该方法是首选的治疗手段。

三、房间隔缺损介入治疗适应证及禁忌证

1. 明确适应证

（1）通常年龄≥3 岁。

（2）继发孔型房间隔缺损直径≥5 mm，伴有右心容量负荷增加，≤36 mm 的左向右分流房间隔缺损。

（3）缺损边缘至冠状静脉窦，上、下腔静脉及肺静脉的距离≥5 mm；至房室瓣≥7 mm，房间隔的直径大于所选用封堵伞左心房侧的直径。

（4）不合并必须行外科手术的其他心脏畸形。

2. 相对适应证

（1）年龄<3 岁，但伴有右心室负荷加重。

（2）房间隔缺损前缘残端缺如或不足，但其他边缘良好。

（3）缺损周围残端不足 5 mm。

（4）特殊类型房间隔缺损如多孔型或筛孔型房间隔缺损。

（5）伴有肺动脉高压，但肺体循环血流量比（Qp/Qs）≥1.5，动脉血氧饱和度≥92%，可试行封堵。

3. 禁忌证

（1）原发孔型房间隔缺损及静脉窦型房间隔缺损。

（2）部分或全部肺静脉异位引流，左心房内隔膜，左心房或左心室发育不良。

（3）严重肺动脉高压导致右向左分流。

（4）感染性心内膜炎，或近 1 个月内患感染性疾病，或感染性疾病未能控制者。

（5）封堵器安置处有血栓存在，导管插入处有静脉血栓形成，左心房或左心耳血栓。

（6）伴有与房间隔缺损无关的严重心肌疾病或瓣膜疾病。

（7）患有出血性疾病，包括但不仅限于未治愈的胃、十二指肠溃疡。

由此可见，在经导管房间隔缺损封堵术前经胸及经食管超声心动图准确诊断和筛选房间隔缺损患者是非常重要的，包括对缺损本身的仔细观察，对血流动力学改变、肺动脉压力的评估，以及对存在的伴发疾病的详细判断、多学科的综合评估。目

前的临床治疗显示,房间隔缺损介入封堵术安全性好、可行性强、成功率高、运用范围广及实践经验丰富,长期随访也肯定了房间隔缺损介入封堵治疗的有效性和安全性。

第二节　超声心动图在房间隔缺损封堵术前的应用

在经导管房间隔缺损封堵术前,首先应通过经胸超声心动图(transthoracic echocardiography,TTE)或经食管超声心动图(transesophageal echocardiography,TEE)对房间隔缺损进行准确评估。通常,TTE检查可以评估的内容包括缺损的数量、位置、大小、分流情况及有无右心负荷过重表现,估测肺动脉压力,观察缺损周围的结构并对房间隔缺损进行相应的分型,以及准确识别伴发畸形,以除外不宜行经导管介入封堵的房间隔缺损患者。对于TTE图像显示欠佳的,可进一步行TEE检查,因TEE超声探头放置于食管内,紧邻左心房壁后方,是最佳的显示心房及房间隔的无创检查手段。通过上述内容的评估,筛选出适合经导管介入封堵的房间隔缺损患者。

一、二维超声心动图表现

TTE可在大动脉短轴切面、心尖或胸骨旁四腔心切面、心尖冠状静脉窦长轴切面、剑突下四腔心切面、剑突下双心房切面等观察房间隔缺损。TEE可在四腔心切面、双心房腔静脉切面、大动脉短轴切面以及冠状静脉窦长轴切面等进行观察。特别是对少见类型的房间隔缺损以及肺静脉异位引流的诊断具有更高的价值。对于上述两种检查方法,因房间隔缺损的位置、形态变异较大,检查时常选择一些过渡切面和非标准切面以更好地显示房间隔缺损。同时,应在上述各切面观察缺损大小、房间隔残端的情况及其软硬度,以及房间隔的总长度,以判断封堵器是否可以充分展开。

继发孔型房间隔缺损多发生于房间隔中部、卵圆窝附近,缺损的形态多样,在经胸或经食管超声心动图二维图像上确定房间隔缺损的最大径及形态,于四腔心切面、双心房腔静脉切面、大动脉短轴切面及心尖冠状静脉窦长轴切面分别测定房间隔

缺损距心房顶部、二尖瓣瓣环、上腔静脉、下腔静脉、主动脉端残端及冠状静脉窦的长度(图1-7～图1-9)。对拟行介入封堵的继发孔型房间隔缺

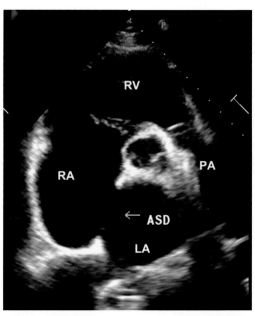

图1-7　胸骨旁大动脉短轴切面显示房间隔缺损其主动脉根部残端及房顶部残端。LA:左心房;RA:右心房;PA:肺动脉;ASD:房间隔缺损

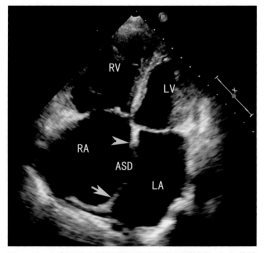

图1-8　心尖四腔心切面显示Ⅱ孔型房间隔缺损,上方黄箭头指向房间隔缺损距二尖瓣环距离,下方黄箭头指向房间隔缺损距房顶部距离。ASD:房间隔缺损;LA:左心房;LV:左心室;RA:右心房;RV:右心室

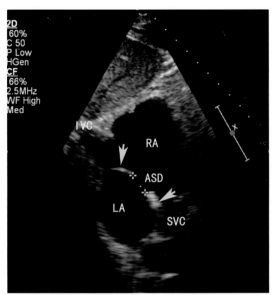

图 1-9　剑突下双心房腔静脉长轴切面显示房间隔缺损与上下腔静脉关系。左侧箭头指向房间隔缺损与下腔静脉距离,右侧箭头指向房间隔缺损与上腔静脉缘距离。IVC:下腔静脉;SVC:上腔静脉;ASD:房间隔缺损;LA:左心房;RA:右心房

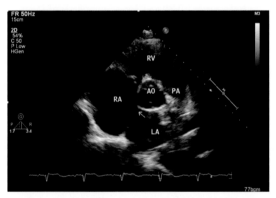

图 1-10　大血管短轴切面示Ⅱ孔型房间隔缺损,主动脉根部后方残端缺如(箭头所示)。PA:肺动脉;LA:左心房;RA:右心房;RV:右心室;AO:主动脉

损,除主动脉后方残端可短小甚至缺如外(图1-10),其余各残端硬边应≥5 mm,以提高介入封堵手术的成功率。

部分继发孔型房间隔缺损可出现两处或两处以上缺损相互独立存在(图 1-11),此时除了应分别测量各缺损的大小、各残端的长度外,还应测量缺损之间的间距。以两处缺损的继发孔型房间隔缺损为例,如两者相距较远,可选用两个封堵器分别进行封堵;如两者相距较近,除可尝试选用两个封堵器进行"咬合"封堵外,对大小悬殊的两个缺损,亦可选用一个封堵器封堵较大房间隔缺损,同时尝试封堵器盘面边缘覆盖较小的房间隔缺损。

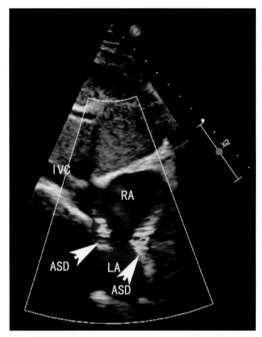

图 1-11　剑突下双心房腔静脉切面显示房间隔中段有两处回声缺失,彩色多普勒显示两处房水平分流(箭头所示)。ASD:房间隔缺损;LA:左心房;RA:右心房;IVC:下腔静脉

另外,少数病例因卵圆窝处房间隔菲薄,房间隔由高心房压侧向低心房压侧呈瘤样膨出,随心脏舒缩活动而摆动幅度较大,其上可存在一处或合并多处回声缺失,可成筛孔样房间隔缺损(图 1-12)。通常 TEE 对多处回声缺失的分辨较 TTE 更加清晰。对于膨出瘤上单个回声缺失,可如上述方法进行术前评估及封堵。而对于筛孔样房间隔缺损,如主要缺损位于中央,可选用较大封堵器一次性封堵所有缺损,甚至覆盖整个膨出瘤。

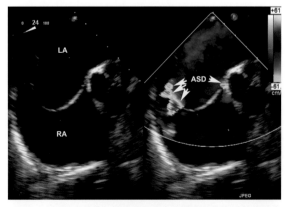

图 1-12　TEE 大动脉短轴切面显示房间隔膨出瘤合并筛孔状房间隔缺损,彩色多普勒显示多处房水平分流(箭头所示)。LA:左心房;RA:右心房;ASD:房间隔缺损

原发孔型房间隔缺损主要在四腔心切面可见房间隔下段靠近十字交叉的位置出现回声缺失,常合并二尖瓣前叶或三尖瓣隔叶裂缺(图1-3)。静脉窦型房间隔缺损为上腔静脉处或下腔静脉处残端缺如,可在剑突下双心房腔静脉切面或TEE双心房腔静脉切面观察残端缺如的情况(图1-4),同时应尽可能寻找肺静脉的开口,观察有无肺静脉异位引流。冠状静脉窦型房间隔缺损为冠状静脉窦壁不完整,与左心房存在沟通,导致左心房血液经冠状静脉窦分流入右心房,可在心尖冠状静脉窦长轴切面或TEE冠状静脉窦长轴切面等观察窦壁缺损的位置(图1-5),此型常合并永存左上腔静脉汇入冠状静脉窦。如术前心脏超声评估房间隔缺损属于此三种分型,均不适宜行介入封堵治疗。

除上述直接征象外,房间隔缺损亦存在相关的间接征象,包括右房室扩大,肺动脉增宽,室间隔平直甚至舒张期凸向左心室侧;当伴有肺动脉高压时,可出现右心室壁增厚、室间隔与左心室后壁同向运动、左右心比例失调等异常表现。

二、彩色多普勒超声表现

在TTE或TEE二维切面图像基础上,彩色多普勒可直观显示房间隔缺损的分流。对二维超声难以区分的小房间隔缺损及多孔型房间隔缺损,利用彩色多普勒可以提高诊断敏感性以及对缺损数量的准确识别。同时,对合并肺静脉异位引流的房间隔缺损,彩色多普勒可以清晰显示异常引流的肺静脉血流(图1-13,视频1-1)。另外,可观察三尖

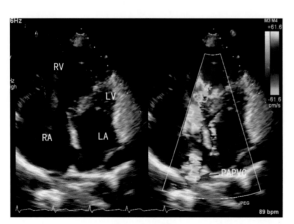

图1-13 心尖四腔心切面彩色多普勒显示右上肺静脉异位引流入右心房(箭头所示)。PAPVC:部分型肺静脉异位引流;LA:左心房;LV:左心室;RA:右心房;RV:右心室

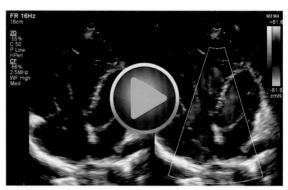

视频1-1 心尖四腔心切面,彩色多普勒示右上肺静脉异位引流入右心房

扫码观看

瓣反流情况及右心室流出道、肺动脉瓣口有无湍流,结合二维图像及频谱多普勒,判断有无右心室流出道梗阻及肺动脉瓣狭窄等病变。当肺动脉高压出现后,仍可出现单纯左向右分流,但左向右分流颜色变淡;随着肺动脉高压的加重,呈现双向分流甚至右向左分流的血流图像。

三、频谱多普勒超声表现

脉冲多普勒在理想的二维超声切面上,结合彩色多普勒获取最佳的取样位置及角度,可测得理想的房水平分流频谱,频谱上可显示房水平分流的方向、速度及波形等。继发孔型房间隔缺损左向右分流的频谱位于基线上方,呈双峰或三峰波形。合并明显的肺动脉高压或右心室流出道梗阻的,分流频谱可发生改变,双向分流时,对应频谱可分别位于基线上方和下方,并呈双峰波形。

利用连续多普勒,根据简化的Bernoulli方程($\Delta P = 4V^2$,V为最大反流速度),通过三尖瓣反流可估测三尖瓣反流压差即右房室间收缩压差。在无右心室流出道梗阻及肺动脉瓣、肺动脉远端狭窄的情况下,肺动脉收缩压(PASP)=三尖瓣反流压差(ΔP)+右心房压(RAP)。根据肺动脉瓣反流频谱可以估算肺动脉舒张压,肺动脉舒张压(PADP)=肺动脉瓣反流舒张期末压差(ΔP)+右心室舒张期末压(RVDP)(图1-14)。肺动脉平均压(PAMP)=PADP+1/3(PASP−PADP)。

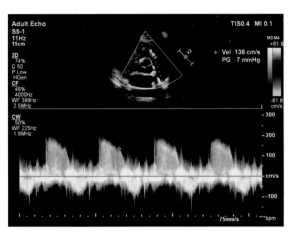

图 1-14 健康志愿者的肺动脉瓣反流频谱,图示箭头处数值(估算成 7 mmHg)+右心室舒张期末压(常为 6 mmHg)=肺动脉舒张压(PADP,13 mmHg)

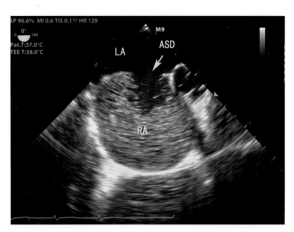

图 1-15 TEE 0°切面显示房间隔缺损右心声学造影图像:房水平左向右分流的负性造影区(箭头所示)。LA:左心房;RA:右心房;ASD:房间隔缺损

正常情况下,肺循环血流量(Qp)应等于体循环血流量(Qs);房间隔缺损时,因存在房水平的左向右分流,此时 Qp/Qs>1。利用脉冲多普勒可在左心室流出道及右心室流出道分别根据流量公式测定体循环血流量($Qs = LVOT\ VTI \times \pi \times LVOT^2/4$)和肺循环血流量($Qp = RVOT\ VTI \times \pi \times RVOT^2/4$),进一步测定肺体循环血流量比(Qp/Qs),一般认为,该比值大于 1.5 提示左向右分流量较大。

四、右心超声造影

右心造影剂选用直径较大的微气泡(>8 μm),因造影剂不能通过肺循环,故在正常情况下,仅出现右心显影而左心不显影。右心声学造影依此特性来评价房水平存在的左向右或右向左分流。

右心声学造影通常选取心尖或胸骨旁四腔心切面评价房水平分流。经周围静脉注入造影剂后右心房首先显影,当房水平存在左向右分流时,左心房经缺损分流入右心房的血液冲走房间隔缺损右心房面附近含有造影剂的血液,使该部位继续呈现无回声区,称之为负性造影区,是诊断房间隔缺损的直接征象(图 1-15,视频 1-2)。

当房水平存在双向分流时,既可出现缺损处右心房侧的负性造影区,也可在左心房内出现造影气泡。当房水平分流为右向左分流时,右心房内可无负性造影区,造影气泡经过缺损处进入左心腔,左房室顺序显影。左房室内造影剂气泡的多少与右向左分流量的大小有关。

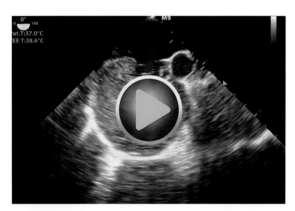

视频 1-2 经食管超声 0°切面,房间隔缺损右心声学造影图像:右房室大量气泡显影,左心房内可见负性造影区,少量气泡通过房间隔缺损进入左心房

扫码观看

五、三维心脏超声表现

二维超声对大部分房间隔缺损可以提供详尽的解剖信息,但由于房间隔缺损形态变异较大,对于形状不规则或是不对称的房间隔缺损,二维超声图像存在一定的局限性。而三维成像可以立体显示房间隔、缺损及周围结构,特别是对房间隔缺损残端的显示、多孔型房间隔缺损的甄别以及不规则房间隔缺损形态的展现(图 1-16,视频 1-3)具有重要的应用价值。同时,在三维基础上的彩色多普勒显像可动态立体地显示房水平分流的情况。另外,对采集的三维超声数据可以进一步进行相应的切割,从而提供不同的视角来观察房间隔缺损的形

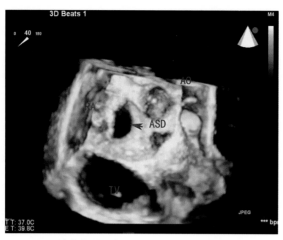

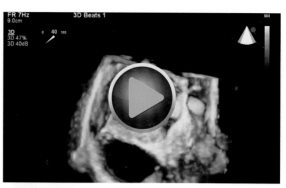

视频 1-3　经食管实时三维超声示左心房面观察Ⅱ孔型房间隔缺损,为卵圆窝中央不规则缺损

扫码观看

图 1-16　经食管实时三维超声示左心房面观察Ⅱ孔型房间隔缺损,为卵圆窝中央不规则缺损。RA:右心房;TV:三尖瓣;AO:主动脉;ASD:房间隔缺损

态以及与周围结构的毗邻关系。三维成像可以为临床医生提供更加全面直观的房间隔缺损图像,对适合行介入封堵的房间隔缺损患者,在选用封堵器型号时可以提供更加可靠的信息。

通过上述术前超声心动图对房间隔缺损的全面评估,包括对房间隔缺损的分型、缺损大小、周边残端长度及厚度、与邻近结构的关系(如二尖瓣、三尖瓣、上下腔静脉及冠状静脉窦口)、有无合并畸形及血流动力学异常等,确定患者是否适合进行介入封堵术治疗,并选择适合于该患者治疗的封堵器类型及型号等,可增加手术的成功率并减少并发症的出现。

第三节　超声心动图在房间隔缺损封堵术中的应用

房间隔缺损的成功封堵需要在介入医生与超声医生的默契协作下才能完成,成功的介入封堵治疗依赖于细致的术前超声筛选,同时,其对手术方式的合理选择、术中选用封堵伞大小及种类的确定有着重要的指导作用。房间隔缺损介入治疗有标准的操作流程,该过程中常借助于数字减影血管造影(DSA)与超声心动图的共同引导,同时,超声心动图亦可在手术过程的各个环节中提供即时效果的反馈,指导手术医生的决策。

一、介入封堵材料及型号选择

近年来,采用 Amplatzer、Cardioseal 和 Gore Helix 等多种类型封堵器进行房间隔缺损的介入封堵治疗,取得了明显进展;尤其是 Amplatzer 双盘型封堵器的适应范围较广,操作较简便,治疗效果满意。各种类型封堵器均具有不同的型号和大小,最终的选择取决于所测量的房间隔缺损的最大直径。目前临床上较多采用 TTE 进行测量,一般最终所选用封堵器的大小应在此测量值的基础上增加 4~6 mm。

二、引导导管及鞘管通过房间隔缺损

房间隔缺损介入封堵过程中,首先应在经胸或经食管超声心动图多个切面观察导管及鞘管的走行和位置,亦可同时在 X 线监视下共同完成该操作。

经股静脉送入导丝经房间隔缺损处至左心房或左上肺静脉内,经胸或经食管超声可观察到心导管的所在位置,显示为较强反射的导丝回声(图 1-17),同时随心导管推进或后撤而移动。根据封堵

器的型号,选用相应的输送鞘管沿导丝将鞘管经房间隔缺损处送入左心房内,显示为较强反射的"双轨征"(图1-18)。

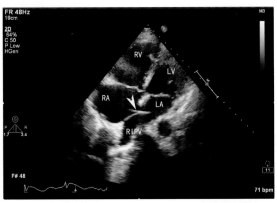

图1-17　心尖四腔心切面显示导丝呈强回声穿过房间隔缺损(箭头所示)。LA:左心房;LV:左心室;RA:右心房;RV:右心室;RIPV:右下肺静脉

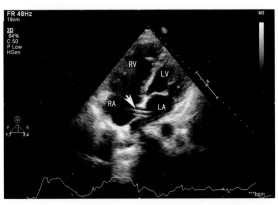

图1-18　心尖四腔心切面显示鞘管呈"双轨征"穿过房间隔缺损(箭头所示)。LA:左心房;LV:左心室;RA:右心房;RV:右心室

三、封堵器植入及即时效果监测

经鞘管将封堵器送至左心房内,利用 TTE 或 TEE 观察封堵器的位置,释放左侧伞面,回拉封堵器至缺损部位,使封堵器左侧伞面与房间隔的左心房侧贴合紧密(图1-19、图1-20),同时回拉有阻力,再回撤鞘管,同时释放右侧伞面(图1-21)。此时,超声心动图可观察到左右伞面分居于房间隔两侧,伞面呈平行排列,通过腰部相连,并且两侧伞面有效包夹残存房间隔。主动脉根部残缺的病例比较特殊,可在大动脉短轴切面显示相对应位置的左右盘面呈 Y 形紧抱主动脉(图1-22,视频1-4)。利用 TTE 或 TEE 观察封堵器的位置、形态,利用彩色多普勒观察有无房水平残余分流,此时可通过

推拉试验确认封堵器位置固定,不易滑落(图1-23,视频1-5)。此外,应观察封堵器与二尖瓣、三尖瓣及房顶的位置关系,观察对瓣膜闭合有无影响以及

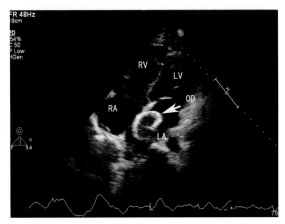

图1-19　胸骨旁四腔心切面显示左侧伞面释放后紧贴房间隔左心房面(箭头所示)。LA:左心房;LV:左心室;RA:右心房;RV:右心室;OD:封堵器

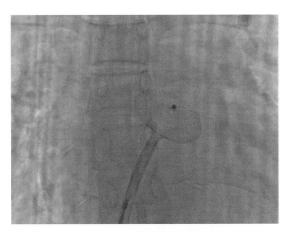

图1-20　DSA 示封堵器左侧伞面释放

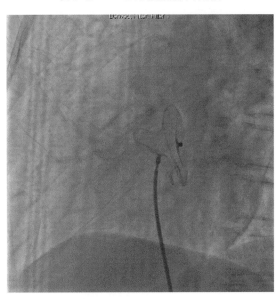

图1-21　DSA 示封堵器右侧伞面释放

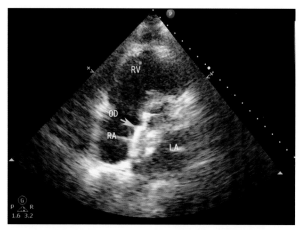

图 1-22 大血管短轴切面显示右侧伞面释放后,房间隔残端组织夹合良好,呈 Y 形夹抱主动脉根部。LA:左心房;RA:右心房;RV:右心室;OD:封堵器

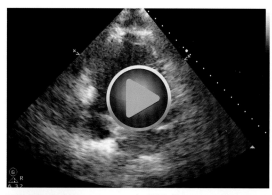

视频 1-4 大动脉短轴切面示封堵器的左右盘面呈 Y 形紧抱主动脉

扫 码 观 看

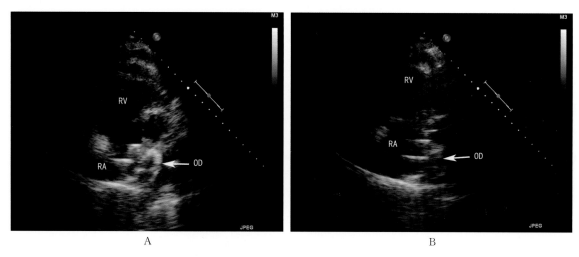

A B

图 1-23 大血管短轴切面,通过推拉试验确认封堵器位置固定,不易滑落。A 图为拉;B 图为推。RA:右心房;RV:右心室;OD:封堵器

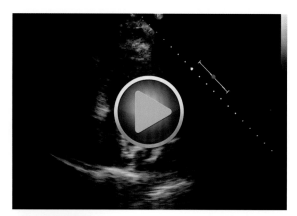

视频 1-5 推拉试验确认封堵器位置固定,不易滑落

扫 码 观 看

有无瓣膜反流,同时应注意封堵器对腔静脉、肺静脉及冠状静脉的回流是否造成影响。对于多孔型房间隔缺损采用多个封堵器封堵,除观察上述内容外,亦应观察封堵器间的位置关系,有无互相影响等(参见本章"病例解析"中的图1-38)。

如植入封堵器后,发现封堵器漂浮感较强,或彩色多普勒发现较多残余分流者,多说明封堵器型号不合适,提示封堵器有脱落危险,需及时更换封堵器,

重新按上述方法将封堵器植入房间隔缺损内。

四、封堵器释放

利用 TTE 或 TEE 多切面观察封堵器位置固定、形态良好、无残余分流,以及未影响瓣膜功能和未影响腔静脉、肺静脉、冠状静脉的回流,同时结合 X线结果满意,方可释放封堵器(图1-24~图1-26,视频1-6);释放封堵器后应再次确认上述内容。

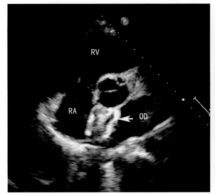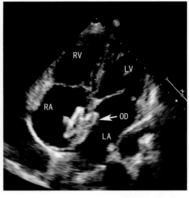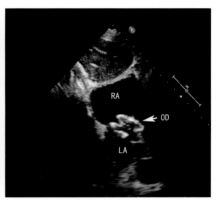

图1-24　胸骨旁大血管短轴、心尖四腔心及剑突下腔静脉双心房切面分别显示封堵器位置固定。LA:左心房;LV:左心室;RA:右心房;RV:右心室;OD:封堵器

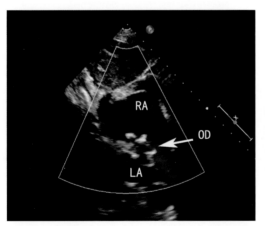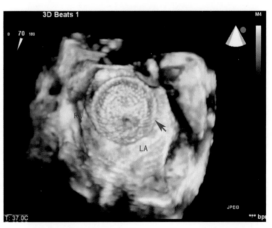

图1-25　腔静脉双心房切面显示封堵器植入后腔静脉回流通畅,房水平分流消失。LA:左心房;RA:右心房;OD:封堵器

图1-26　经食管实时三维超声于左心房面显示封堵器形态。LA:左心房;RA:右心房

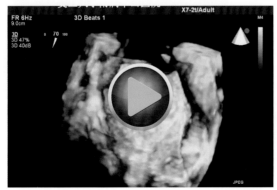

视频1-6　经食管实时三维超声于左心房面观察房间隔缺损封堵器位置固定,无残余缺损

扫 码 观 看

目前,在房间隔缺损介入封堵治疗中,虽然需要在X线及超声心动图的共同配合下完成手术操作,但超声心动图在封堵器位置形态、对房室瓣功能的影响、对血液回流影响以及对封堵即时效果的评估发挥着不可替代的作用,亦可对心包积液及血流动力学表现进行实时监测。

第四节　超声心动图在房间隔缺损封堵术后的应用

术后1周内应常规复查超声心动图检查,此后应定期复查。随访内容包括通过上述不同切面观察封堵器的位置、形态,有无封堵器移位(图1-27,视频1-7),通过彩色多普勒观察有无残余分流、有无房水平残余分流(图1-28,视频1-8);测量心腔大小,对于分流量较大、右心负荷较重的患者,封堵治疗后右心内径可以逐渐缩小(图1-29),也可对肺动脉压力进行随访监测。

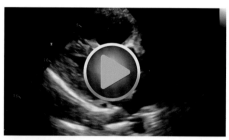

视频1-7　胸骨旁左心室长轴切面,封堵器脱落入左心房,嵌顿于二尖瓣口

扫码观看

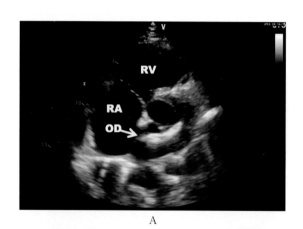

A

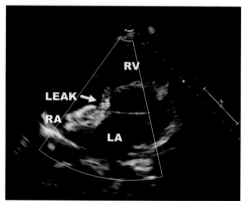

图1-28　胸骨旁四腔心切面示封堵器下缘(靠近三尖瓣隔叶处)细束残余分流(箭头所示)。LA:左心房;RA:右心房;RV:右心室;LEAK:残余漏

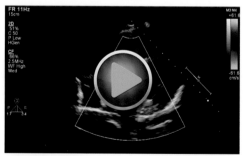

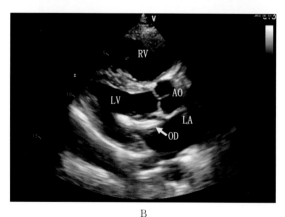

B

图1-27　A. 胸骨旁大血管短轴切面,箭头示封堵器落入左心房;B. 胸骨旁长轴切面,箭头示封堵器落入左心房,位于二尖瓣口。RA:右心房;RV:右心室;LA:左心房;LV:左心室;OD:封堵器

视频1-8　胸骨旁非标准四腔心切面,示封堵器下缘(靠近三尖瓣隔叶处)细束残余分流

扫码观看

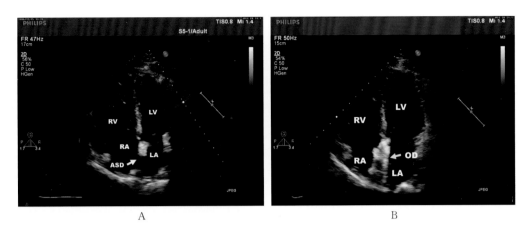

图1-29　同一房间隔缺损患者封堵前后，心尖四腔心切面。A. 封堵术前右房室明显增大（白色箭头所示为房间隔缺损）；B. 封堵1周后，右房室明显缩小（黄色箭头所示为封堵器）。RA：右心房；RV：右心室；LA：左心房；LV：左心室；OD：封堵器

经导管房间隔缺损封堵术目前已广泛应用于临床。经胸及经食管超声心动图是房间隔缺损诊断的重要手段，在可行介入治疗术的房间隔缺损患者筛选、术中监测以及术后效果的评价都起到非常重要的作用，是房间隔缺损封堵成功的关键。随着术者与超声医生经验的积累，以及更加默契的团队协作，相信未来在超声心动图的独立引导下完成的经导管房间隔缺损封堵术将成为新的选择。

第五节　超声心动图在经导管卵圆孔未闭封堵围手术期的应用

一、卵圆孔未闭简介

卵圆孔（fossa ovalis）是胚胎时期心脏的正常生理性通道，大多于出生2个月后由原发隔与继发隔相互融合而封闭。卵圆孔未闭（patent foramen ovale，PFO）在成人中的发生率为20%～25%，因其并无房间隔组织的缺失，故非真正意义上的房间隔缺损。

PFO可见于两种情况：①"功能性"PFO：当出现右心房压力高于左心房压力时，因原发隔的活瓣作用，PFO可呈隧道样开放，并出现周期性的右向左分流。该型PFO需通过彩色多普勒或造影证实存在右向左分流。②"开放性"PFO：心房间可出现圆形或椭圆形的真实沟通。可因心房扩大及重构，继发隔过度牵拉导致与原发隔相分离，呈现"牵拉"样PFO；亦可由于原发隔形成膨出瘤，从而无法完全覆盖心房间的沟通。该型PFO需通过彩色多普勒证实存在左向右或右向左分流。

原发隔由纤维样组织构成，较薄且活动度较

大，继发隔由较厚的肌性组织构成。原发隔与继发隔重叠的范围为PFO的长度，分离的距离为PFO的大小，PFO最大径可介于1～19 mm（平均4.9 mm）；一般随着年龄的增长，PFO的发病率呈现逐渐下降的趋势，而PFO的大小随年龄的增长逐渐增大。

虽然PFO原发隔与继发隔贴合不严，但在一般情况下左心房压力始终大于右心房压力，卵圆孔可始终保持关闭状态，无房水平分流的出现。而因左右心房压力转换、心房扩大牵拉或原发隔瘤时，PFO可出现房水平分流。分流方向取决于左右房的压差，由高压侧心房分流入低压侧心房，可出现左向右分流、右向左分流或双向分流。右心容量负荷增加、肺动脉高压或右心室流出道梗阻等疾病，可导致右心房压力高于左心房，或者在心脏舒张期末及收缩早期、咳嗽、Valsalva动作等情况下，右心房压一过性高于左心房压，均可出现房水平右向左分流。

PFO被认为与隐源性卒中、减压病、斜卧呼吸-直立型低氧血症、偏头痛的发病有关，但目前仍存

在一定争议。随着封堵器材的改进以及操作技术的日益娴熟,经导管封堵 PFO 以治疗上述与 PFO 存在一定相关性的疾病,在世界范围内得到了广泛应用;特别是对隐源性卒中且存在右向左分流证据的患者,PFO 介入封堵治疗是有效的预防手段之一。

二、经导管卵圆孔未闭封堵术前超声心动图评估

PFO 的诊断主要依赖于超声心动图,包括经胸超声心动图(TTE)、经食管超声心动图(TEE)以及心腔内超声(ICE);除超声心动图外,经颅多普勒超声声学造影亦是 PFO 诊断的重要方法。

(一)TTE/TEE 二维、三维超声心动图及彩色多普勒成像

PFO 的变异较大,介入封堵术前详细的解剖特征评估直接影响封堵器的选择,包括卵圆窝的大小、PFO 的位置(一般位于卵圆窝偏前上的位置,靠近主动脉根部)、PFO 隧道的长度、PFO 在左右心房末端的大小、距离腔静脉的距离、继发隔的厚度及房间隔的总长度等。此外,应注意有无合并房间隔缺损;有无房间隔瘤,其可伴随 PFO 的发生,并促进 PFO 大小的增加,进而增加隐源性卒中及其他栓塞事件的发生率。同时应观察右心房内的其他结构,包括过长的欧氏瓣,因其可以阻碍卵圆孔的自然闭合,同样可以增加矛盾性栓塞的概率;Chiari 网亦与 PFO 的出现有一定的相关性,应注意其有无。

彩色多普勒可以显示穿过 PFO 的分流,分流束的方向、大小及长度取决于 PFO 的局部解剖结构,多起始于原发隔与继发隔的连接处,可垂直于房间隔或斜行;通常彩色多普勒较低的取样范围可以增加 PFO 分流显示的敏感性。

TTE 是成人 PFO 评估的基础检查方法,但受体表透声条件的影响,PFO 检出率较低。"功能性"PFO 分流呈间歇性,常无法真正识别;而对于"牵拉性"PFO,因左右心房压力不同产生的房水平分流常可被检测。TTE 观察 PFO 的切面与房间隔缺损相仿,其中剑突下双心房切面是观察 PFO 的理想切面(图 1-30)。

TEE 在 PFO 的诊断及了解解剖结构方面明显优于 TTE,特别是对 PFO 大小的测量比较准确。TEE 观察 PFO 的切面亦与房间隔缺损相仿;其中,

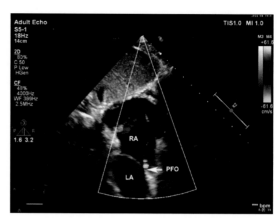

图 1-30 卵圆孔未闭 TTE 二维超声图像,原发隔与继发隔之间斜行细束左向右分流,箭头示 PFO。LA:左心房;PFO:卵圆孔未闭;RA:右心房

在大动脉短轴切面,PFO 一般与主动脉相毗邻,在此基础上略微增加探头角度,可显示 PFO"隧道"样沟通或开放性沟通,可在该切面测量 PFO 隧道的长度以及观察继发隔的厚度等。TEE 彩色多普勒通常可以显示穿过 PFO 的分流(图 1-31,视频 1-9)。

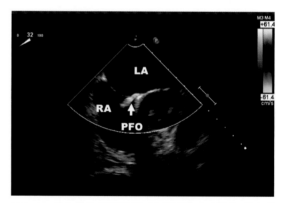

图 1-31 经食管超声示卵圆孔未闭的彩色血流图像(箭头所示)。PFO:卵圆孔未闭;LA:左心房;RA:右心房

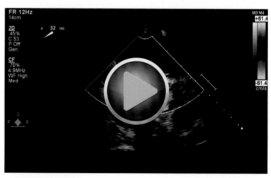

视频 1-9 经食管超声,食管中段 32°切面,彩色多普勒显示穿过 PFO 的细束左向右分流

扫码观看

三维 TEE 在显示 PFO 变异方面优于二维 TEE 图像,可以更加清晰地显示 PFO 的形态及其周围结构。三维 TEE 图像可显示"功能性"PFO 为椭圆形,而非圆形,分流束的面积自右心房侧至左心房侧逐渐减小,而且 PFO 面积在同一个心动周期中,并非一成不变,通常收缩期大于舒张期,因此,三维 TEE 对 PFO 最大径的测量更加准确。

(二)心脏超声造影

当临床或常规超声心动图高度怀疑 PFO 存在时,利用心脏超声造影可提高 PFO 的检出率;在该方法中,TTE 及 TEE 均可以提高 PFO 诊断的敏感性及特异性,但 TEE 优于 TTE,被认为是诊断 PFO 的标准检查方法。常用的超声造影方法是注射振荡生理盐水,一般在右心房微气泡充填后的 3～6 个心动周期内,左心房出现微气泡,被认为存在房水平的分流;理想状态下,可观察到穿过 PFO 的分流。在静息状态下,观察左心房在上述心动周期内有无微气泡出现;如果无微气泡出现,可同时配合一过性引起右心房压升高的动作(如咳嗽、Valsalva 动作等)来激发功能性"PFO"的开放,导致一过性的房水平右向左分流,继而左心房内出现造影剂微气泡。在注射造影剂后,通常首选在二维超声 TTE 心尖四腔心切面或 TEE 30°～100°充分显示房间隔的切面观察微气泡的分布情况。

经导管卵圆孔未闭封堵术目前已广泛应用于临床。经胸及经食管超声心动图是 PFO 诊断的重要手段,而超声造影可明显提高 PFO 的检出率。一旦确诊 PFO,对拟行介入封堵治疗的患者,可进一步行 TEE 评估详细的解剖结构,基于此选择合适的封堵器类型及型号,可增加手术的成功率并减少并发症的出现。

三、封堵器类型及型号选择

目前,国际上用于 PFO 封堵的封堵器种类较多,但在我国仅批准临床应用 Amplatzer PFO 封堵器或国产类似封堵器。该种类型封堵器不同于房间隔缺损封堵器,其右盘大于左盘,腰部较细,具有多种不同型号(18/18 mm、18/25 mm、30/30 mm、25/35 mm)。一般情况下利用 Amplatzer PFO 封堵器行 PFO 封堵时,不需考虑 PFO 的开放直径;但对于合并房间隔瘤的 PFO 或 PFO 较大时,建议考虑应用房间隔缺损封堵器,需根据球囊测量 PFO 的伸展径来选择大小合适的封堵器。

附：病例解析

患者,女性,48 岁,体检时发现房间隔缺损 1 个月入院。心脏超声检查提示:先天性心脏病,房间隔缺损(双缺口),右心增大,三尖瓣轻中度反流(图 1-32,视频 1-10)。患者平日无明显不适主诉,否认胸闷、胸痛、心悸、活动后胸闷气促等不适,门诊拟以"房间隔缺损"收治入院。

患者平卧于手术台上,常规消毒铺巾,1%利多卡因局部麻醉后,穿刺右股静脉,分别置入 2 个 6F 鞘。行右心导管检查,测得肺动脉压、右心室压、右心房压,分别是 30/8/18 mmHg、35/0/5 mmHg、8/−2/3 mmHg;行左心导管检查,测得左心房压为 10/0/4 mmHg。床旁心脏超声测的多处房间隔缺损,较大两处直径分别为 12 mm、8 mm(图 1-33,视频 1-11);分别选择北京华医圣杰 18 mm、16 mm 房间隔缺损封堵器,经 12F 输送鞘送入并进行封堵(图 1-34～图 1-37,视频 1-12～视频 1-15)。复查心脏超声示封堵器位置、大小、形态合适,对周围结构无影响,无明显残余分流(图 1-38～图 1-40,视频 1-16～视频 1-18)。手术成功。

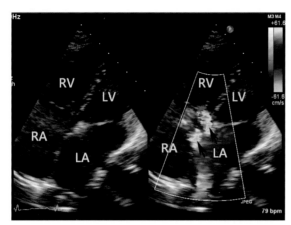

图 1-32 心尖四腔心切面显示左右心房间可见两处左向右分流沟通（箭头）。RV：右心室；RA：右心房；LV：左心室；LA：左心房

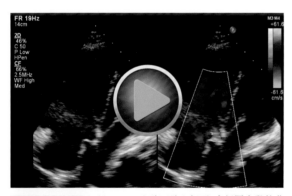

视频 1-10 心腔四腔心切面，房间隔中段较菲薄，彩色多普勒示房间隔上两处房水平左向右分流

扫码观看

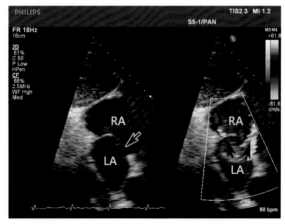

图 1-33 剑突下双心房切面显示房间隔上腔静脉侧较大段回声缺失（黄色箭头），彩色多普勒可见两处房水平左向右分流，较大者靠近上腔静脉侧（黑色箭头）。RA：右心房；LA：左心房

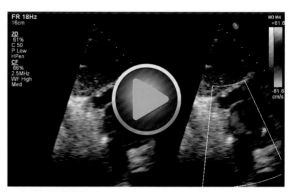

视频 1-11 剑突下双心房切面，完整显示房间隔并示两处回声缺失，一处较大位于卵圆窝（屏幕右侧），一处较小靠近冠状静脉窦开口（屏幕左侧），彩色多普勒示两处房水平左向右分流

扫码观看

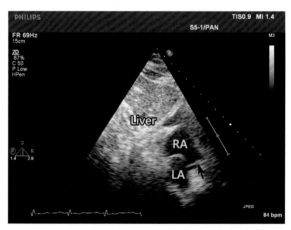

图 1-34 剑突下双心房切面可见导丝（箭头）经过上腔静脉侧较大的缺损处。RA：右心房；LA：左心房；Liver：肝脏

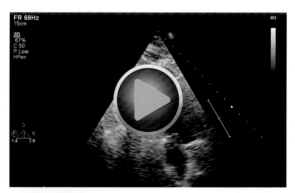

视频 1-12 剑突下双心房切面，鞘管（显示为高亮细条状回声）通过卵圆窝处的房间隔缺损进入左心房

扫码观看

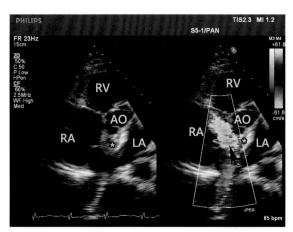

图1-35　变异大动脉短轴切面,经上方缺损放入封堵器(*)后,可见其下缘房顶侧仍有大量残余分流(箭头)。RV:右心室;RA:右心房;AO:主动脉;LA:左心房

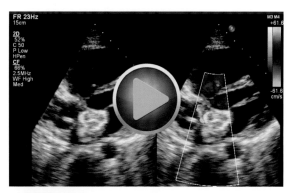

视频1-14　胸骨旁四腔心切面,第一个封堵器释放后,第二根鞘管(显示为高亮细条状回声)通过第二处房间隔缺损进入左心房

扫 码 观 看

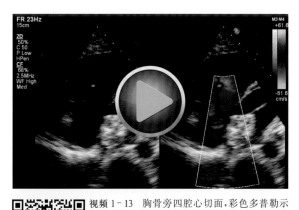

视频1-13　胸骨旁四腔心切面,彩色多普勒示第一个封堵器放置后仍有较多房水平左向右分流

扫 码 观 看

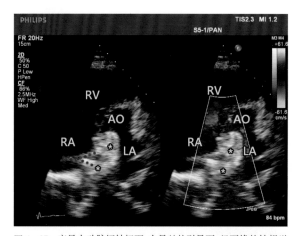

图1-37　变异大动脉短轴切面,在导丝的引导下,经下缘的缺损送入第二把封堵伞(*,红色导丝),房顶侧夹住房间隔残端,另一侧与第一把封堵伞(*,蓝色导丝)互相锁扣。RV:右心室;RA:右心房;AO:主动脉;LA:左心房

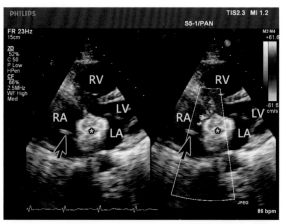

图1-36　变异胸骨旁五腔心切面,第一处房间隔封堵器(*)放置后,导丝(箭头)成功穿过其下缘的另外一处缺损。RV:右心室;RA:右心房;LV:左心室;LA:左心房

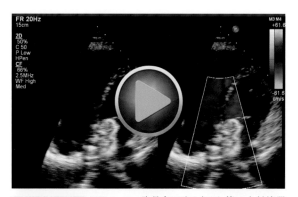

视频1-15　胸骨旁四腔心切面,第二个封堵器(带高亮细条状输送杆)放置后,彩色多普勒未测及房水平残余分流

扫 码 观 看

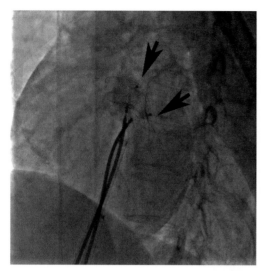

图1-38　术中X线透视可见两把封堵伞（箭头）位置固定，互相锁扣

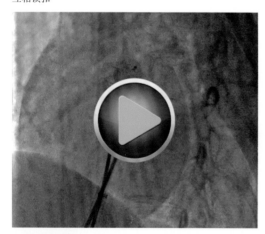

视频1-16　DSA下两个封堵器位置固定，释放形态良好

扫码观看

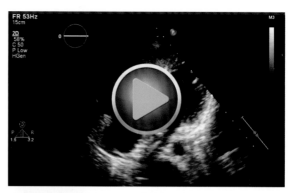

视频1-17　胸骨旁四腔心切面，两个封堵器完全释放后形态良好，位置固定，无移位

扫码观看

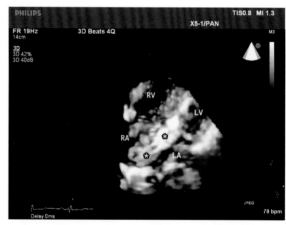

图1-40　三维全容积图像，切割三维图像，可见两把封堵伞（＊）服帖地固定于房间隔。RV：右心室；RA：右心房；LV：左心室；LA：左心房

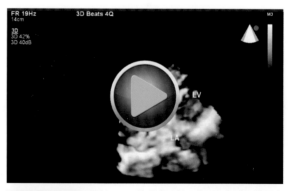

图1-39　心尖四腔心切面，封堵器释放后，两把封堵伞（＊）服帖地互相锁扣，固定于房间隔。RV：右心室；RA：右心房；LV：左心室；LA：左心房

视频1-18　胸骨旁四腔心切面，实时三维超声显示封堵器位置固定，形态良好，对周围结构无影响

扫码观看

参考文献

［1］ 任卫东,张玉奇,舒先红. 心血管畸形胚胎学基础与超声诊断［M］. 北京：人民卫生出版社,2015.

［2］ Warnes CA，Williams RG，Bashore TM，et al. ACC/AHA 2008 guidelines for the management of adults with congenital heart disease ［J］. J Am Coll Cardiol，2008,118:714 - 833.

［3］ 高伟,胡大一,华益民,等. 常见先天性心脏病介入治疗中国专家共识一、房间隔缺损介入治疗［J］. 介入放射学杂志,2011,20(1):3 - 9.

［4］ Warnes CA，Williams RG，Bashore TM，et al. ACC/AHA 2008 Guidelines for the Management of Adults with Congenital Heart Disease：Executive Summary ［J］. Circulation，2008,118:2395 - 2451.

［5］ Baumgartner H，Bonhoeffer P，De Groot NM，et al. ESC Guidelines for the management of grown-up congenital heart disease （new version 2010） ［J］. Eur Heart J，2010,31:2915 - 2957.

［6］ Simpson J，Lopez L，Acar P，et al. Three-dimensional echocardiography in congenital heart disease：an expert consensus document from the European Association of Cardiovascular Imaging and the American Society of Echocardiography ［J］. Eur Heart J Cardiovasc Imaging，2016,17(10):1071 - 1097.

［7］ Wong PC，Miller-Hance WC，Transesophageal Echocardiography for Congenital Heart Disease ［M］. London：Springer-Verlag，2014.

［8］ Faletra FF，Perk G，Pandian NG，et al. Real-Time 3D Interventional Echocardiography ［M］. London：Springer-Verlag，2014.

［9］ Silvestry FE，Cohen MS，Armsby LB，et al. Guidelines for the Echocardiographic Assessment of Atrial Septal Defect and Patent Foramen Ovale：From the American Society of Echocardiography and Society for Cardiac Angiography and Interventions ［J］. J Am Soc Echocardiogr，2015,28(8):910 - 958.

［10］ Akagi T. Catheter intervention for adult patients with congenital heart disease ［J］. J Cardiol,2012,60(3):151 - 159.

［11］ 张玉顺,朱鲜阳,蒋世良,等. 卵圆孔未闭处理策略中国专家建议［J］. 心脏杂志,2015,27(4):373 - 379.

第二章
超声心动图在经导管室间隔缺损封堵治疗中的应用

第一节 室间隔缺损概述

室间隔缺损(ventricular septal defect,VSD)是最常见的先天性心脏畸形之一,胚胎发育时由于室间隔未能完整发育所致。单纯室间隔缺损占整个先天性心脏病的25%～30%,多单独存在,亦可与其他畸形合并存在。室间隔缺损自然闭合的发生率较高,为40%～60%,所以在成人中室间隔缺损的发病率要远远小于婴幼儿。

一、解剖分型及病理生理

室间隔缺损的病理解剖分型种类较多。这里介绍一种便于临床理解的解剖分型方式。

1. **膜周部室间隔缺损** 最常见,约占全部室间隔缺损的80%。室间隔膜部面积较小,该处缺损较常见。当缺损较大时常常向周围延伸,因此常常称为膜周部室间隔缺损。缺损边缘常毗邻三尖瓣隔瓣,缺损周围组织有时与之相互粘连,并可覆盖缺损处形成室间隔膨出瘤。缺损的左心室侧可邻近主动脉瓣下方,少部分可出现主动脉瓣脱垂嵌入室间隔缺损中,造成主动脉瓣关闭不全(图2-1)。

2. **流入道部室间隔缺损** 缺损位于右心室流入道,大部分位于三尖瓣隔瓣后方,三尖瓣隔瓣可部分遮挡缺损,一般缺损距离主动脉瓣较远(图2-2)。

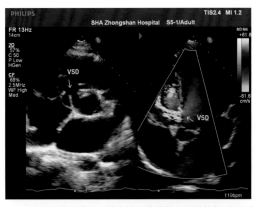

图2-1 左图为胸骨旁大血管短轴示膜周部室间隔缺损;右图为心尖五腔心切面示膜周部室间隔缺损。箭头所示为室间隔缺损,彩色多普勒示该处室水平左向右分流。VSD:室间隔缺损

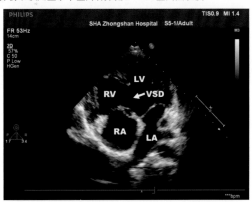

图2-2 心尖四腔心切面示流入道部较大室间隔缺损(箭头所示)。LA:左心房;LV:左心室;RA:右心房;RV:右心室;VSD:室间隔缺损

3. 流出道部室间隔缺损 缺损位于右心室流出道,在亚洲室间隔缺损患者中的发生率较高。可进一步分型为干下型室间隔缺损及嵴内型室间隔缺损,前者位于肺动脉瓣下,后者位于室上嵴内。主动脉右冠瓣常脱垂嵌入室间隔缺损中,造成主动脉瓣关闭不全及瓣膜反流(图2-3)。

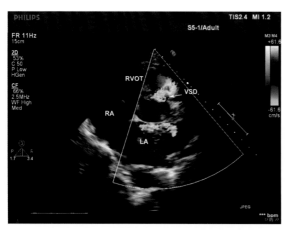

图2-3 胸骨旁大血管短轴切面示流出道部室间隔缺损,彩色多普勒示该处室水平左向右分流(箭头所示)。LA:左心房;RA:右心房;RVOT:右心室流出道;VSD:室间隔缺损

4. 肌部室间隔缺损 该型较少见。缺损的边缘均为肌肉组织,可多发。肌部室间隔缺损可发生于肌部室间隔的任何部位,其中心尖部最多见,其次为中央部和边缘部(图2-4)。

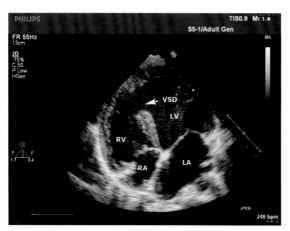

图2-4 心尖四腔心切面显示近心尖部肌部室间隔缺损(箭头所示)。LA:左心房;LV:左心室;RA:右心房;RV:右心室;VSD:室间隔缺损

室间隔缺损的病理基础是左、右心室间存在异常分流。分流量取决于缺损的大小和肺循环的阻力。缺损小于主动脉瓣环内径25%时,由于左向右分流量较少,多无左心室容量负荷过重及肺

动脉高压表现。缺损介于主动脉瓣环内径25%~75%中等大小时,可出现少至中量的左向右分流,并可出现轻微至中度的左心室容量负荷过重及肺动脉高压表现;患者可无症状或者出现轻微的心力衰竭症状。缺损大于主动脉瓣环内径75%时,可出现中至大量的左向右分流,患者可出现左心室容量负荷过重以及肺动脉高压的表现;合并重度肺动脉高压时,可发生双向分流或右向左分流,并出现艾森曼格综合征,右心室后负荷增加,右心室肥大,最终可导致右心为主的心力衰竭。

二、室间隔缺损的治疗选择

传统的治疗方法是外科手术,虽然外科治疗具有较高的安全性及良好的长期预后,但是手术创伤较大,并发症发生率也较高,特别是对一些婴幼儿进行手术治疗,日后会对患儿成长和心理上造成一定的影响。随着室间隔缺损介入封堵治疗方法的不断改进,目前其已具有较大的适用范围、较高的成功率以及较低的并发症发生率,因此,对于适合行介入封堵治疗的室间隔缺损,该方法是极其行之有效的治疗手段。

三、室间隔缺损介入治疗适应证及禁忌证

1. 明确适应证

(1)膜周部室间隔缺损(年龄≥3岁、体重>10 kg,有血流动力学异常的单纯性室间隔缺损、直径>3 mm且<14 mm、室间隔缺损上缘距主动脉右冠瓣≥2 mm且无主动脉右冠瓣脱入室间隔缺损及主动脉瓣反流、超声显示室间隔缺损在大血管短轴切面9~12点钟位置)。

(2)肌部室间隔缺损(直径>3 mm)。

(3)外科手术术后残余分流。

2. 相对适应证

(1)直径<3 mm、无明显血流动力学异常的小室间隔缺损(目的是避免或减少患者因小室间隔缺损并发感染性心内膜炎的可能)。

(2)嵴内型室间隔缺损,缺损距离肺动脉瓣2 mm以上,直径<5 mm。

(3)感染性心内膜炎治愈后3个月,心腔内无

赘生物。

（4）室间隔缺损上缘距主动脉右冠瓣≤2 mm，无主动脉右冠瓣脱垂，不合并主动脉瓣反流，或合并轻度主动脉瓣反流。

（5）室间隔缺损合并一度房室传导阻滞或二度Ⅰ型房室传导阻滞。

（6）室间隔缺损合并动脉导管未闭（PDA），有PDA介入治疗的适应证。

（7）伴有膨出瘤的多孔型室间隔缺损，缺损上缘距离主动脉瓣 2 mm 以上，出口相对集中，封堵器的左心室面可完全覆盖全部入口。

3. 禁忌证

（1）感染性心内膜炎，心内有赘生物，或存在其他感染性疾病。

（2）封堵器安放处有血栓存在，导管插入径路中有静脉血栓形成。

（3）巨大室间隔缺损、缺损解剖位置不良，封堵器放置后可能影响主动脉瓣或房室瓣功能。

（4）重度肺动脉高压伴双向分流。

（5）合并出血性疾病和血小板减少。

（6）合并明显的肝肾功能异常。

（7）心功能不全，不能耐受操作。

由此可见，在经导管室间隔缺损封堵术前，经胸及经食管超声心动图准确的诊断和筛选患者是非常重要的。目前的临床资料显示，室间隔缺损封堵术安全性好、可行性强、运用范围广及实践经验丰富，长期随访也肯定了室间隔缺损介入治疗的有效性和安全性。

第二节　超声心动图在室间隔缺损封堵术前的应用

在经导管室间隔缺损封堵术前，首先应通过经胸超声心动图（TTE）或经食管超声心动图（TEE）对室间隔缺损进行准确评估。通常，TTE 检查评估的内容包括缺损的数量、位置、大小、室间隔缺损分流情况、有无左心室负荷过重表现，以及了解室间隔缺损与三尖瓣、主动脉瓣及肺动脉瓣的关系，同时观察有无主动脉瓣脱垂及反流、右心室流出道梗阻、三尖瓣反流，并对肺动脉压力进行测定。对于TTE 图像显示欠佳的，亦可进一步行 TEE 检查。通过对上述内容的评估，进一步筛选出适合介入封堵的室间隔缺损患者。以下内容侧重介绍符合介入封堵室间隔缺损适应证患者的超声心动图术前评估。

一、经胸超声心动图室间隔缺损评估

1. M 型超声表现　M 型超声通过测量心腔的大小，判断有无左房室增大等容量负荷过重的征象，评估左心室的收缩功能等指标。

2. 二维超声表现　二维超声显示室间隔连续中断是诊断室间隔缺损最直接的依据。

室间隔的膜部较薄，通常在胸骨旁左心室长轴、大动脉短轴及心尖五腔心等切面中显示，缺损位于主动脉瓣下，延续于室间隔肌部。单纯膜部室间隔缺损的缺损范围较小，比较常见，通常位于大动脉短轴切面 10 点钟方位，室间隔于右冠窦的右前方处可见回声中断（图 2-5，视频 2-1）。膜周部室间隔缺损通常位于 9～11 点钟方位，可于大动脉短轴切面测量其回声缺失范围，同时应测量缺损与三尖瓣隔瓣的距离；在胸骨旁左心室长轴切面或心

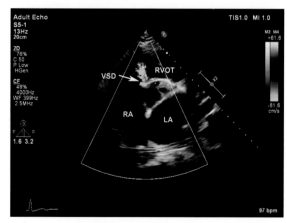

图 2-5　大动脉短轴切面显示单纯膜部室间隔缺损，彩色多普勒示该处室水平左向右分流（箭头所示）。LA：左心房；RA：右心房；RVOT：右心室流出道；VSD：室间隔缺损

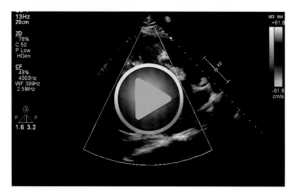

扫码观看

视频 2-1 胸骨旁大血管短轴切面,彩色多普勒示 10 点钟方向室水平左向右分流,提示为膜部室间隔缺损

尖五腔心切面测量缺损与主动脉右冠瓣的距离,同时观察右冠瓣有无脱垂及反流情况。膜周部室间隔缺损可进一步向后累及肌部室间隔即膜周流入道部室间隔缺损,或向前延伸至室上嵴即膜周流出道部室间隔缺损,缺损累及范围通常比较广泛。

若室间隔膜部缺损部位组织菲薄,可出现局部向右心室侧突出形成室间隔膜部膨出瘤(图 2-6),在大动脉短轴切面可测量膨出瘤基底部宽度、膨出深度及瘤壁厚薄,观察膨出瘤上的回声缺失数量、位置及大小,通常左心室面入口较大而右心室面出口较小。根据形态可分为漏斗型、漏斗管型、莲蓬型及囊袋型 4 种,以漏斗型最常见。

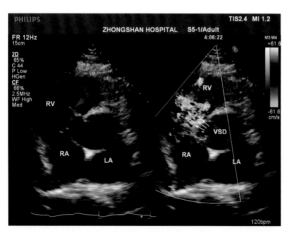

图 2-6 大动脉短轴切面显示室间隔膨出瘤(漏斗型)伴筛孔样室间隔缺损(箭头所示)。LA:左心房;RA:右心房;RV:右心室;VSD:室间隔缺损

肌部室间隔缺损可在胸骨旁长轴、心尖四腔心及胸骨旁左心室短轴等切面显示,心尖附近的缺损

较多见(图 2-4)。在胸骨旁左心室短轴切面,因室间隔垂直于声束,可以更加清晰地显示肌部室间隔缺损。

流出道部室间隔缺损位于右心室流出道,缺损显示主要依赖于大动脉短轴及剑突下右心室流出道长轴等切面。其中缺损紧邻肺动脉瓣下称之为干下型室间隔缺损(图 2-7,视频 2-2),由于该处室间隔缺损使主动脉瓣失去支持,右冠瓣常出现脱垂并嵌入室间隔缺损中(图 2-8),覆盖部分室间隔缺损,减少室间隔缺损的分流;由于该型缺损距离主动脉瓣及肺动脉瓣较近且常伴右冠瓣脱垂,不易行介入封堵治疗。嵴内型室间隔缺损位于室上嵴内,大动脉短轴切面位于 12 点钟方位,一般缺损范围较小(图 2-9),可在大动脉短轴切面、胸骨旁左心

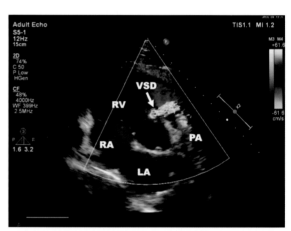

图 2-7 胸骨旁大血管短轴切面示干下型室间隔缺损,彩色多普勒示该室水平左向右分流(箭头所示)。LA:左心房;RA:右心房;RV:右心室;PA:肺动脉;VSD:室间隔缺损

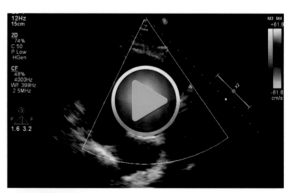

视频 2-2 胸骨旁大血管短轴切面,彩色多普勒示 1 点钟方向室水平左向右分流,位于肺动脉瓣下,提示为干下型室间隔缺损

扫码观看

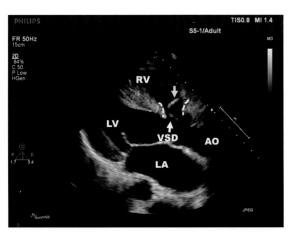

图 2-8　胸骨旁长轴切面示干下型室间隔缺损,主动脉右冠瓣脱垂部分遮盖室间隔缺损口。白色箭头及白色虚线示干下型室间隔损,黄色箭头示脱垂入室间隔缺损的主动脉右冠瓣。LA:左心房;LV:左心室;RV:右心室;AO:主动脉;VSD:室间隔缺损

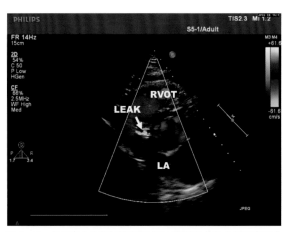

图 2-10　胸骨旁大血管短轴切面示室间隔缺损修补术后细束残余分流。箭头所示为残余分流,位于三尖瓣隔叶后,彩色多普勒示该处室水平左向右分流。LA:左心房;RVOT:右心室流出道;LEAK:残余分流

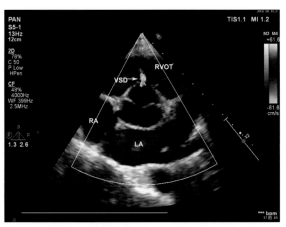

图 2-9　胸骨旁大血管短轴切面示嵴内型室间隔缺损。彩色多普勒示该处室水平左向右分流(箭头所示)。LA:左心房;RA:右心房;RVOT:右心室流出道;VSD:室间隔缺损

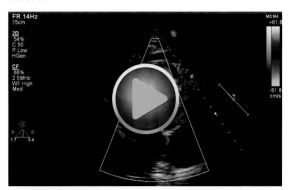

视频 2-3　胸骨旁大血管短轴切面,彩色多普勒示封堵器靠近三尖瓣隔叶处细束左向右残余分流

扫码观看

室长轴切面或心尖五腔心切面相应测量缺损距离肺动脉瓣及主动脉瓣的距离,并应观察右心室流出道内径大小;对于满足介入治疗相对适应证的嵴内型室间隔缺损,可行介入封堵治疗。

　　3. 彩色多普勒超声表现　彩色多普勒成像可以显示室间隔缺损分流的部位、方向、分流束的大小等。缺损较小的膜部室间隔缺损、肌部小室间隔缺损或术后细小残余缺损二维超声难以明确时,彩色多普勒显像可以显示穿过缺损部位的五彩镶嵌血流(图 2-10,视频 2-3)。肺动脉高压出现后,仍可出现单纯左向右分流,但左向右分流速度减低;随着肺动脉高压的加重,出现双向分流甚至右向左分流的血流图像。

　　4. 频谱多普勒超声表现　频谱多普勒超声可以测量室间隔缺损分流口处左向右分流的最大速

度(V),显示为收缩期高速分流频谱(图 2-11)。不同部位室间隔缺损可选取最佳取样切面,以尽量保持超声束与分流方向平行。

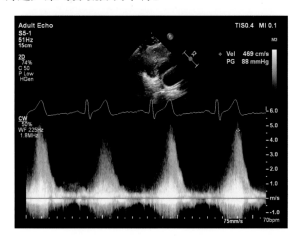

图 2-11　连续波多普勒超声显示室间隔缺损血流频谱。图中示室间隔缺损最大分流速度为 4.69 m/s,跨室间隔压力阶差为 88 mmHg

频谱多普勒亦可用于肺动脉压力的评估,包括肺动脉收缩压(PASP)、肺动脉舒张压(PADP)以及肺动脉平均压(PAMP);可进一步测定肺体循环血流量比(QP/QS),一般认为,该比值大于1.5提示左向右分流量较大(可参考房间隔缺损相关内容)。

5. TEE表现　　TEE利用二维成像、彩色多普勒、频谱多普勒以及三维成像可以分别对室间隔缺损做出评估,包括室间隔缺损的大小、数目、部位及其边缘的解剖形态。一般可在大动脉短轴切面、心尖四腔心切面或心底短轴切面显示相应部位的室间隔缺损(图2-12,视频2-4)。术前TEE检查亦有利于可行介入封堵治疗病例的选择。

6. 三维心脏超声表现　　三维超声心动图能够从左心室或右心室侧显示缺损全貌(图2-13),可以分别在胸骨旁或心尖采集三维图像,进行相应剪切后,可清晰显示室间隔缺损的位置、大小以及与周围结构的关系,做出更加直观、全面的评估。三维成像对室间隔缺损术前手术决策、介入堵闭器材的选择均有重要意义。

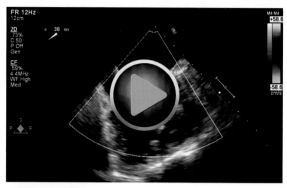

扫码观看

视频2-4　经食管超声,食管中段36°大血管短轴切面,彩色多普勒示7点钟方向室水平左向右分流,提示为膜周部室间隔缺损

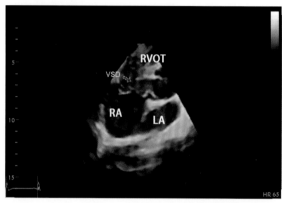

图2-13　实时三维超声心动图示单纯膜部室间隔缺损(箭头所示)。LA:左心房;RA:右心房;RVOT:右心室流出道;VSD:室间隔缺损

通过上述术前超声心动图对室间隔缺损的全面评估,确定患者室间隔缺损的位置、大小及其与周围结构的关系,确定适合进行介入封堵术治疗的患者,并选择适合于该患者治疗的封堵器类型和型号等,可增加手术的成功率并减少并发症的出现。

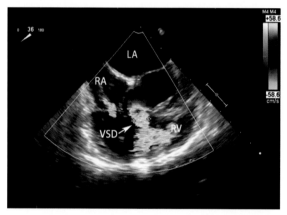

图2-12　TEE示大血管短轴切面,箭头示膜周部室间隔缺损,彩色多普勒示该处室水平左向右分流(箭头所示)。LA:左心房;RA:右心房;RV:右心室;VSD:室间隔缺损

第三节　超声心动图在室间隔缺损封堵术中的应用

室间隔缺损的成功封堵需要在介入医生与超声医生默契的协作下完成。目前,室间隔缺损介入治疗有标准的操作流程,在该过程中常借助于DSA的引导,超声心动图亦可在术中发挥引导及在各个步骤提供即时监测的作用。

一、封堵材料类型及选择

封堵器：目前主要采用的是 Amplatzer 封堵器以及国内厂商生产的封堵器，针对不同的室间隔缺损特点，均配备有不同特征的封堵器。室间隔缺损远离主动脉瓣时，首选对称型封堵器；邻近主动脉瓣时，以选择偏心型封堵器为佳；多孔型室间隔缺损可选左右侧不对称的细腰封堵器。选择的封堵器应比室间隔缺损的最小直径大 1～3 mm。对于肌部室间隔缺损，可选用特制封堵器，该型封堵器腰部宽大，以适用室间隔缺损残端的厚度。

弹簧圈：一般所选择的弹簧圈中间直径至少比右心室面室间隔缺损直径大 1～2 mm，而远端直径等于或略大于左心室面直径。

二、引导导管通过室间隔缺损

在进行室间隔缺损介入封堵治疗过程中，主要涉及胸骨旁左心室长轴、胸骨旁大动脉短轴、心尖四腔心及心尖五腔心等切面。经股动脉插入猪尾巴导管至主动脉、左心室，通过室间隔缺损至右心室，经此导管将加长交换导丝送至肺动脉处。超声可观察到心导管的所在位置，显示为较强反射的导管回声（图 2-14，视频 2-5），导管回声随心脏搏动而跳动，同时随心导管推进或后撤而移动。穿刺股静脉后将圈套器送至肺动脉处，捕捉到上述导丝后拉出体外。沿此导丝换入输送导管通过室间隔缺损至左心室，其超声表现及观察内容与植入导丝相类似。

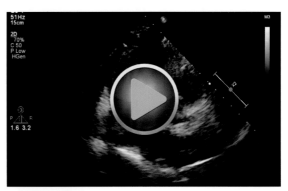

视频 2-5 胸骨旁大血管短轴切面，强回声导管位于膜部室间隔缺损内

扫 码 观 看

三、封堵器植入及即时效果监测

超声心动图监测视封堵器类型而异，以下主要讨论采用封堵器封堵术。

经导管将封堵器送至左心室，释放左侧伞面，利用 TTE 或 TEE 在不同切面观察封堵器的位置，其呈强反射回声团，并在超声引导下将封堵器拉向室间隔缺损处，封堵器的强回声团随之向室间隔缺损处方向移动，确定第一伞面贴靠左心室面，回拉封堵器使左心室侧封堵器与室间隔左心室面紧贴，回拉有阻力，继续回撤鞘管，同时释放右侧伞面（图 2-15，视频 2-6），使封堵器腰部嵌在室间隔缺损处并出现腰征，封堵器右侧盘面紧贴室间隔缺损右心室面。彩色多普勒检查可观察到经室间隔缺损

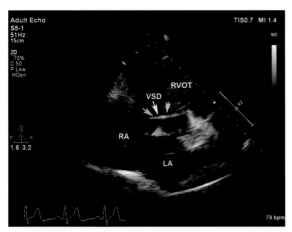

图 2-14 胸骨旁大血管短轴切面可见强回声导管位于膜部室间隔缺损内（黄色箭头所示）。LA：左心房；RA：右心房；RVOT：右心室流出道；VSD：室间隔缺损

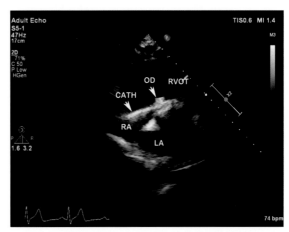

图 2-15 右侧伞面释放后封堵器腰部嵌在室间隔缺损处，右侧盘面紧贴室间隔缺损右心室面。LA：左心房；RA：右心房；RVOT：右心室流出道；OD：封堵器；CATH：导管

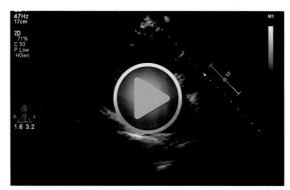

视频2-6 胸骨旁大血管短轴切面,右侧伞面释放后封堵器腰部嵌在室间隔缺损处,右侧盘面紧贴室间隔缺损右心室面

扫码观看

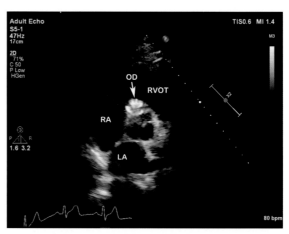

图2-16 胸骨旁大血管短轴切面示膜部室间隔缺损封堵术后,封堵器位置固定。LA:左心房;RA:右心房;RVOT:右心室流出道;OD:封堵器

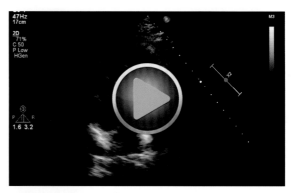

视频2-7 胸骨旁大血管短轴切面,膜部室间隔缺损封堵术后,封堵器位置固定

扫码观看

的分流随封堵而逐步减少,直至消失。利用 TTE 或 TEE 观察封堵器的位置、形态,利用彩色多普勒观察有无室水平残余分流,此外,应仔细观察封堵器与主动脉瓣、三尖瓣、肺动脉瓣的位置关系,有无影响瓣膜闭合以及有无瓣膜反流。

如植入封堵器后,发现封堵器漂浮感较强,或彩色多普勒发现较多残余分流者,多说明封堵器型号不合适,提示封堵器有脱落危险,需及时更换封堵器,重新按上述方法将封堵器植入室间隔缺损内。

四、封堵器释放

利用 TTE 或 TEE 观察封堵器位置和分流量,必要时可调整或改变封堵器的形状和位置,使室间隔缺损完全封闭,彩色多普勒显示分流完全消失,封堵器嵌顿牢靠,即可释放封堵器。释放封堵器后应再次确认封堵器位置、形态、有无残余分流以及对瓣膜功能的影响(图2-16,视频2-7)。

目前,虽然在室间隔缺损介入治疗中较依赖 X 线检查的作用,但超声心动图对封堵器位置和形态、封堵器与室间隔缺损周围结构的关系,特别是对瓣膜功能影响的评估发挥着不可替代的作用,亦可对心包积液及血流动力学表现进行实时监测,是室间隔缺损介入治疗中 X 线透视的有效补充。

第四节　超声心动图在室间隔缺损封堵术后的应用

术后1周内应常规复查超声心动图检查,此后应定期复查。随访内容包括观察封堵器的位置、形态,有无封堵器移位,以及是否对周围组织造成影响等,通过彩色多普勒观察有无残余分流、有无室水平残余分流(图2-17,视频2-8);测量心腔大小、心功能变化,对于分流量较大、左心负荷较重的患者,封堵治疗后左心房及左心室内径可以逐渐缩小,也可对肺动脉压力进行随访监测。

超声心动图是室间隔缺损诊断的重要手段,随着超声技术的发展,结合彩色多普勒对室间隔缺损的诊断准确率大大提高。此外,三维超声的应用对室间隔缺损周围结构的显示及手术决策提供了更加全面的信息。由于室间隔缺损的结构较复杂,介入治疗难度大,超声心动图在可行介入治疗术的室间隔缺损患者筛选、术中监测及术后随访等方面都起到了非常重要的作用,与术中X线检查发挥着同样的重要性。

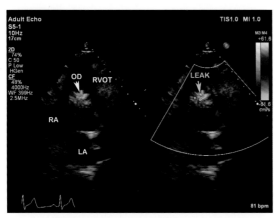

图 2-17　胸骨旁大血管短轴切面示封堵术后封堵器边缘细小残余分流(黄色箭头所示)。LA:左心房;RA:右心房;RVOT:右心室流出道;OD:封堵器;LEAK:残余分流

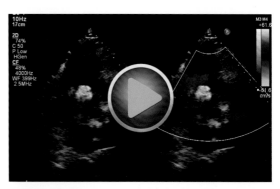

视频 2-8　胸骨旁大血管短轴切面,室间隔缺损封堵术后,彩色多普勒示封堵器边缘细小残余分流

扫 码 观 看

附：**病例解析**

患者,男性,27岁,“发现室间隔缺损4月余”入院。患者于4个月前发现心脏杂音,后行心脏超声检查提示“先天性心脏病,室间隔缺损(膜周部),室间隔膜周部膨出(大血管短轴11点钟方向,20 mm×15 mm,其顶部回声失落约7 mm),分流压差约91 mmHg”(图2-18、图2-19,视频2-9)。患者平素无心慌、心悸,无胸闷、憋气,无胸痛,无反复发热,无头晕、黑矇、晕厥等症状。未予特殊治疗,现为进一步行室间隔缺损封堵术入院。患者自发病来神清,精神可,大小便正常,食欲可,睡眠可,体重无明显增减。听诊胸骨左缘第二肋间(3～4)/6级收缩期杂音,响亮粗糙,触诊可及震颤。

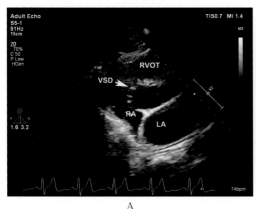

A

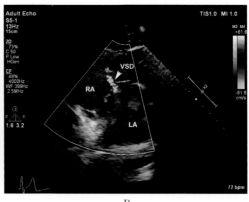

B

图 2-18　胸骨旁大血管短轴切面示膜部膨出瘤伴膜部室间隔缺损。A. 白色箭头所示为膜部瘤;B. 白色箭头所示为室间隔缺损。LA:左心房;RA:右心房;RVOT:右心室流出道;VSD:室间隔缺损

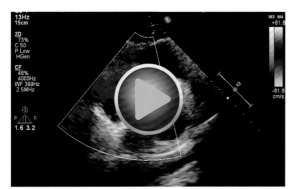

视频 2-9　胸骨旁大血管短轴切面,彩色多普勒示 10 点钟方向室水平左向右分流,提示为膜部室间隔缺损

扫码观看

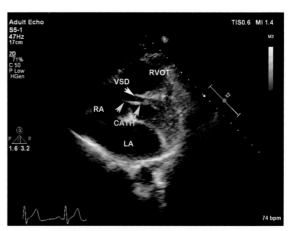

图 2-20　变异胸骨旁大血管短轴切面示动静脉导丝桥通过室间隔缺损口。黄色箭头为动静脉导丝桥,白色箭头所示为室间隔缺损。LA:左心房;RA:右心房;RVOT:右心室流出道;VSD:室间隔缺损;CATH:导管

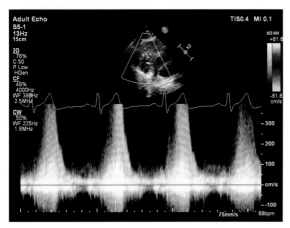

图 2-19　连续多普勒示室间隔缺损处呈收缩期高速左向右分流

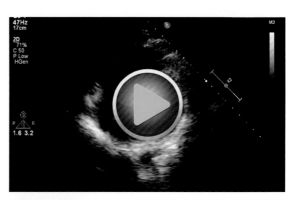

视频 2-10　胸骨旁大血管短轴切面,强回声导管位于膜部室间隔缺损内

扫码观看

患者平卧于手术台上,常规消毒铺巾,1％利多卡因局部麻醉成功后,穿刺右股静脉及右股动脉,分别置入 6F 鞘。行心导管检查,测得肺动脉压是 25/13/18 mmHg,猪尾巴导管经股动脉至左心室,测得左心室压力为 120/16/50 mmHg。左心室造影显示室间隔巨大膜部瘤,多束左向右分流,最大一束直径约 9 mm;建立动静脉导丝桥,选择北京华医圣杰 10 mm 边 5 mm 室间隔缺损封堵器,经 8F 输送鞘送入并进行封堵,封堵后左心室压力为 116/1/46 mmHg(图 2-20,视频 2-10)。复查心脏超声/造影示封堵器位置、大小、形态合适,对周围结构无影响,无残余分流,遂释放封堵器(图 2-21,视频 2-11),6F Angio-Seal 血管闭合器闭合股动脉。拔鞘止血,手术成功。

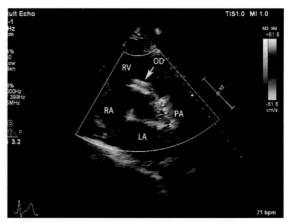

图 2-21　胸骨旁大血管短轴示封堵器放置到位,彩色多普勒未见明显残余分流。LA:左心房;RA:右心房;RV:右心室;PA:肺动脉;OD:封堵器

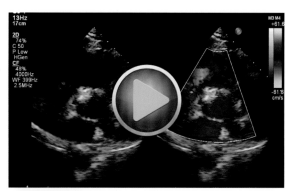

视频 2-11　胸骨旁大血管短轴切面,室间隔缺损封堵术后,彩色多普勒示封堵器周围无残余分流

扫 码 观 看

参考文献

[1] 任卫东,张玉奇,舒先红.心血管畸形胚胎学基础与超声诊断[M].北京:人民卫生出版社,2015.

[2] Warnes CA,Williams RG,Bashore TM,et al. ACC/AHA 2008 guidelines for the management of adults with congenital heart disease[J]. J Am Coll Cardiol,2008,118:714-833.

[3] 高伟,胡大一,华益民,等.常见先天性心脏病介入治疗中国专家共识一、房间隔缺损介入治疗[J].介入放射学杂志,2011,20(1):3-9.

[4] Warnes CA,Williams RG,Bashore TM,et al. ACC/AHA 2008 Guidelines for the Management of Adults with Congenital Heart Disease:Executive Summary[J]. Circulation,2008,118:2395-2451.

[5] Simpson J,Lopez L,Acar P,et al. Three-dimensional echocardiography in congenital heart disease:an expert consensus document from the European Association of Cardiovascular Imaging and the American Society of Echocardiography[J]. Eur Heart J Cardiovasc Imaging,2016,17(10):1071-1097.

[6] Wong PC,Miller-Hance WC,Transesophageal Echocardiography for Congenital Heart Disease[M]. London:Springer-Verlag,2014.

[7] Faletra FF,PerkG,Pandian NG,et al. Real-Time 3D Interventional Echocardiography[M]. London:Springer-Verlag,2014.

[8] Baumgartner H,Bonhoeffer P,De Groot NM,et al. ESC Guidelines for the management of grown-up congenital heart disease(new version 2010)[J]. Eur Heart J,2010,31:2915-2957.

[9] Wang S,Zhuang Z,Zhang H,et al. Perventricular closure of perimembranous ventricular septal defects using the concentric occluder device[J]. Pediatr Cardiol,2014,35(4):580-586.

第三章
超声心动图在经导管动脉导管
未闭封堵治疗中的应用

第一节 动脉导管未闭概述

动脉导管未闭(patent ductus arteriosus，PDA)是临床常见的先天性心脏病之一，占先天性心脏病的 10%～20%。动脉导管是胎儿期肺动脉与主动脉之间的生理性通道。如出生后 1～2 年动脉导管未闭合，则为病理状态，称之为动脉导管未闭。动脉导管未闭既可单独存在，也常出现在复杂先天性心脏病之中，约有 10% 合并其他心内畸形。

一、病理解剖及病理生理

PDA 形态学分型如下。

管型：此型最常见，约占 80%，导管的直径均匀一致，呈一管状通道。

漏斗型：主动脉端导管内径大于肺动脉端，似呈漏斗状。

窗型：导管短粗，似为主、肺动脉之间的窗样结构。

哑铃型：导管中部细，两端粗大，此型较少见。

动脉瘤型：导管扩张呈动脉瘤样，此型罕见。

单纯的 PDA 因主动脉压力始终高于肺动脉压力，出现主动脉向肺动脉的持续左向右分流，导致左心系统前负荷增加和肺循环淤血，左心室和左心

房不同程度扩张。分流量取决于 PDA 的大小及主动脉与肺动脉间的压差等。较大的动脉导管未闭，特别是窗型 PDA，左心增大明显，且肺动脉高压出现较早。

随着肺动脉压的升高、主动脉与肺动脉间的压差减小，左向右分流量减少。当肺动脉压力等于或者超过主动脉压力时，可出现双向分流或者右向左分流。长期而明显的肺动脉高压将致右心室后负荷增加，右心室肥大，并最终可导致右心为主的心力衰竭。

二、动脉导管未闭的随访与治疗

对于 PDA 较小、无心脏负荷过重证据的患者，建议每 3～5 年随访 1 次。具有临床症状和心脏超负荷的表现时，则需及时进行治疗。

目前，PDA 治疗主要有外科手术和经导管动脉导管未闭封堵术两种方式。在成人动脉导管外科手术中，由于可能存在的导管脆性增加及钙化、动脉粥样硬化和动脉瘤形成等，而增加了围手术期风险。因此，成人 PDA 更适合采取封堵器及弹簧圈的经导管动脉导管未闭封堵术的治疗方式，该方法

不仅成功率高,而且并发症少,大多数患者能通过该方法治愈。

三、介入治疗适应证与禁忌证

1. 适应证　体重>8 kg,具有临床症状和心脏超负荷表现,不合并需外科手术的其他心脏畸形。

2. 相对适应证

(1) 体重4~8 kg,具有临床症状和心脏超负荷表现,不合并需外科手术的其他心脏畸形。

(2)"沉默型"PDA。

(3) 导管直径>14 mm。

(4) 合并感染性心内膜炎,但已控制3个月。

(5) 合并轻至中度左房室瓣关闭不全、轻至中度主动脉瓣狭窄和关闭不全。

3. 禁忌证

(1) 感染性心内膜炎、心脏瓣膜和导管内有赘生物。

(2) 严重肺动脉高压出现右向左分流,肺循环阻力>14 wood单位。

(3) 合并需外科手术矫治的心内畸形。

(4) 依赖PDA存活的患者。

(5) 合并其他不宜手术和介入治疗疾病的患者。

由此可见,在经导管动脉导管未闭封堵术前,经胸超声心动图(TTE)准确地诊断和筛选患者是非常重要的。目前的临床治疗显示,动脉导管未闭封堵术安全性好、可行性强、运用范围广及实践经验丰富,长期随访也肯定了动脉导管未闭介入治疗的有效性和安全性。

第二节　超声心动图在经导管动脉导管未闭封堵术前的应用

在经导管动脉导管未闭封堵术前,应通过超声心动图对动脉导管未闭进行准确评估。观察PDA形态特征、测量PDA直径及长度等重要参数以协助选择封堵器类型和型号;同时应仔细观察和分析因血流动力学改变而引起的继发征象。通过对上述内容的评估,进一步筛选出适合行经导管介入封堵术的患者。

一、二维超声表现

胸骨旁大血管短轴转向肺动脉长轴切面是经胸超声心动图诊断动脉导管未闭的重要切面。动脉导管未闭时,该切面可见降主动脉短轴及肺动脉增宽,降主动脉与主肺动脉分叉处左肺动脉起始端之上可见异常通道相沟通,可同时观察PDA形态特征及测量导管的直径、长度等(图3-1、图3-2,视频3-1、视频3-2)。

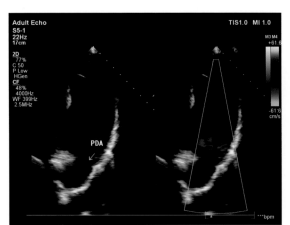

图3-1　胸骨旁肺动脉长轴切面显示窗型动脉导管未闭,左肺动脉起始端与降主动脉间可见异常管道相通,降主动脉与肺动脉增宽。右图为彩色多普勒示PDA处左向右分流。PDA:动脉导管未闭

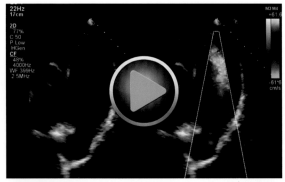

视频3-1　胸骨旁肺动脉长轴切面,左肺动脉近段与降主动脉间见粗大导管相沟通,彩色多普勒示该处大动脉水平双向分流,以左向右分流为主

扫码观看

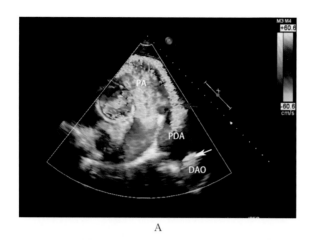

A

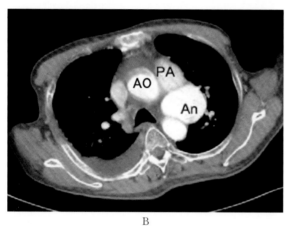

B

图 3-2　A. 胸骨旁大血管短轴切面显示动脉瘤型动脉导管未闭。左肺动脉起始部与降主动脉之间可见巨大动脉瘤形成突入肺动脉主干内,其顶端见一出口与肺动脉沟通;B. 同一患者的肺动脉CTA图像。AO:主动脉;PA:肺动脉;DAO:降主动脉;PDA:动脉导管未闭

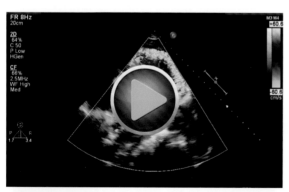

扫码观看

视频 3-2　胸骨旁肺动脉长轴切面,动脉瘤型动脉导管未闭,彩色多普勒示降主动脉→瘤型PDA→肺动脉内分流

　　胸骨上窝主动脉弓长轴切面亦是观察 PDA 的重要切面,该切面于降主动脉起始端内侧与主肺动脉分叉处左肺动脉起始端可见异常通道相沟通(图3-3)。

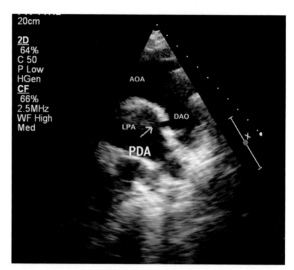

图 3-3　胸骨上窝主动脉弓长轴切面示管型动脉导管未闭。降主动脉与左肺动脉之间的动脉导管(箭头所示)。AOA:主动脉弓;LPA:左肺动脉;PDA:动脉导管未闭;DAO:降主动脉

　　单纯动脉导管未闭时,可见左房室增大、主动脉及肺动脉增宽等。重度肺动脉高压时,可出现右心室肥大,室间隔平直甚至凸向左心室,致室间隔与左心室后壁呈同向运动。

二、彩色多普勒超声表现

　　彩色多普勒血流显像可直接显示流经动脉导管的异常分流束,是诊断 PDA 的重要依据。

　　动脉导管的直径及主动脉与肺动脉之间的压差,决定了分流量的大小;而分流的方向主要取决于心动周期中肺动脉和主动脉压力差的变化。肺动脉高压无或轻度升高时,主动脉压在整个心动周期均明显高于肺动脉压,因此分流束呈现连续性左向右分流,胸骨旁大血管短轴切面及胸骨上窝主动脉弓长轴切面均显示双期左向右的五彩镶嵌血流(图3-4,视频3-3,图3-5)。当肺动脉压升高,主动脉收缩压与肺动脉收缩压接近时,可仅见舒张期左向右分流;当肺动脉收缩压超过主动脉压时,产生右向左分流,而肺动脉舒张压低于主动脉压时,产生左向右分流,从而呈现双向分流的血流图像。

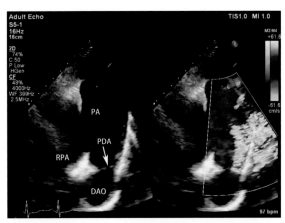

图 3-4 胸骨旁大血管短轴切面示 PDA 分流。动脉导管左向右分流时，肺动脉内见自降主动脉流向肺动脉的五彩镶嵌湍流。RPA：右肺动脉；DAO：降主动脉；PA：肺动脉；PDA：动脉导管未闭

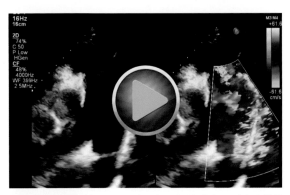

视频 3-3 胸骨旁肺动脉长轴切面，彩色多普勒示动脉导管处双期左向右的五彩镶嵌血流

扫码观看

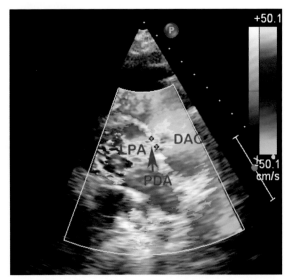

图 3-5 胸骨上窝主动脉弓长轴切面示管型 PDA 分流。降主动脉与左肺动脉间动脉导管处左向右分流的五彩镶嵌湍流。DAO：降主动脉；LPA：左肺动脉；PDA：动脉导管未闭

三、频谱多普勒超声表现

胸骨旁大血管短轴切面及胸骨上窝主动脉弓长轴切面均可测量动脉导管未闭的分流频谱。当主动脉压力均高于肺动脉压力时，形成连续性左向右的分流频谱（图 3-6）。肺动脉压继续升高，当主动脉收缩压接近肺动脉收缩压时，可仅在舒张期出现左向右分流频谱。当肺动脉压力达到或高于主动脉收缩压时，可记录到双向或右向左分流频谱。同时，可根据三尖瓣反流或者肺动脉瓣反流估测肺动脉收缩压、肺动脉舒张压及肺动脉平均压。

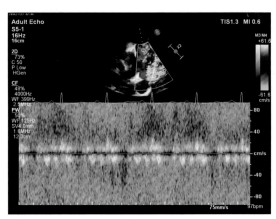

图 3-6 胸骨旁大血管短轴切面测及 PDA 脉冲多普勒频谱。脉冲多普勒显示 PDA 分流呈连续性左向右分流频谱

四、实时三维超声心动图表现

实时三维超声心动图可以分别在胸骨旁大血管短轴切面及胸骨上窝主动脉弓长轴切面采集三维图像，进行相应剪切后，可清晰显示未闭动脉导管的大小、位置、解剖形态及与周围结构的关系（图 3-7，

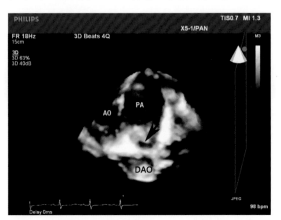

图 3-7 胸骨旁大血管短轴切面显示 PDA 三维图像。DAO：降主动脉；PA：肺动脉；AO：主动脉

视频 3-4）。可以为临床医生提供更加全面直观的
PDA 图像,在选用封堵器型号时可以提供更加可靠
的信息。

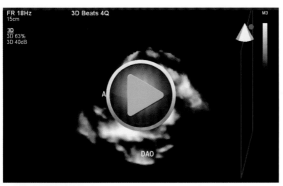

视频 3-4　经胸实时三维超声显示 PDA

扫码观看

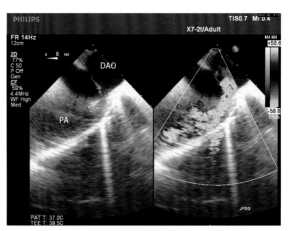

图 3-8　经食管超声心动图显示 PDA,彩色多普勒示其连续性左
向右分流,黄色箭头所示为 PDA。PA:肺动脉;DAO:降主动脉

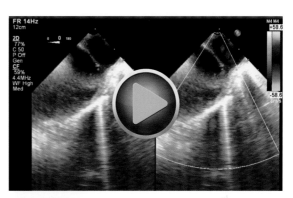

视频 3-5　经食管超声,食管上段 0°切面显示
PDA,彩色多普勒示其连续性左向右分流

扫码观看

五、经食管超声心动图表现

经食管超声心动图可以在食管上段水平的 0°、
60°和 90°切面观察到主动脉峡部与主肺动脉左侧之
间的导管沟通,彩色多普勒可以清晰显示动脉导管
的分流(图 3-8,视频 3-5)。该方法可以摒弃肺内
气体对透声窗的影响,经食管超声对极细束的分流
都非常敏感,故用于外科手术的术中监测具有无可
比拟的优势。缺点是经食管超声心动图需要在麻
醉状态下进行,而绝大多数的成人经导管封堵都可
以在局麻、患者清醒的状态下完成,故限制了其在
经导管封堵中的应用空间。

通过上述术前超声心动图对动脉导管未闭进
行全面评估,测量其内径、长度、分流量、肺动脉压力

等重要参数,观察其形态特征和伴发的心脏畸形,
确定 PDA 患者是否适合行介入封堵术治疗,并选
择适合于该患者的封堵器类型、型号等,可增加手
术的成功率并减少并发症的出现。

第三节　超声心动图在经导管动脉导管未闭封堵术中的应用

动脉导管未闭的成功封堵需要在介入医生与
超声医生的共同协作下完成。目前,PDA 的介入封
堵治疗有标准化的操作流程,该过程中常借助于 X
线的引导,超声心动图亦可在术中发挥引导及在各

个环节提供即时反馈的作用。

一、封堵材料类型及选择

目前所采用的封堵器种类较多,各有优缺点,

应用范围也有所不同,其中以蘑菇伞型封堵器的应用最为广泛。

1. **蘑菇伞型封堵器** 目前主要有 Amplatzer 伞状封堵器、国内自制蘑菇伞型封堵器等多种类似器材,可封堵中等及较粗的 PDA。

2. **弹簧圈** 目前主要有不可控弹簧圈封堵器和可控弹簧圈封堵器两种。残余分流发生率低,特别适合于细小的 PDA。

3. **其他封堵器** 如 Amplatzer Plug、成角型蘑菇伞封堵器、肌部和膜部室间隔缺损封堵器等。其中 Amplatzer Plug 多用于小型长管状 PDA,后三种多用于大型 PDA。

二、引导导管通过动脉导管未闭

在进行 PDA 介入封堵术监测过程中,主要涉及胸骨旁大血管短轴切面(观察肺动脉长轴)及胸骨上窝主动脉弓长轴切面。首先将特制传送导管顶端从肺动脉经 PDA 逆行送入主动脉,超声可在胸骨旁大血管短轴切面观察到心导管,可见较强反射的导管回声从肺动脉经 PDA 入降主动脉内,导管回声随心脏搏动,同时随心导管推进或后撤而移动。若 PDA 较细或异常不能通过时,可从主动脉侧直接将端孔导管或用导丝通过 PDA 送至肺动脉,采用动脉侧封堵法封堵,或者用网篮导管从肺动脉内套住交换导丝,拉出股静脉外建立输送轨道。

三、封堵器植入及即时效果监测

超声心动图监测视封堵器类型和操作方法而异,以下主要讨论采用蘑菇伞型封堵器主动脉侧封堵术。

经传送鞘送入封堵器至降主动脉,先打开前端的伞面,在胸骨旁大血管短轴切面及胸骨上窝主动脉弓长轴切面可显示封堵器前端位于降主动脉内,呈强反射回声团,在 TTE 或 DSA 的监测引导下将封堵器拉向 PDA,封堵器从降主动脉内移至 PDA 的降主动脉端,封堵器的强回声团随之向 PDA 方向移动,直至封堵器前端与 PDA 降主动脉端紧贴。回拉有阻力,继续回撤鞘管,使封堵器腰部嵌在动脉导管内并出现明显腰征,封堵器尾端位于 PDA

主肺动脉内。可观察到封堵器的大部分强回声团位于主肺动脉与降主动脉之间的 PDA 部位。彩色多普勒检查可观察到经 PDA 的分流随封堵而逐步减少,直至消失。利用 TTE 观察封堵器的位置、形态,通过彩色多普勒观察有无残余分流。

如植入封堵器后,在胸骨旁大血管短轴切面及胸骨上窝主动脉弓长轴切面发现封堵器漂浮感较强,或彩色多普勒发现较多残余分流者,多说明封堵器型号不合适,提示封堵器有脱落危险,需及时更换封堵器,重新按上述方法将封堵器植入 PDA 内。

四、封堵器释放

利用 TTE 观察封堵物位置和分流量,必要时可调整或改变封堵器的形状和位置,使 PDA 完全封闭;彩色多普勒显示分流完全消失,封堵器嵌顿牢靠,即可释放封堵器。此时,再次从胸骨旁大血管短轴切面及胸骨上窝主动脉弓长轴切面观察,主肺动脉内的血流信号(图 3-9)及频谱形态应恢复正常。

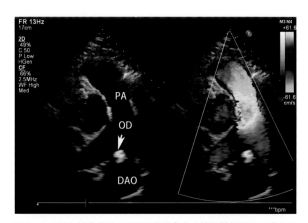

图 3-9 PDA 封堵术后,TTE 于胸骨旁大血管短轴切面显示降主动脉与肺动脉分叉处见一封堵器,彩色多普勒未测及残余分流。箭头所示为封堵器。PA:肺动脉;DAO:降主动脉;OD:封堵器

超声心动图在术中可以引导导丝及封堵器移动的方向、程度,可以清晰地观察到封堵器在心脏大血管内的位置以及植入后的局部形态结构,实时观察封堵器植入部位及牢固程度,并通过彩色多普勒观察有无残余分流,通过频谱多普勒显示肺动脉内血流频谱的变化。超声心动图监测引导 PDA 封堵术能提高治疗的成功率,减少并发症的发生率。

第四节　超声心动图在经导管动脉导管未闭封堵术后的应用

术后 1 周内应常规复查超声心动图，此后应定期复查。随访内容包括观察封堵器的位置、形态，有无封堵器移位，通过彩色多普勒观察有无残余分流（图 3-10，视频 3-6）；测量心腔大小、心功能变化，对于分流量较大、左心负荷较重的患者，封堵治疗后左心房及左心室内径可以逐渐缩小，也可对肺动脉压力进行随访监测。

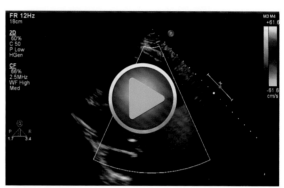

视频 3-6　胸骨旁肺动脉长轴切面，彩色多普勒示 PDA 封堵术后封堵器边缘细束残余分流

扫码观看

应用介入封堵治疗 PDA 的成功率高，并发症发生率低，是治疗 PDA 最重要的方法。超声心动图是 PDA 诊断的重要手段，在可行介入封堵治疗术的 PDA 患者筛选、术中监测以及术后随访等方面起到非常重要的作用，是不可缺少的重要工具，亦是术中 X 线检查的有效补充。

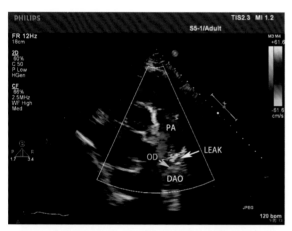

图 3-10　胸骨旁大血管短轴切面显示封堵术后封堵器边缘细束残余分流。黄色箭头所示为封堵器，白色箭头所示为残余漏。DAO：降主动脉；PA：肺动脉；OD：封堵器；LEAK：残余分流

附：**病例解析**

患者，女性，27 岁，"发现动脉导管未闭 24 年，双下肢水肿伴夜间阵发性呼吸困难 1 个月入院。"患者于 3 岁时发现 PDA，因无特殊不适，未予重视，未曾诊治。入院前 1 个月于着凉后出现咳嗽，初为干咳无痰，无胸闷、气急，未正规治疗，半月后咳嗽无好转，并较前加重，伴胸闷、气急、双下肢水肿及夜间阵发性呼吸困难，无发热，无胸痛及放射性疼痛，于我院门诊就诊，心脏超声示先天性心脏病：①PDA（双向分流）；②重度肺动脉高压；③右心房和右心室内径增大伴中度三尖瓣反流；④左心房增大；⑤心包积液（图 3-11～图 3-14，视频 3-7～视频

3-10）。予抗感染、利尿等对症治疗后较前好转，为求进一步诊治，收治入院，拟行动脉导管未闭封堵术。

患者平卧于手术台上，常规消毒铺巾，1% 利多卡因局麻成功后，穿刺右股静脉和右股动脉，分别置入 6F 鞘。行右心导管检查，测得肺动脉压是 85/50/64 mmHg，主动脉弓峡部造影见管状 PDA，直径约 10 mm，测得主动脉压为 127/64/90 mmHg，选择 16～18 mm 深圳先健 PDA 封堵器，经 9F 输送鞘送入并进行试封堵。复测主动脉压及肺动脉压分别为 122/83/100 mmHg、48/20/32 mmHg（图 3-15）。遂予以释放，封堵器释放后复查心脏超声/

造影示封堵器位置、大小、形态合适,对周围结构无影响(图3-16～图3-19,视频3-11～视频3-14)。以6F Angio-Seal血管闭合器闭合股动脉穿刺处,手术成功。

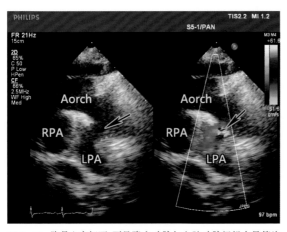

图3-11 变异胸骨旁大血管短轴切面显示降主动脉与左肺动脉见粗大导管沟通,彩色多普勒示大量左向右分流。PA:肺动脉;DAO:降主动脉

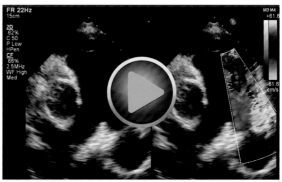

视频3-7 胸骨旁肺动脉长轴切面,可见降主动脉与左肺动脉间粗大导管沟通,彩色多普勒示大量连续性左向右分流

扫码观看

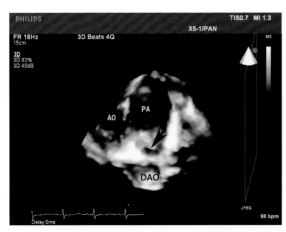

图3-12 胸骨上窝切面,可见降主动脉与左肺动脉间粗大导管沟通(蓝色虚线勾勒,箭头所示),彩色多普勒示大量左向右分流(箭头)。RPA:右肺动脉;LPA:左肺动脉;Aorch:主动脉弓

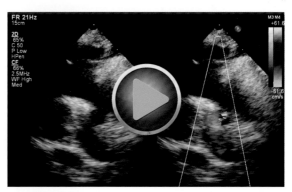

视频3-8 胸骨上窝切面,可见降主动脉与左肺动脉间粗大导管沟通,彩色多普勒示大量连续性左向右分流

扫码观看

图3-13 三维全容积图像,切割三维图像,可见降主动脉与左肺动脉间沟通导管的圆形横截面(箭头)。AO:主动脉;PA:肺动脉;DAO:降主动脉

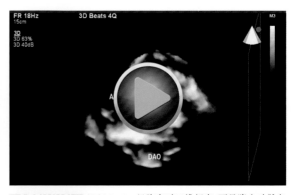

视频3-9 经胸实时三维超声,可见降主动脉与左肺动脉间沟通导管的圆形横截面

扫码观看

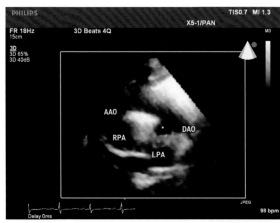

图 3-14 三维全容积图像,切割三维图像,可见降主动脉与左肺动脉间粗大管状沟通(＊)。AAO:升主动脉;DAO:降主动脉;RPA:右肺动脉;LPA:左肺动脉

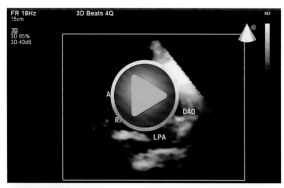

视频 3-10 经胸实时三维超声,切割三维图像,可见降主动脉与左肺动脉间粗大管状沟通

扫 码 观 看

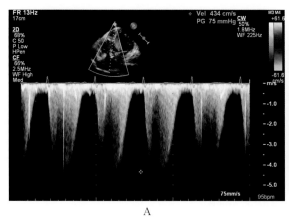

A

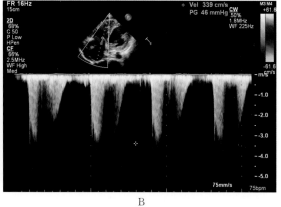

B

图 3-15 A. 封堵术前,据中度三尖瓣反流流速估测肺动脉收缩压约 83 mmHg;B. 试封堵观察 10 min(封堵器未释放),三尖瓣反流减少为轻度,肺动脉压力降低为 54 mmHg

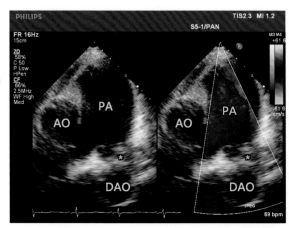

图 3-16 胸骨旁大血管短轴切面,左肺动脉与降主动脉间可见哑铃状封堵器回声(＊)。AO:主动脉;PA:肺动脉;DAO:降主动脉

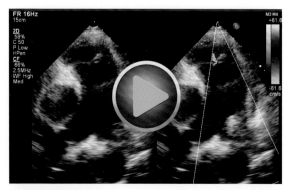

视频 3-11 胸骨旁肺动脉长轴切面,左肺动脉与降主动脉间可见哑铃状封堵器回声,彩色多普勒未测及残余分流

扫 码 观 看

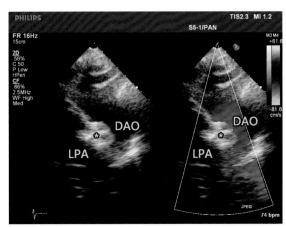

图 3-17 胸骨上窝切面,降主动脉与左肺动脉间可见封堵器(∗)。DAO:降主动脉;LPA:左肺动脉

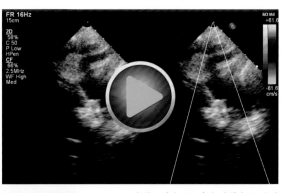

视频 3-12 胸骨上窝切面,降主动脉与左肺动脉间可见封堵器,彩色多普勒未测及残余分流

扫 码 观 看

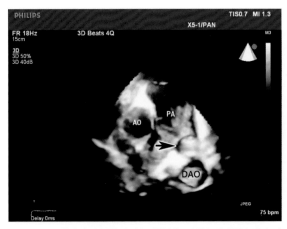

图 3-18 三维全容积图像,切割三维图像,可见左肺动脉与降主动脉间封堵器(箭头)。AO:主动脉;PA:肺动脉;DAO:降主动脉

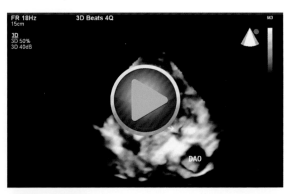

视频 3-13 经胸实时三维超声,切割三维图像,可见左肺动脉与降主动脉间封堵器

扫 码 观 看

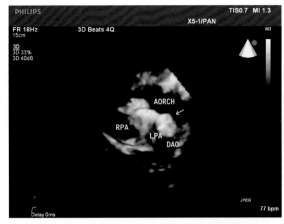

图 3-19 三维全容积图像,切割三维图像,可见左肺动脉与降主动脉间封堵器(箭头)。AORCH:主动脉弓;DAO:降主动脉;RPA:右肺动脉;LPA:左肺动脉

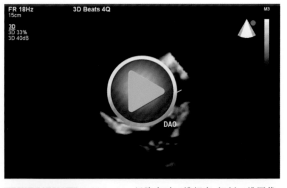

视频 3-14 经胸实时三维超声,切割三维图像,可见左肺动脉与降主动脉间封堵器

扫 码 观 看

参考文献

［1］ 任卫东,张玉奇,舒先红. 心血管畸形胚胎学基础与超声诊断［M］. 北京:人民卫生出版社,2015.

［2］ 朱晓东. 心脏外科基础图解［M］. 北京:中国协和医科大学出版社,2010.

［3］ Song S, Kim SP, Choi JH, et al. Hybrid approach for aneurysm of patent ductus arteriosus in an adult［J］. Ann Thorac Surg, 2013,95:15–17.

［4］ Warnes CA, Williams RG, Bashore TM, et al. ACC/AHA 2008 guidelines for the management of adults with congenital heart disease［J］. J Am Coll Cardiol, 2008,118:714–833.

［5］ Chugh R, Salem MM. Echocardiography for patent ductus arteriosus including closure in adults［J］. Echocardiography, 2014,00:1–15.

［6］ Warnes CA, Williams RG, Bashore TM, et al. ACC/AHA 2008 Guidelines for the Management of Adults with Congenital Heart Disease: Executive Summary［J］. Circulation, 2008,118:2395–2451.

［7］ 高伟,胡大一,华益民,等. 常见先天性心脏病介入治疗中国专家共识三、动脉导管未闭的介入治疗［J］. 介入放射学杂志,2011,20(3):172–176.

［8］ Baruteau AE, Hascoët S, Baruteau J, et al. Transcatheter closure of patent ductus arteriosus: past, present and future［J］. Arch Cardiovasc Dis, 2014,107(2):122–132.

［9］ Bentham JR, Thomson JD, Gibbs JL. Transcatheter closure of persistent ductus arteriosus in adults［J］. J Interv Cardiol, 2012,25(5):501–504.

［10］ Akagi T. Catheter intervention for adult patients with congenital heart disease［J］. J Cardiol, 2012,60(3):151–159.

第四章
超声心动图在经导管主动脉窦瘤破裂封堵治疗中的应用

第一节　主动脉窦瘤破裂概述

一、病因及分型

主动脉窦(sinus of valsalva aneurysm)又称瓦氏窦、乏氏窦,分为左冠窦、右冠窦及无冠窦。由于各种生理或病理原因引起的窦部局部扩张即为主动脉窦瘤或瓦氏窦瘤。主动脉窦瘤以累及右冠窦最为常见,占65%～85%,累及无冠窦10%～30%,左冠窦最少,不到5%,常与干下型室间隔缺损伴发。此病多见于先天性心脏病,主要原因为胚胎发育过程中,主动脉中层与瓣环分离,使得窦瘤处缺乏肌肉和弹力纤维组织,也可见于后天性心脏损害,如感染性心内膜炎、动脉硬化、梅毒、主动脉夹层及外伤等,致使瘤壁组织薄弱,由于长期的血流冲刷,窦瘤逐渐扩大膨出,若囊内压力逐渐或骤然加大,窦瘤瘤壁破裂,使得主动脉窦内的血流通过破口与心腔或心包腔相通,称为主动脉窦瘤破裂(ruptured sinus of valsalva aneurysm, RSVA)。此病好发于中青年男性。

主动脉窦瘤破裂目前无统一的标准,1962年Sakakibara和Konno提出根据其发生部位和破入位置不同可分为以下类型。

Ⅰ型:右冠窦瘤破入右心室流出道。窦瘤起源于右冠窦左部,破入右心室流出道上部,瘤体可造成右心室流出道梗阻,此型最为常见,占80%,常合并室间隔缺损(图4-1),并由于此型的主动脉瓣环缺乏支持,常发生主动脉瓣瓣膜脱垂和关闭不全。

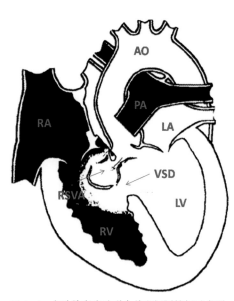

图4-1　主动脉窦瘤破裂合并室间隔缺损示意图。RA:右心房;RV:右心室;LA:左心房;LV:左心室;PA:肺动脉;AO:主动脉;RSVA:主动脉窦瘤破裂;VSD:室间隔缺损

Ⅱ型:右冠窦瘤穿过室上嵴破入右心室流出道,窦瘤起源于右冠窦中部,较为少见。

Ⅲ型:右冠窦破入室间隔膜部或右心房。分为ⅢA型和ⅢB型。ⅢA型:窦瘤起源于右冠窦右部,三尖瓣隔瓣下,瘤体穿过膜部室间隔破入右心室。ⅢB型:瘤体起源于右冠窦右部,冠状静脉窦的前方,在三尖瓣隔叶与前叶交界处破入右心房。此型由于邻近房室结处,常合并房室传导阻滞型心律失常。

Ⅳ型:无冠窦破入右心房。窦瘤起源于无冠窦,破入右心房。

其他少见分型,还可破入左心房、肺动脉、心包腔及胸腔等。

二、病理生理

主动脉窦瘤未破裂时,除瘤体造成的占位性病变导致出现相关心腔及大血管狭窄及堵塞外,一般无明显血流动力学改变。瘤体一旦破裂,则出现明显的血流动力学改变,且因破入位置不同而引起不同的血流动力学变化。主动脉窦瘤破入的腔室多为低压腔室,与主动脉内压力阶差较大,导致主动脉血流持续进入相应心腔,出现左向右分流。破口越大及主动脉与破入心腔之间的压力阶差越大,分流量也越大,对血流动力学影响越明显。

如窦瘤破入右心,则收缩期及舒张期大量的血流自主动脉流入右心腔,导致右心前负荷增加、右心扩张和肺动脉高压,同时左心负荷也增加。若突然出现较大的破裂口时,迅速产生左向右大量分流,心脏来不及代偿,可导致严重的血流动力学障碍和急性心力衰竭,而窦瘤破裂引起的慢性持续性左向右分流则将导致左右心室扩张肥厚,最终引起肺动脉高压和心力衰竭。

若主动脉窦瘤破入心包或胸腔,则常导致急性心脏压塞或急性失血,多数患者将很快死亡。

三、主动脉窦瘤破裂的随访和治疗

未破裂的主动脉窦瘤患者若无症状、无明显血流动力学改变,则无需常规随访和治疗,但需注意避免高强度运动和撞击。窦瘤破裂的预后不良,破裂后未进行手术干预的,平均存活时间不到4年,多数在1年内死亡。如果能及时手术,则预后良好。因此一旦发生窦瘤破裂,无论破口大小,均应及时干预治疗。常规的治疗方法为外科切除窦瘤及瘘口修补,其优点是适应证广,无论是否合并室间隔缺损或其他心内畸形,均可以治疗,但手术创伤大,且对患者心功能要求高。随着先天性心脏病介入治疗技术的发展与成熟,介入方法已用于治疗主动脉窦瘤破裂。自1994年Cullen等运用Rashkind伞经导管成功封堵主动脉窦瘤破裂后至今,国内外文献报道的采用介入方式封堵的病例逐渐增多。其优点是操作较简便,创伤性小,治疗效果满意,并发症较少。

第二节 超声心动图在经导管主动脉窦瘤破裂封堵术前的应用

在封堵术前,超声心动图可以明确诊断,并评价窦瘤的大小、部位、破入的腔室和继发的血流动力学改变,评价破口边缘距主动脉瓣和冠状动脉的距离,识别有无室间隔缺损、主动脉瓣脱垂及主动脉瓣反流,以此筛选出适合介入治疗的患者。

一、主动脉窦瘤破裂的诊断

主动脉根部通常扩大,窦瘤受累的主动脉窦呈瘤样扩张,瘤体呈囊袋状、指状或乳头状,凸向邻近的心腔,壁薄光滑,有些瘤体内可出现附壁血栓,大小形态不等,也可出现钙化。窦瘤破裂后可观察到窦瘤的破口,可单发或多发,在破口处行多普勒检查,可显示分流情况,由于主动脉内多始终保持较高的压力,故多为连续性分流。

（一）二维超声心动图

经胸二维超声心动图可通过以下切面观察主动脉窦瘤。

1. 胸骨旁左心室长轴切面 可观察到右冠窦

和无冠窦,但无法显示左冠窦。可同时观察窦瘤
大小、破口大小及数目,有无合并室间隔缺损、主
动脉瓣脱垂,以及距右冠状动脉开口的距离(图
4-2)。

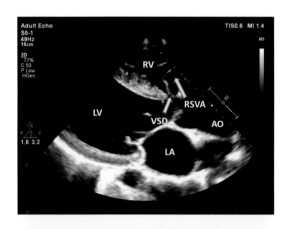

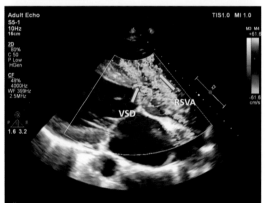

图 4-2　胸骨旁长轴切面显示右冠窦瘤破裂合并室间隔缺损。
LA:左心房;LV:左心室;AO:主动脉;RV:右心室;VSD:室间
隔缺损;RSVA:主动脉窦瘤破裂

2. **大动脉短轴切面**　可同时观察到主动脉的
三个窦部,且可观察窦瘤破口位置,是否破入心腔,
有无合并室间隔缺损等(图 4-3)。

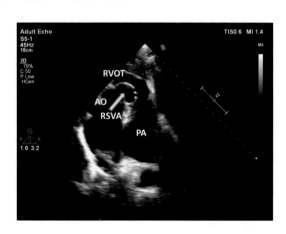

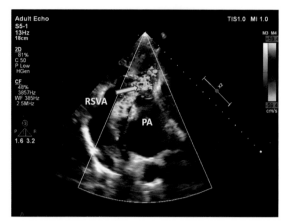

图 4-3　胸骨旁大动脉短轴切面显示右冠窦瘤破入右心室流出
道。PA:肺动脉;AO:主动脉;RVOT:右心室流出道;RSVA:主动
脉窦瘤破裂

3. **心尖五腔心切面**　可观察右冠窦瘤破入右
心室流出道或者右心房,但难以显示无冠窦瘤。

破入右心室者,可显示右心室明显扩大,右心
室流出道增宽,右心室流出道内可观察到瘤体组织
回声,左心也伴发扩大。

破入右心房者,可观察到右心房和右心室扩
大,右心房内有瘤体组织回声,因心房内压力较低,
瘤体两侧压力阶差较大,故通常在瘤体较小时便出
现破裂(图 4-4)。

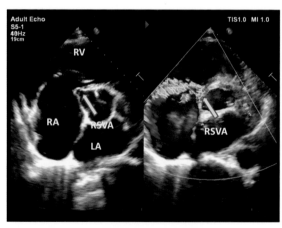

图 4-4　胸骨旁大动脉短轴切面显示无冠窦瘤破入右心房。LA:左
心房;RA:右心房;RV:右心室;RSVA:主动脉窦瘤破裂

破入左心房者,多显示左心房和左心室扩大,
左心房内观察到瘤体组织。

破入肺动脉者,多显示肺动脉扩张,肺动脉内
可观察到窦瘤回声。

破入室间隔者,为较特殊的一种类型,多致使
室间隔内出现夹层,左/右心室面可见与窦部相通

的液性暗区,且随心动周期出现大小变化,部分破入室间隔的窦瘤可再次破入心室腔,形成主动脉窦→室间隔→心室腔的瘘道。

在右冠窦瘤破裂的诊断中,须特别注意观察是否合并室间隔缺损,尤其是位于主动脉瓣下的室间隔缺损。因为突出的右冠窦瘤或脱垂的主动脉瓣膜常常部分或完全填塞室间隔缺损处,造成分流不明显,容易发生漏诊。

(二)彩色多普勒及频谱多普勒

窦瘤未破裂时,瘤体内可于舒张期出现五彩湍流,但局限于瘤体内无分流血流。窦瘤破裂后,彩色多普勒将取样框置于破口处可见花色湍流自破口处分流入其他腔室,除破入左心室者以舒张期分流为主外,破入其他心血管腔内的分流呈双期连续性湍流。

右冠窦瘤破入右心室流出道者,于胸骨旁长轴切面及大动脉短轴切面均可探及窦瘤破口处以红色为主的五彩镶嵌湍流自窦瘤连续分流入右心室流出道(图4-2、图4-3)。

无冠窦瘤破入右心房或左冠窦瘤破入左心房时,则于大动脉短轴切面探及瘤体及破口处以蓝色为主的五彩镶嵌湍流自窦瘤分流入右心房或左心房(图4-4)。

彩色多普勒同时可以用于判断是否合并存在室间隔缺损及主动脉瓣关闭不全。如伴有室间隔缺损,彩色多普勒可于胸骨旁左心室长轴切面或大动脉短轴切面探及主动脉瓣下室水平收缩期左向右分流,而主动脉瓣关闭不全则为舒张期源自瓣口的反流。

将取样框置于破口分流处,破入低压腔室时,可以记录到双期连续性高速湍流频谱(图4-5),破入左心室时,仅能记录到舒张期高速湍流,可帮助诊断和定位。如合并室间隔缺损,可于室间隔缺损右心室侧测及收缩期高速湍流信号(图4-5)。

(三)经食管超声心动图

由于经食管超声探头可贴近主动脉根部,可去除透声条件影响,详细观察窦瘤的起源、突入部位和破裂口情况,也有助于发现并发的主动脉瓣病变和感染性心内膜炎。

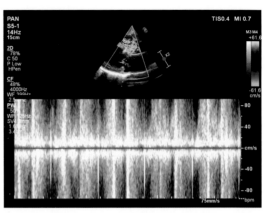

A

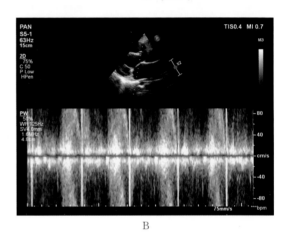

B

图4-5 A. 上图为将取样框置于窦瘤破口处显示的频谱多普勒图像,为连续性双期左向右分流;B. 上图为将取样框置于室间隔缺损处显示的频谱多普勒图像,为收缩期左向右分流

二、经导管主动脉窦瘤破裂封堵术的适应证和禁忌证

1. 适应证

(1)孤立的主动脉窦瘤破裂,不合并其他心内畸形或其他可介入治疗的心脏畸形。

(2)窦瘤破裂的破口在封堵器可以封堵的范围内。

(3)无感染性心内膜炎病史。

2. 禁忌证

(1)合并不能用介入治疗的其他心内畸形,如干下型室间隔缺损等。

(2)窦瘤破裂的瘘口过大,超出介入治疗封堵范围。

(3)合并心内膜炎,炎症未完全控制住。

(4)合并严重心力衰竭未控制或未进行抗心衰治疗的患者。

第三节　超声心动图在经导管主动脉窦瘤破裂封堵术中的应用

经导管主动脉窦瘤破裂封堵过程与介入封堵室间隔缺损相类似。通常选择猪尾巴导管建立股动脉→升主动脉→主动脉窦瘤破口→右心室→右心房→下腔静脉→股静脉通道，后经股静脉途径顺行，在透视下经股静脉顺行引入输送鞘，并将封堵器送至主动脉根部并释放左侧伞面，在超声监测下，回拉封堵器右侧伞面至右心室释放。此外，窦瘤破口的构造与膜部室间隔缺损大致相同，多数无明显粘连机化，部分甚至可见摆动的破口残端。因此，术中当导管通过破口后可能压迫较薄软的瘤壁导致破口变形加大，应再次用经胸超声心动图观测破口直径，帮助修正术前偏小的测值，以选择恰当封堵器型号。最后重复升主动脉造影，结合经胸超声心动图评价封堵效果并了解主动脉瓣及右冠状动脉开口功能状态，再行右冠状动脉造影，除外右冠状动脉开口受累，如无异常，释放封堵器。这种方法可以减少对股动脉的损伤，还能在封堵器释放前进行造影检查验证封堵效果，其操作安全性较高。因此，术中经胸超声心动图可以起到引导导管、选择和释放封堵器、评价即刻手术疗效及并发症、帮助调整封堵器位置等作用，应特别注意评价封堵器对主动脉瓣启闭活动及对右心室流出道血流是否产生影响。

目前尚无专门用于治疗主动脉窦瘤破裂的封堵器，动脉导管未闭封堵器是目前应用于治疗 RSVA 最多的封堵器。根据升主动脉造影显示窦瘤破口形态，入口大于出口 3 mm 以上为漏斗形，入口径减去出口径≤3 mm 为隧道形。漏斗形：根据造影测得的窦瘤出口最大径加 2～4 mm 为封堵器腰径；隧道形：根据造影测得的窦瘤入口径或出口径加 4～6 mm 为封堵器腰径。另外，国内外也有报道应用 Coil 弹簧圈或室间隔缺损封堵器成功进行 RSVA 的封堵术。

第四节　超声心动图在经导管主动脉窦瘤破裂封堵术后的应用

在经导管主动脉窦瘤破裂封堵术后，患者必须定期进行常规经胸超声心动图检查，随访内容包括：封堵器的位置及是否移位或脱落、是否存在残余分流、心腔大小、肺动脉压力、是否影响到相邻瓣膜的启闭活动、左心室射血分数等（图 4-6）。如果经胸超声心动图不能明确，则需要进行经食管超声心动图检查。

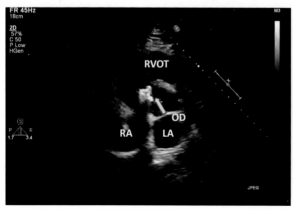
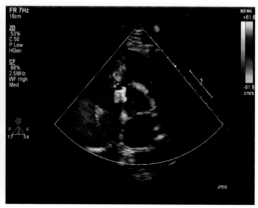

A

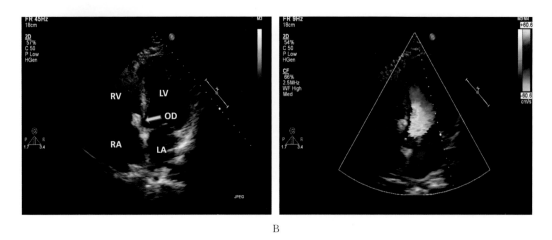

图 4-6　A 为胸骨旁大动脉短轴切面,B 为心尖五腔心切面,显示封堵器位置固定,彩色多普勒示无明显残余分流,且主动脉瓣启闭活动未受影响。OD:封堵器装置;LA:左心房;LV:左心室;RA:右心房;RV:右心室;RVOT:右心室流出道

附: **病例解析**

　　患者,男性,20 岁,2 个月前无明显诱因出现活动后胸闷、气急、心悸,快步行走、上三层楼梯即出现,偶伴针刺样胸痛,胸痛持续数秒后好转,无乏力、双下肢水肿等,就诊当地医院,行超声心动图检查示无冠窦瘤右心房瘘,现为行主动脉窦瘤破裂封堵术收住我院。

　　入院后,体检示心率 112 次/分,律齐,胸骨左缘Ⅲ～Ⅳ肋间可闻及 4/6 级连续性杂音。行经胸超声心动图检查示:左房室内径达正常上限,静息状态下左心室各节段收缩活动未见异常,主动脉窦部不增宽,无冠窦区可见一大小约 11 mm×8 mm 窦瘤形成,向右心房内突出,其顶端见多处破口,彩色多普勒及频谱多普勒示该处连续性左向右分流,自主动脉窦内入右心房(图 4-7,视频 4-1)。

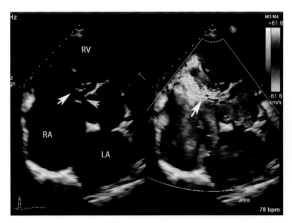

图 4-7　胸骨旁大血管短轴切面示主动脉无冠窦瘤破入右心房(三尖瓣隔叶上方),黄色箭头为窦瘤主动脉面破口,白色箭头示窦瘤右心房面破口。LA:左心房;RA:右心房;RV:右心室

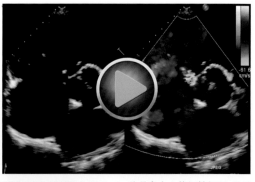

视频 4-1　胸骨旁大血管短轴切面,显示无冠窦瘤破入右心房,彩色多普勒示双期左向右分流

扫码观看

　　患者平卧于手术台上,常规消毒铺巾,1%利多卡因局麻成功后,穿刺右股静脉及右股动脉,分别置入6F鞘。行左、右心导管检查,测得肺动脉压、右心室压、右心房压和主动脉压分别为33/6/13 mmHg、45/-8/6 mmHg、11/-9/1 mmHg、110/72/90 mmHg。主动脉根部造影见无冠窦瘤两处破裂入右心房,较大一处直径约8 mm,两处总内径约11 mm。选择上海记忆12 mm A4B2 VSD封堵器,经10F输送鞘送入并进行封堵。复查心脏超

声和造影提示封堵器位置、大小、形态合适,对周围结构无影响,封堵后主动脉压为120/80/97 mmHg,封堵后10 min复查造影未见明显残余分流,手术成功。

　　术后第二天,常规超声心动图检查提示:①左房室内径正常,左心室各节段收缩活动未见异常;②无冠窦处见一封堵器回声,彩色多普勒未测及残余分流(图4-8、图4-9,视频4-2、视频4-3);③肺动脉收缩压约为28 mmHg。

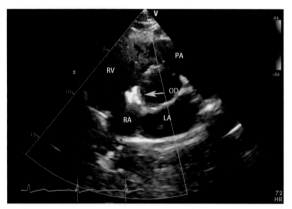

图4-8　胸骨旁大血管短轴切面示无冠窦瘤破入右心房封堵术后,彩色多普勒未测及残余分流,周围瓣膜无影响,黄色箭头所示为封堵器。LA:左心房;RA:右心房;RV:右心室;OD:封堵器;PA:肺动脉

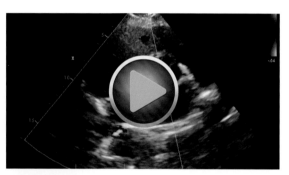

视频4-2　胸骨旁大血管短轴切面,无冠窦瘤破裂封堵术后,彩色多普勒未测及残余分流

扫 码 观 看

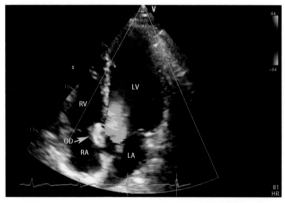

图4-9　心尖五腔心切面示无冠窦瘤破入右心房封堵术后,彩色多普勒未测及残余分流,周围瓣膜无影响,黄色箭头所示为封堵器。LV:左心室;LA:左心房;RA:右心房;RV:右心室;OD:封堵器

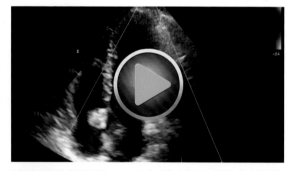

视频4-3　心尖五腔心切面,无冠窦瘤破裂封堵术后,彩色多普勒未测及残余分流

扫 码 观 看

参考文献

[1] Li Y, Wang GY, Wang ZF, et al. Preliminary experience using transthoracic echocardiography guiding percutaneous closure of ruptured right sinus of Valsalva aneurysm [J]. Chin Med J (Engl), 2011, 124(10): 1477-1482.

[2] Cullen S, Somerville J, Redington A. Transcatheter closure of a ruptured aneurysm of the sinus of Valsalva [J]. Br Heart J, 1994, 71(5): 479-480.

[3] 刘延玲,熊鉴然. 临床超声心动图学[M]. 北京:科学出版社,2001,280-292.

[4] 侯传举,邓东安,朱鲜阳. 彩色多普勒超声心动图与先天性心脏病介入治疗[M]. 沈阳:辽宁科学技术出版社,2013,339-

355.

［5］ 朱静怡,迟迪,刘向兰,等. 主动脉窦瘤破裂的介入治疗进展[J]. 心血管病学进展,2015,35(5):538-541.

［6］ Kerkar PG, Lanjewar CP, Mishra N, et al. Transcatheter closure of ruptured sinus of Valsalva aneurysm using the Amplatzer duct occluder: immediate results and mid-term follow-up [J]. Eur Heart J, 2010,31(23):2881-2887.

［7］ Mehta NK, Mishra N, Kerkar P. Percutaneous closure of ruptured sinus of valsalva aneurysm and atrial septal defect [J]. J Invasive Cardiol, 2010, 22 (5):E82-85.

［8］ Rittger H, Gundlach U, Koch A. Transcatheter closure of ruptured sinus of Valsalva aneurysm into the right ventricle with an Amplatzer Vascular Plug II [J]. Catheter Cardiovasc Interv, 2015,85(1):166-169.

第五章
超声心动图在经导管冠状动脉瘘封堵治疗中的应用

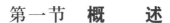

第一节 概 述

冠状动脉瘘(coronary artery fistulae,CAF)是一类比较罕见的先天性畸形(图5-1),主要表现为冠状动脉主干和(或)其分支与某一心腔或大血管间存在异常交通,由Krause于1865年首次报道,占先天性心脏病0.27%～0.4%。绝大多数冠状动脉瘘是由于胎儿心血管系统发育过程中,心肌窦状间隙未退化而持续存在所致的先天性畸形,极少数由于心脏外伤、心内直视手术、心肌活检、心脏移植、感染性心内膜炎、冠状动脉介入治疗等后天因素所致。

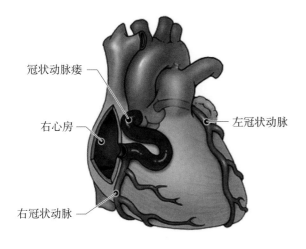

图5-1 冠状动脉瘘解剖示意图

一、病理解剖与分型

先天性冠状动脉瘘多为单发,少数可多发,多发者可源于不同冠状动脉。冠状动脉瘘约90%起源于单支冠状动脉,可起自冠状动脉主干或其分支的近、中或远端,其中52%～60%源于右冠状动脉,30%源自左前降支,18%源自左回旋支,而源自双侧冠状动脉者仅占5%。冠状动脉瘘一般与附近的心腔或大血管相通,形成异常交通分流。Valdescruz等总结文献报道的241例冠状动脉瘘患者,发现冠状动脉瘘的瘘口在右心系统占90%,在左心系统占10%。瘘口部位多发的顺序为:右心室(37%)、肺动脉(32%)、右心房(16%)、冠状静脉窦(5%)、左心室(5%)、左心房(2.6%)、上腔静脉(0.8%)、支气管静脉(0.8%)、左侧上腔静脉入冠状静脉窦(0.4%)、右肺动脉(0.4%)。瘘口通常为1个,大小2～5 mm。引流部位于右心室时多在房室沟附近、右心室圆锥部及心尖;于右心房时多在前壁、房室沟附近或上腔静脉入口处;于肺动脉时多在近端前壁或侧壁;于左心房时多位于前壁;于冠状静脉窦瘘口时多在其右心房内开口前约 1 cm 处。

冠状动脉瘘可根据不同的标准进行分型。Sakakibara 等根据瘘管引流的位置将冠状动脉瘘分成五型：Ⅰ型——引流入右心房；Ⅱ型——引流入右心室；Ⅲ型——引流入肺动脉；Ⅳ型——引流入左心房；Ⅴ型——引流入左心室。Skalleberg 等又按瘘管起源的冠状动脉分为右冠状动脉瘘、左冠状动脉瘘、单一冠状动脉瘘、多个冠状动脉瘘、副冠状动脉瘘及没有特殊指出冠状动脉起源的六种类型。Rigatelli 等依心血管造影将冠状动脉瘘分为A、B 两型：A 型是指瘘口位于冠状动脉近端，冠状动脉起源扩张，远端正常；B 型是指瘘口位于冠状动脉远端，整个冠状动脉扩张，瘘的近端冠状动脉常规分支。

二、病理生理

冠状动脉瘘的病理生理改变主要是其造成的心输出量增加、冠状动脉"窃血"现象及其继发改变。对血流动力学的影响主要取决于瘘口的位置、口径，异常冠状动脉的阻力及其与心腔、血管之间的压力阶差等因素。

因冠状动脉的血流灌注主要是在心室舒张期，此时冠状动脉内压力明显高于瘘入的心腔、血管，故由冠状动脉内血液流向有关心腔、血管异常分流致血流动力学紊乱。如分流进入右心系统，可出现左向右分流。类似于动脉导管未闭或主动脉窦瘤破入右侧心腔的病理生理变化。分流明显者会加重左心室负担造成左心室肥厚、扩张和心力衰竭。分流入左心系统者则出现左向左分流，其中瘘入左心室者，一般只在舒张期出现分流，瘘入左心房者则出现连续性左向左分流，类似于主动脉瓣关闭不全的病理生理变化。

冠状动脉血液经瘘管分流，使患侧冠状动脉的血流量迅速减少，尤其是在舒张期，可导致灌注压迅速下降，影响局部的血液供应，造成"窃血"现象，导致心肌缺血。为满足远端血液供应，冠状动脉开口可产生代偿性扩张，久之可形成动脉瘤样

扩张、内膜溃疡、钙化，甚至粥样硬化斑块。短暂的心肌缺血可产生心绞痛，持续严重的心肌缺血将出现心肌坏死和心功能降低，最终出现心力衰竭。

三、治疗

鉴于冠状动脉瘘的病理生理特点，可发生心肌缺血、冠状动脉瘤样扩张甚至破裂等严重并发症，同时随着手术技术、材料及装置的不断改进与完善，手术安全性已大大提高，目前认为，即使患者临床上无症状，也应该早期诊断，早期行根治性治疗。治疗方法包括外科手术治疗与内科经导管介入治疗。外科治疗冠状动脉瘘的方法主要有直接缝扎、经冠状动脉直视修复术和经心腔修补瘘口三种方法。而经导管介入治疗冠状动脉瘘作为一种安全、有效、微创的治疗手段，并发症少、手术及住院时间短，已为广大临床医生所接受。自 1983 年 Reidy 等首次报道经导管冠状动脉瘘栓塞术及国内周爱卿等 1996 年首次报道 4 例经导管法堵塞治疗冠状动脉瘘以来，通过介入治疗手段获得治愈的冠状动脉瘘患者逐渐增多。但是必须严格掌握手术适应证及规范操作，避免堵塞器脱落、栓塞、溶血、严重心肌缺血、心律失常等并发症的发生。

四、冠状动脉瘘封堵术适应证

冠状动脉瘘介入治疗的适应证如下。

（1）有明显外科手术适应证的先天性冠状动脉瘘，不合并其他需要手术矫正的心脏畸形。

（2）外伤性或冠状动脉介入治疗所致医源性冠状动脉瘘。

（3）易于安全到达、能够清晰显影的瘘管。

（4）非多发的冠状动脉瘘开口、单发冠状动脉瘘进行介入治疗效果较好。

（5）冠状动脉瘘口狭窄、瘘道瘤样扩张。

（6）少数情况下，冠状动脉一支或多支形成与心腔相连的多发微小血管网，可用带膜支架进行封堵。

第二节　超声心动图在经导管冠状动脉瘘封堵术前的应用

不同患者冠状动脉瘘解剖学特点不同,需选择不同的导管途径,以保证其介入操作的安全性及介入治疗的有效性。因此,要求超声心动图在封堵术前必须明确指出哪一支冠状动脉瘘入哪个心腔或其他血管,了解瘘管走行和内径,并准确测量瘘口大小,确定有无合并畸形。超声心动图检查冠状动脉瘘的影像特征较为明显,是除心血管造影外最可靠的无创方法。

一、经胸超声心动图

(一)定性诊断

1. 直接征象　①病变冠状动脉主干和(或)分支扩张,直径≥0.8 cm;病变的冠状动脉显著扩张,走行迂曲,管壁变薄,有时扩张呈梭形,可间断或全程显示瘘管。异常交通的冠状动脉开口较宽,但末端瘘口较小;②彩色多普勒显示心腔内异常高速血流。瘘入右心系统者,分流呈双期连续性血流,瘘入左心系统者分流仅见于舒张期,其特征的差异与主动脉和瘘入腔室的压力阶差有关;彩色多普勒也可帮助观察瘘管走行及瘘口所在位置的血流情况。

2. 间接征象　单纯冠状动脉瘘时可见左心室扩大,主动脉根部内径增宽,瘘入右心者,右心室亦扩大;以及其他相应心腔容量负荷增加及血流动力学改变所致的心脏形态学异常。

(二)分型诊断

不同类型的冠状动脉瘘治疗方案也有差别,瘘口的定位对于指导治疗方案的选择具有重要意义。

1. 冠状动脉右心房瘘(图 5 - 2、图 5 - 3,视频 5 - 1~视频 5 - 3)　①瘘口在右心房前壁,来自右冠状动脉分支;②瘘口在右心房后壁,来自右冠状动脉或回旋支;③瘘口在上腔静脉入口处,来自右冠状动脉或左冠状动脉分支。

2. 冠状动脉右心室瘘(图 5 - 4、图 5 - 5,视频 5 - 4、视频 5 - 5)　①瘘口在右房室沟,来自右冠状动脉分支;②瘘口在右心室圆锥部,来自右冠状动

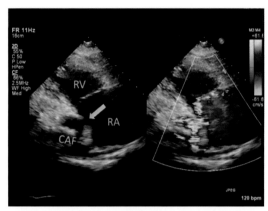

图 5 - 2　右冠状动脉右心房瘘,箭头示瘘口位置。RA:右心房;RV:右心室;CAF:冠状动脉瘘

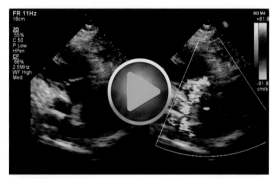

扫 码 观 看

视频 5 - 1　胸骨旁右心室流入道切面,右冠状动脉右心房瘘,彩色多普勒示舒张期为主连续性分流

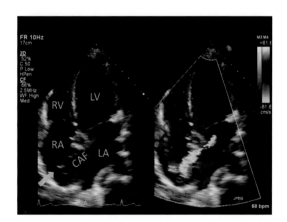

图 5 - 3　左冠状动脉右心房瘘,箭头示瘘口位置。RV:右心室;LV:左心室;RA:右心房;LA:左心房;CAF:冠状动脉瘘

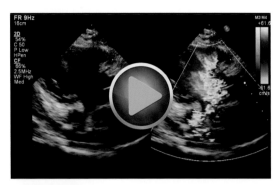

扫 码 观 看

视频 5-2 心尖四腔心切面,左冠状动脉右心房瘘,彩色多普勒示舒张期为主连续性分流

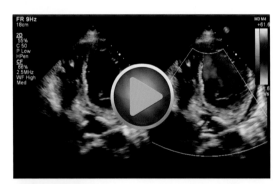

扫 码 观 看

视频 5-3 胸骨旁变异四腔心切面,右冠状动脉右心房瘘,彩色多普勒示舒张期为主连续性分流

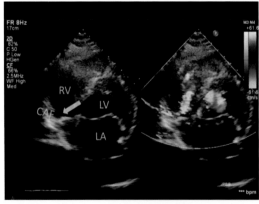

图 5-4 右冠状动脉右心室瘘,箭头示瘘口位置。RV:右心室;LV:左心室;LA:左心房;CAF:冠状动脉瘘

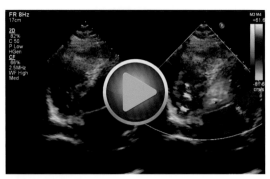

扫 码 观 看

视频 5-4 心尖变异四腔心切面,左冠状动脉右心室瘘,彩色多普勒示舒张期为主连续性分流

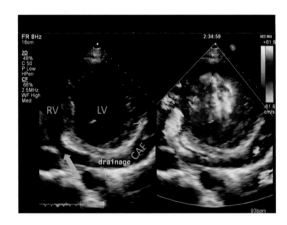

图 5-5 左冠状动脉右心室瘘,箭头示瘘口位置。RV:右心室;LV:左心室;CAF:冠状动脉瘘

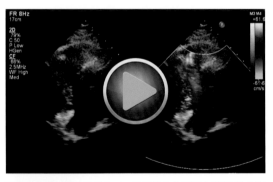

扫 码 观 看

视频 5-5 胸骨旁右心室流入道切面,右冠状动脉右心室瘘,彩色多普勒示舒张期为主连续性分流

脉或前降支的分支；③瘘口在右心室横隔壁，来自右冠状动脉和回旋支。

3. **冠状动脉左心室瘘**（图 5-6，视频 5-6）①瘘口在左心室流出道主动脉根部，来自左冠状动脉；②瘘口在左心室后基底部，来自右冠状动脉分支。

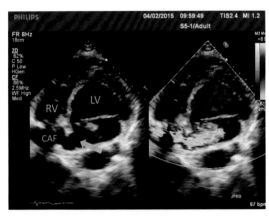

图 5-6　右冠状动脉左心室瘘，箭头示瘘口位置。RV：右心室；LV：左心室；CAF：冠状动脉瘘

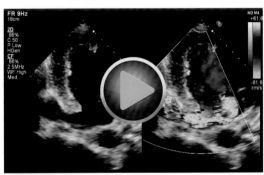

视频 5-6　心尖变异两腔心切面，左冠状动脉左心室瘘，彩色多普勒示舒张期分流
扫码观看

4. **冠状动脉肺动脉瘘**（图 5-7，视频 5-7）瘘口在肺动脉近端前壁、左右肺动脉分叉处前壁，来自左、右冠状动脉的分支直接交通。

5. **冠状动脉左心房瘘**　瘘口在左心房前壁，来自左冠状动脉主支或左回旋支的分支。

（三）合并的心血管畸形的诊断

55%～80%冠状动脉瘘可孤立发生，也有 20%～45%可合并其他先天性心脏病，包括法洛四联征、房间隔缺损、室间隔缺损、动脉导管未闭、肺动脉狭

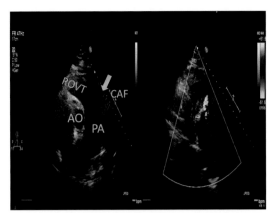

图 5-7　左冠状动脉肺动脉瘘，箭头示瘘口位置。ROVT：右心室流出道；AO：主动脉；PA：肺动脉；CAF：冠状动脉瘘

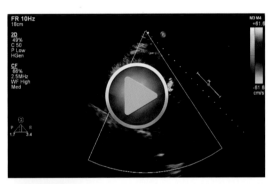

视频 5-7　胸骨旁肺动脉长轴切面，左冠状动脉肺动脉瘘，彩色多普勒示舒张期为主连续性分流
扫码观看

窄、室间隔完整的肺动脉闭锁及主动脉瓣闭锁等。超声心动图在经导管冠状动脉瘘封堵术前需明确是否合并其他心血管畸形，特别要注意是否有不能用介入治疗的合并畸形，如果有不能用介入治疗的合并畸形则要选择外科手术治疗。同时还需判断患者心功能，如果心功能不能耐受，则要先纠正患者心功能，再实施介入封堵治疗。

二、经食管超声心动图

经食管超声心动图往往能提供高质量的声学图像，并能较明确地显示冠状动脉瘘的起源、走行及瘘口的大小与位置，提供较好的诊断信息，尤其是在显示冠状动脉瘘的走行方向、途径和引流部位、形态方面具有重要作用。对于部分冠状动脉瘘走行探查不清的患者，可行经食管超声心动图检

查。需采取不同的探头平面,进行各种常规和非常规切面的反复扫查,结合彩色多普勒超声检查,确定其形态结构和血流动力学状况。但其亦存在诊断中的局限性,主要包括:当受累冠状动脉沿心外膜迂曲绕行时,远端受累冠状动脉的情况往往观察欠清,影响诊断结果;对于冠状动脉梗阻及阻塞性病变常常不能准确地显示及做出正确的评价。

三、三维超声心动图

二维超声心动图对冠状动脉瘘有较高的诊断价值,但也存在一定的局限性,某些情况下可能会漏诊。目前三维超声心动图技术日益完善,能够克服二维超声受切面限制的缺陷,可以在矢状位、冠状位、水平位及任意平面进行任意切割旋转,得到所需心脏结构和血流的立体图像。较以往二维超声的诊断准确性及对受累冠状动脉的瘘口形态、位置、大小及与周围结构空间关系的描述均有较大提高,对于确定介入治疗、选择合适封堵器的大小具有实际意义。

第三节　超声心动图在经导管冠状动脉瘘封堵术中的应用

一、经导管冠状动脉瘘封堵术

冠状动脉瘘传统治疗方法为外科开胸手术,随着近年先天性心脏病介入治疗的发展与成熟,约超过90%的冠状动脉瘘能够通过介入方式进行治疗,同时疗效及预后都与外科手术类似。目前介入治疗以创伤小、经济安全、疗效确切的特点已成为常规治疗手段。

在进行冠状动脉瘘封堵治疗时,封堵器材的选择主要取决于病变冠状动脉的解剖形态、血管粗细、瘘口大小及引流部位等。目前主要的封堵材料有弹簧圈(Coil类)、血管封堵器(Plug类)、PDA封堵器、心血管缺损畸形封堵器(ASD、VSD封堵器),

其他有可脱卸式球囊、带膜支架等(图5-8)。弹簧圈主要用于较小的冠状动脉瘘,弹簧圈直径应大于瘘管直径20%~40%;血管封堵器及PDA封堵器主要用于粗大的冠状动脉瘘,选用的堵闭器直径应大于瘘管最狭窄处的1.2倍以上。

根据冠状动脉瘘不同解剖类型和使用的封堵器类别,手术入路也各不相同,介入治疗途径主要有经动脉封堵法和经静脉封堵法。①对于冠状动脉明显增粗、瘘道较短的较大冠状动脉瘘,可直接将导管送至瘘道最窄处的末端用封堵器封堵,再经对侧股动脉造影观察封堵后情况;对于瘘道较小或是瘘管较为迂曲的患者,应尽可能选择动脉途径直接将弹簧钢圈置于瘘管最大直径处。②对于瘘管

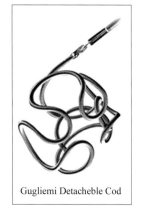

Gugliemi Detacheble Cod

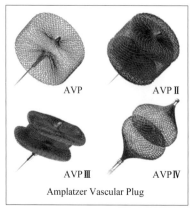

AVP　　AVP II

AVP III　　AVP IV

Amplatzer Vascular Plug

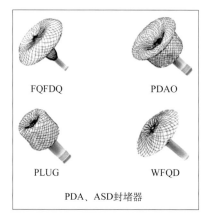

FQFDQ　　PDAO

PLUG　　WFQD

PDA、ASD封堵器

图5-8　冠状动脉瘘经导管介入治疗主要的封堵材料

相对粗大,瘘管与心腔相连接部位易于经静脉途径到达,则可经静脉系统直接将输送鞘送过瘘口,采用近似 PDA 封堵治疗方式进行封堵;对于瘘道曲折、途径较长者或瘘口不易经静脉途径到达者,则可先行建立动静脉轨道,并采用保留导丝技术,便于试封堵时位置调整。

经导管冠状动脉瘘封堵术成功的关键是发现瘘口,并根据解剖类型(瘘口大小、形态、起源、分布及单发或多发)、冠状动脉的走行、有无相关的侧支血管,选择合适的输送途径和栓塞材料封堵瘘口,封堵器尽可能封堵出口,远离冠状动脉的正常分支,防止心肌缺血及瘘口遗漏。

二、冠状动脉瘘封堵术中超声心动图监测

术中利用超声心动图监测,从各切面反复全面观察,协助手术操作者确定导管移动的方向,观测有无瓣膜损伤,有无心脏压塞;观测封堵器植入位置是否正常,是否位于瘘口开放的心腔附近;封堵

器大小是否合适,牢固程度如何。彩色多普勒观测是否有残余分流,如果判断没有残余分流的血流信号,再行心血管造影,不仅可以提高手术成功率,而且有效减少了 X 线曝光时间和造影剂用量(图 5-9)。

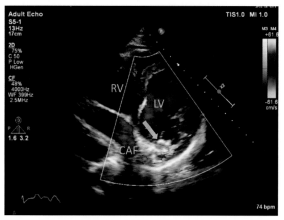

图 5-9　冠状动脉瘘封堵术中监测,彩色多普勒测及封堵器边缘细束残余分流,箭头示封堵器位置。RV:右心室;LV:左心室;CAF:冠状动脉瘘

第四节　超声心动图在经导管冠状动脉瘘封堵术后的应用

无论是哪种先天性心脏病,超声心动图检查是开展封堵术的必备条件,对于术前诊断、病例筛选及术中引导监测都不可或缺,且可作为经济实用的术后长期随访手段。

经导管冠状动脉瘘封堵治疗尽管技术成熟,但是术后并发症仍有发生,包括:心律失常、冠状动

脉痉挛、冠状动脉夹层或穿孔、术后残余分流、封堵器脱落、异位栓塞、瓣膜损伤、感染性心内膜炎及外周血管并发症等。理论上术后应行心血管造影,但是很多患者不愿意再进行创伤性检查,临床往往选择超声心动图来评价手术效果和随访(图 5-10、图 5-11)。

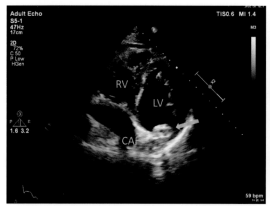

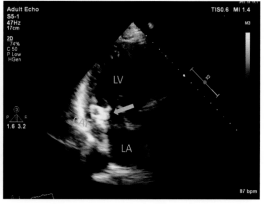

图 5-10　右冠状动脉左心室瘘封堵术后,箭头示封堵器位置。RV:右心室;LA:左心房;LV:左心室;CAF:冠状动脉瘘

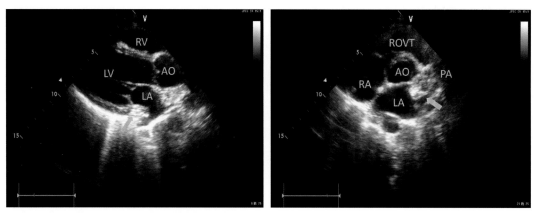

图 5-11 冠状动脉左心房瘘封堵术后,箭头示封堵器位置。RV:右心室;LA:左心房;LV:左心室;AO:主动脉;ROVT:右心室流出道;PA:肺动脉

常规选取 1～3 日、1 个月、3 个月、6 个月、1 年,甚至更长时间进行随访。封堵术后随访主要观测是否还存在残余分流、封堵器位置、心脏结构、功能恢复情况,判断是否出现并发症等。

总之,由于超声仪器成像质量不断提高,术前应用超声心动图可以安全、有效、精准地筛查和诊断冠状动脉瘘,能够探查冠状动脉瘘的起源和瘘口位置、大小,除外合并畸形,还可于术前评价冠状动脉瘘的并发症,是成功实施封堵的关键。术中可指导监测及封堵装置的选择,与封堵成功率关系极大。封堵术后超声心动图可用于观察封堵器位置及瘘口处是否有残余分流,以评价介入治疗效果、探查并发症及随访。

附：**病例解析**

患者,男性,51 岁,因"阵发性胸痛 2 次"入院。患者近两年胸痛发作 2 次,位于左侧胸前区,每次持续数秒后自行缓解,与活动无明显关系,平日中等量活动无胸闷、胸痛,剧烈活动后偶有胸闷,外院心电图未见明显异常,外院心脏超声示右冠状动脉左心室瘘,左心明显增大,左心室舒张功能减退,来我院就诊。2016-7-1 我院心脏超声示先天性心脏病:右冠状动脉左心室瘘,主动脉窦部增宽,轻度主动脉瓣反流(图 5-12～图 5-14)。2016-7-4 冠状动脉 CT 造影示右冠状动脉左心室瘘;左前降支近段少许软斑块,管腔轻度狭窄;左前降支中段浅表型心肌桥。拟行冠状动脉瘘封堵术。

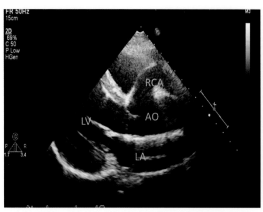
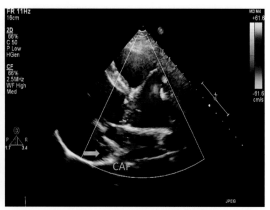

图 5-12 右冠状动脉左心室瘘封堵术前,箭头示瘘口位置。LA:左心房;LV:左心室;AO:主动脉;RCA:右冠状动脉;CAF:冠状动脉瘘

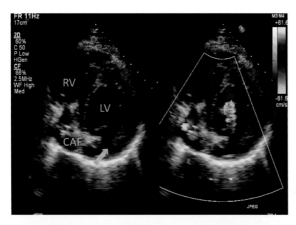

图 5-13　右冠状动脉左心室瘘封堵术前，箭头示瘘口位置。RV:右心室;LV:左心室;CAF:冠状动脉瘘

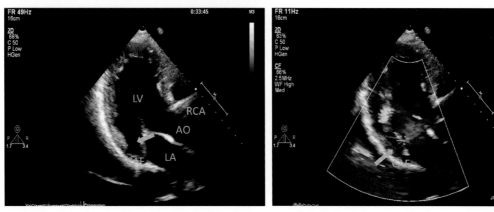

图 5-14　右冠状动脉左心室瘘封堵术前，箭头示瘘口位置。LA:左心房;LV:左心室;AO:主动脉;RCA:右冠状动脉;CAF:冠状动脉瘘

患者平卧于手术台上，常规消毒铺巾，1% 利多卡因局部麻醉成功后，穿刺右股静脉及右股动脉，穿刺左股动脉，分别置入 6F 鞘。行右心导管检查，测得肺动脉压、右心室压、右心房压分别是 30/10/17 mmHg、33/0/11 mmHg、13/5/8 mmHg。猪尾巴管经股动脉途径送至右冠状动脉近段，测得主动脉压为 156/70/101 mmHg。右冠状动脉选择性造影见:右冠状动脉粗大扭曲，远端瘘入左心室，近左心室开口形成瘤样扩张。建立左股动脉-右冠状动脉-左心室-右股动脉导丝桥，选择 20 mm 无膜双腰 Plug 封堵器，经 6F 抗折输送鞘送入并进行封堵。复查心脏超声/造影示封堵器大部分位于右冠状动脉近左心室端血管瘤中，左侧副盘面位于左心室内，术中经胸超声心动图示封堵器边缘细束残余分流（图 5-15，视频 5-8、视频 5-9），右冠状动脉选择性造影见瘘管血流明显减少，6F Angio-Seal 闭合双侧股动脉，手术成功。

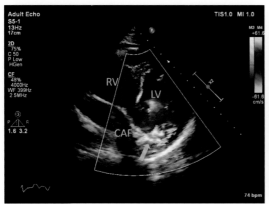

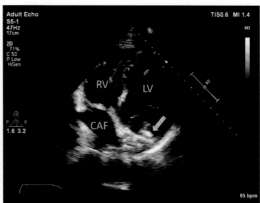

图 5-15　右冠状动脉左心室瘘封堵术中，箭头示封堵器位置，彩色多普勒示封堵器边缘细束残余分流。RV:右心室;LV:左心室;CAF:冠状动脉瘘

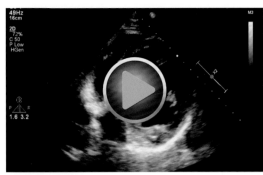

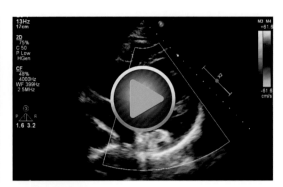

视频5-8 心尖变异两腔心切面,右冠状动脉左心室瘘,封堵器位于左心室面瘘口处

扫 码 观 看

视频5-9 心尖变异两腔心切面,右冠状动脉左心室瘘封堵术后,彩色多普勒示细束残余分流

扫 码 观 看

术后随访常规超声心动图检查提示:右冠状动脉左心室瘘封堵术后,封堵器边缘细束残余分流;主动脉窦部增宽,轻度主动脉瓣反流(图5-16,视频5-10、视频5-11)。

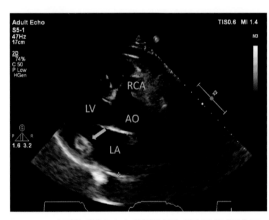

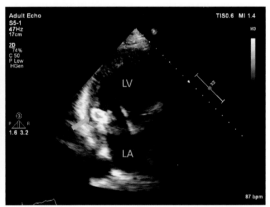

图5-16 右冠状动脉左心室瘘封堵术后,箭头示封堵器位置。LA:左心房;LV:左心室;AO:主动脉;RCA:右冠状动脉;CAF:冠状动脉瘘

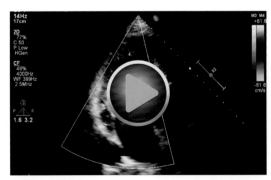

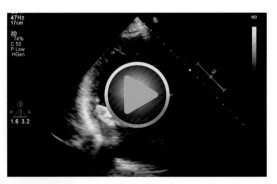

视频5-10 心尖变异长轴切面,右冠状动脉左心室瘘封堵术后,彩色多普勒示细束残余分流

扫 码 观 看

视频5-11 心尖变异长轴切面,右冠状动脉左心室瘘封堵术后,封堵器位于二尖瓣后叶瓣环

扫 码 观 看

参考文献

［1］余志庆,周爱卿,高伟,等. 经导管介入治疗冠状动脉瘘[J]. 中华心血管病杂志, 2002,30(10):616 - 617.

［2］侯传举,邓东安,朱鲜阳等. 彩色多普勒超声心动图在冠状动脉瘘封堵术中的价值[J]. 中国超声医学杂志,2006,22(11): 871 - 872.

［3］Latson LA. Coronary artery fistulas: how to manage them ［J］. Catheter Cardiovasc Interv,2007,70 (1): 110 - 116.

［4］Warnes CA,Williams RG,Bashore TM, et al. ACC/AHA 2008 guidelines for the management of adults with congenital heart disease ［J］. J Am Coll Cardiol,

2008,118:714 - 833.

［5］潘翠珍,舒先红,周达新,等. 实时三维彩色超声心动图诊断冠状动脉瘘的价值[J]. 中华超声影像学杂志,2008,16(8): 659 - 662.

［6］舒先红. 超声心动图疑难杂症的诊断[M]. 上海:复旦大学出版社,2009,146 - 152.

［7］周达新.管丽华,潘文志,等. 冠状动脉瘘的介入治疗探讨[J]. 中国临床医学, 2013,20(5):638 - 640.

［8］Ghandour A,Rajiah P. Unusual fistulas and connections in the cardiovascular system: a pictorial review ［J］. World J Radiol,2014,6(5):169 - 176.

［9］Loukas M,Germain AS,Gabriel A,et al. Coronary artery fistula: a review ［J］. Cardiovasc Pathol,2015,24 (3): 141 - 148.

［10］蒲俊舟,吴文辉,黄连军,等. 经冠状动脉侧介入治疗先天性冠状动脉瘘的安全性及效果分析[J]. 心肺血管病杂志,2016, (35)8:591 - 594.

［11］Christmann M,Hoop R,Dave H,et al. Closure of coronary artery fistula in childhood: treatment techniques and long-term follow-up ［J］. Clin Res Cardiol,2016,106(3):211 - 218.

第六章
超声心动图在经导管左心室-右心房 通道封堵治疗中的应用

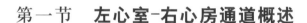

第一节　左心室-右心房通道概述

左心室-右心房通道（left ventricular-right atrium communication，LV - RAC）是一种少见的心脏畸形，解剖上位于膜部室间隔的房室部，右心房面在三尖瓣隔叶之上，左心室面毗邻二尖瓣前叶之下。该病于 1958 年由 Gerbode 首次报道，因此先天性左心室-右心房通道也被称为"Gerbode 缺损"，其发生率约占先天性心脏病的 0.08%。左心室-右心房通道可以是先天性的，亦可是获得性，前者更常见，常合并室间隔缺损、心内膜垫缺损等其他心脏畸形，后者常见报道发生于房间隔缺损或室间隔缺损修补、二尖瓣置换、房室结消融或其他心脏外科术后或感染等。

Riemenschneider 和 Moss 根据缺损与三尖瓣隔叶的解剖位置关系将左心室-右心房通道分为瓣上型与瓣下型，前者占 1/3，后者占 2/3。瓣上型是指缺损位于三尖瓣环上方的右心房侧，使左心室与右心房相通，三尖瓣结构一般正常。瓣下型是指缺损位于三尖瓣环下方，合并三尖瓣病变时，左心室血流通过室间隔缺损再经三尖瓣裂孔射向右心房。从病理生理学角度，因该缺损而产生左心室与右心房间的交通，其分流特性更类似于较小的膜部室间隔缺损，为收缩期高速分流。因房室部附近常分布着房室结及重要传导束，故该病在治疗时需关注对房室传导的影响。

以往这类患者的治疗多采用传统的直视修补手术，近年来随着介入治疗技术的不断发展，室间隔缺损介入治疗的适应证不断扩大，部分患者可采用介入方法封堵成功。

第二节　超声心动图在经导管左心室-右心房通道封堵术前的应用

在封堵术前，超声心动图可以明确诊断，并评价左心室-右心房通道的大小、部位和继发的血流
动力学改变，评价缺损边缘距三尖瓣隔叶和二尖瓣前叶的距离，识别有无其他合并畸形如室间隔缺

损、二尖瓣或三尖瓣裂缺、原发孔型房间隔缺损等，以此筛选出适合介入治疗的患者。

一、左心室-右心房通道的诊断

典型改变为心尖四腔心切面十字交叉处的细小回声缺失，彩色多普勒示源自该处的偏心高速射血喷入右心房。常与源自三尖瓣隔叶根部的反流束混淆，脉冲和连续波多普勒可助鉴别：左心室-右心房通道为高速射流，类似室间隔缺损频谱，高分流压差高密度频谱，三尖瓣反流流速常不甚高，为钝圆形频谱，密度较低。

（一）二维超声心动图

经胸二维超声心动图可观察以下切面。

1. 大动脉短轴切面　可于三尖瓣隔叶上缘与主动脉无冠瓣下间见细小回声缺失，同时观察有无合并原发孔型房间隔缺损及其他室间隔缺损等。

2. 心尖四腔心切面　可观察三尖瓣隔叶与二尖瓣前叶之间的十字交叉处的细小回声缺失，并注意观察该处房间隔原发孔是否合并缺损。同时观察是否合并右心室扩张和肥厚，间接判断有无合并严重肺动脉高压。

（二）彩色多普勒及频谱多普勒

彩色及频谱多普勒是诊断左心室-右心房通道非常重要的工具，其特点表现在以下三方面。

（1）四腔心切面观察到源于房室间隔射到右心房的偏心性高速血流（通常 >4 m/s）。

（2）分流束以全收缩期为主。

（3）根据肺动脉瓣反流估算的肺动脉舒张压正常。

注意左心室-右心房通道易被误诊为三尖瓣反流，从而据此推算出错误的高估的肺动脉收缩压。此时，应注意观察右心室是否有扩张及肥厚，是否存在肺动脉高压的间接征象，并注意结合肺动脉瓣反流估算肺动脉舒张压，从而得出正确结论。

（三）经食管超声心动图

经食管超声心动图可以明确显示房室隔的位置和分流，在经胸透声条件欠佳的患者中可以明确诊断，实时三维超声心动图的出现能更直观、更准确地显示病变结构，从而避免漏诊和误诊。实时三维超声心动图通过对三维图像进行任意旋转剖切，从常规二维成像不能获得的视角显示出完整的左心室-右心房通道缺损形态、大小，与二尖瓣、三尖瓣的关系，以及三尖瓣隔叶是否有裂缺，进而分型诊断。

二、经导管左心室-右心房通道封堵术的适应证和禁忌证

1. 适应证

（1）孤立的左心室-右心房通道，不合并其他的心内畸形或其他可介入治疗的心脏畸形。

（2）左心室-右心房通道在封堵器可以封堵的范围内。

（3）无感染性心内膜炎病史。

2. 禁忌证

（1）合并不能用介入治疗的其他心内畸形，如原发孔型房间隔缺损等。

（2）左心室-右心房通道过大，超出介入治疗封堵范围。

（3）合并心内膜炎，炎症未完全控制住。

（4）合并严重心力衰竭未控制或未进行抗心力衰竭治疗的患者。

第三节　超声心动图在经导管左心室-右心房通道封堵术中的应用

经导管左心室-右心房通道封堵过程与介入封堵室间隔缺损相类似。通常选择猪尾巴导管做左心室造影，确定左心室-右心房通道的存在及大小，然后建立股动脉-升主动脉-左心室-通道-右心房-下腔静脉-股静脉通路，后经股静脉途径顺行，在透视下经股静脉顺行引入输送鞘，并将封堵器送至通道左心室面并释放左侧伞面，在超声监测下，回拉封堵器右侧伞面至右心房释放。此处须注意，左心

室-右心房通道处邻近房室结和传导束,术中一定要谨慎观察心电监护,若出现房室传导阻滞须采取相应措施,必要时可放弃封堵。最后重复左心室造影,结合经胸超声心动图评价封堵效果,观察有无残余漏,有无新发或原先未发现的其他畸形、对二尖瓣和三尖瓣的启闭功能是否有影响。如无异常,释放封堵器。这种方法可以减少对股动脉的损伤,还能在封堵器释放前进行造影检查验证封堵效果,其操作安全性较高。因此,术中经胸超声心动图可以起到引导导管、选择和释放封堵器、评价即刻手术疗效及并发症、帮助调整封堵器位置等作用。

第四节 超声心动图在经导管左心室-右心房通道封堵术后的应用

在经导管左心室-右心房通道封堵术后,患者必须定期进行常规经胸超声心动图检查,随访内容包括:封堵器的位置及是否移位或脱落、是否存在残余分流、心腔大小、肺动脉压力、是否影响到相邻瓣膜的启闭活动、左心室射血分数、是否存在传导阻滞等情况。如果经胸超声心动图不能明确,则需要进行经食管超声心动图检查。

附:病例解析

患者,女性,70岁,1个月前因"风湿性心脏病、二尖瓣重度狭窄"在本院心外科行二尖瓣机械瓣膜置换术,术中发生左心室破裂,裂口位于左心室下壁基底段,行左心室修补。术后第三天监护室床旁经胸超声心动图发现左心室-右心房通道(图6-1,视频6-1),伴大量分流,拟行封堵术。

患者平卧于手术台上,常规消毒铺巾,局麻成功后,穿刺右股动脉,置入 6F 鞘,穿刺左股静脉,置

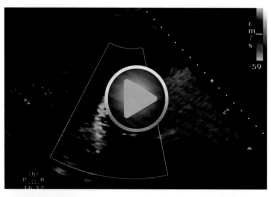

视频6-1 心尖四腔心切面,彩色多普勒示左心室至右心房分流

扫码观看

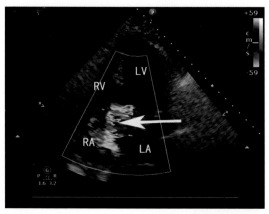

图6-1 床旁超声提示左心室-右心房通道。图示为心尖四腔心切面,箭头所示为分流。LA:左心房;LV:左心室;RA:右心房;RV:右心室

入 6F 鞘。6F 猪尾巴导管置入左心室行造影示室水平左向右分流,直径约8 mm,术中经食管超声心动图示后室间隔至右心房分流,大小约 11 mm(图6-2,视频6-2),术前心电图提示为三度房室传导阻滞,临时起搏器心律。送入 6F 右冠状动脉导管至左心室,超滑导丝经过缺损进入右心房、下腔静脉,并建

立动静脉导丝桥(图6-3,视频6-3)。行左、右心导管检查,测得肺动脉压、右心室压、右心房压和左心室压分别是 78/24/39 mmHg、76/4/33 mmHg、36/4/22 mmHg、96/1/50 mmHg。选择上海形状记忆合金 14 mm A6B2 VSD 封堵器,经 12F 输送鞘

送入并进行封堵。复查造影提示封堵器位置、大小、形态合适,对周围结构无影响,手术成功。术后经食管超声心动图提示封堵器下缘细束残余分流(图6-4,视频6-4),实时三维超声显示封堵器位置合适,形态正常(图6-5,视频6-5)。

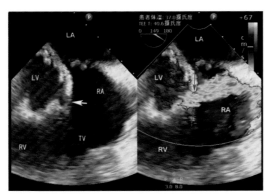

图6-2 术前经食管中段变异四腔心切面。左图.二维超声心动图提示下间隔-右心房间见一回声缺失约 11 mm(白色箭头所示);右图.彩色多普勒示缺失处左向右分流(红色箭头所示)。RA:右心房;RV:右心室;LA:左心房;LV:左心室;TV:三尖瓣

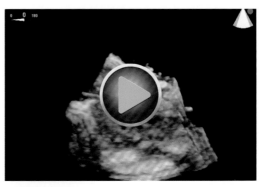

视频6-3 经食管实时三维超声,导丝通过左心室-右心房通道

扫码观看

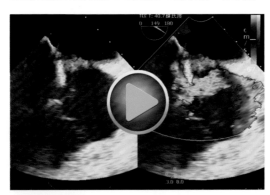

视频6-2 经食管超声,食管中段 149°切面,彩色多普勒示左心室至右心房大量分流

扫码观看

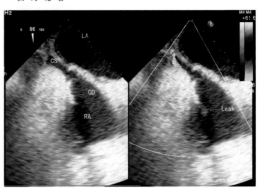

图6-4 经食管超声心动图示封堵后极细束残余分流,封堵器位置固定,对周围瓣膜无影响。LA:左心房;RA:右心房;CS:冠状静脉窦;OD:封堵器;Leak:残余分流

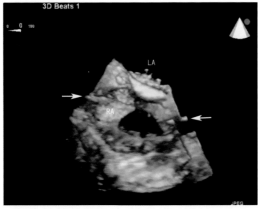

图6-3 经食管实时三维超声心动图显示导管通过左心室-右心房通道。箭头所示为导管。LA:左心房;RA:右心房

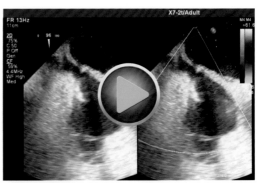

视频6-4 经食管超声,食管中段 96°切面,封堵器位置固定,彩色多普勒示封堵器下缘细束残余分流

扫码观看

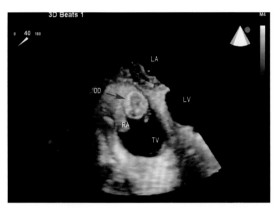

图 6-5　经食管实时三维超声心动图提示封堵器位置合适,形态良好,对周围瓣膜无影响。LA:左心房;LV:左心室;RA:右心房;TV:三尖瓣;OD:封堵器

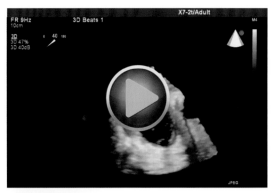

视频 6-5　经食管实时三维超声显示封堵器位置

扫 码 观 看

参考文献

[1] Gosciniak P, Larysz B, Baraniak J, et al. The Gerbode defect — a frequent echocardiographic pitfall [J]. Kardiol Pol, 2012,70(11):1191-1193.

[2] 魏薪,张晓玲,孔令秋,等. 超声心动图在左室-右房通道诊治中的应用价值[J]. 临床超声医学杂志,2015,(9):626-628.

[3] 解启莲,樊文峰,张源祥,等. 经导管封堵法洛四联症根治术后残余室间隔缺损伴左室-右房通道1例[J]. 中华超声影像学杂志,2007,16(2):183.

[4] Sinisalo JP, Sreeram N, Jokinen E, et al. Acquired left ventricular-right atrium shunts [J]. Eur J Cardiothorac Surg, 2011,39(4):500-506.

[5] 牟楠楠,孙媛媛,张国明. 经胸彩色多普勒超声心动图在先天性左室-右房通道介入封堵术中的应用价值[J]. 临床超声医学杂志,2010,12(11):733-735.

[6] Dangol A, Bansal M, Al-Khatib Y. Transcatheter closure of acquired left ventricle-to-right atrium shunt:first case report in an infant and review of the literature [J]. Pediatric Cardiology, 2013,34(5):1258-1260.

[7] Can I, Krueger K, Chandrashekar Y, et al. Gerbode-type defect induced by catheter ablation of the atrioventricular node [J]. Circulation, 2009,119(22):553-556.

[8] 刘延玲,熊鉴然. 临床超声心动图学[M]. 北京:科学出版社,2001,280-292.

第七章
超声心动图在经导管心室重建术中的应用

第一节 概　述

一、室壁瘤的病理生理

左心室室壁瘤是心肌梗死的常见并发症,急性心肌梗死若没有及时得到再灌注治疗,坏死的心肌逐渐被纤维瘢痕组织所替代,室壁变薄,向外膨出,形成室壁瘤,尤其是前壁心肌梗死合并室壁瘤的患者更易发生缺血性心力衰竭。由于室壁瘤影响心脏收缩功能,室壁瘤的矛盾运动减少了左心室射血分数(LVEF),加上心肌梗死后瘢痕形成、心肌和边缘组织固有特性的变化,增加了对收缩和舒张功能的不良影响,最终导致心力衰竭,严重时可发生猝死。

尽管目前在药物和器械治疗上取得了很大进展,但急性心肌梗死后心力衰竭的总死亡率和住院率仍无法令人满意。室壁瘤的治疗效果主要取决于左心室体积和几何形状的改善。外科左心室重建术通过开胸手术封闭室壁瘤,早期结果显示前景良好,但创伤大、效果不够理想,因此该技术一直存在着争论。

二、经导管心室重建术

由于外科左心室重建术风险较高,国外有学者开始尝试通过经导管介入的方法,通过置入心室隔离系统,进行左心室减容治疗及经导管心室重建术(percutaneous ventricular reconstruction, PVR)。PVR 最早出现于 2006 年,PVR 的 Parachute 心室隔离系统("降落伞装置")是在镍钛合金框架上覆有聚四氟乙烯膜的伞状结构,它被植入左心室后将左心室分隔成两个部分:近端为保留血流动力学功能的正常左心室腔;远端为室壁瘤及梗死瘢痕组织,将受损、无功能的心肌与健康心肌分隔开,从而重建左心室的形态并缩小其体积。室壁瘤封堵器通过隔离并减少室壁瘤区域的张力,从而抑制室壁瘤的扩张,并且能降低剩余正常左心室心肌的张力负荷,安全、有效地改善左心功能。

近年来,PVR 术在国外已经应用于临床,初步结果显示该技术是安全可行的。我国霍勇教授于 2013 年 10 月率先使用 Parachute 系统完成 PVR 术,自 2014 年 5 月开始至今复旦大学附属中山医院使用 Parachute 系统已完成 5 例 PVR 术。超声心动图在 PVR 术前筛选、术中监测及术后评价方面起着非常重要的作用。

三、经导管心室重建术的适应证

（1）年龄 18～74 岁。

（2）陈旧性前壁心肌梗死合并前壁无运动或反常运动，15%≤LVEF≤40%。

（3）药物治疗稳定 3 个月。

（4）NYHA 心功能 Ⅱ～Ⅳ。

四、经导管心室重建术的主要排除标准

（1）急性心肌梗死 60 日内。

（2）患者血运重建治疗 60 日内。

（3）心肌缺血需要血运重建和双室再同步化起搏（CRT）治疗 60 日内。

（4）严重瓣膜疾病等。

第二节　在经导管心室重建术前病例筛选

超声心动图是 PVR 术前病例筛选的主要手段之一，具有简便、经济的优点。拟行 PVR 患者术前的超声评估应包括以下几个方面。

1. 评估室壁运动　在多个切面评价左心室壁心肌运动，如果患者存在心尖部、前壁室壁运动减弱或消失或反常运动，特别是存在真性或假性室壁瘤，说明有指征，可行 PVR 术。

2. 定量左心室容积和射血分数　在常规超声心动图检查的基础上，重点采集心尖四腔心切面、心尖两腔心切面，应用双平面 Simpson 的方法计算左心室射血分数及左心室容积（图 7-1）。

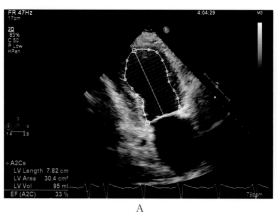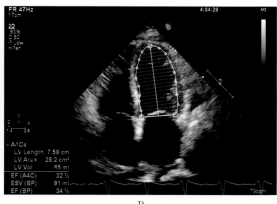

图 7-1　A. 心尖两腔心切面，测量左心室舒张期末容积及收缩期末容积；B. 心尖四腔心切面，测量左心室舒张期末容积及收缩期末容积

3. 特定测量　在心尖两腔心切面，测量舒张期末距心尖部 3.5 cm 处左心室腔内径（参考值＞42 mm）和距心尖部 4.5 cm 处左心室腔内径（参考值＜67 mm）（图 7-2）。而且超声心动图显示在拟植入 Parachute 装置的位置无假腱索。

4. 评价瓣膜反流　应用彩色多普勒观察各瓣膜的反流情况，如果各瓣膜的反流小于轻中度，适合经导管心室重建术。

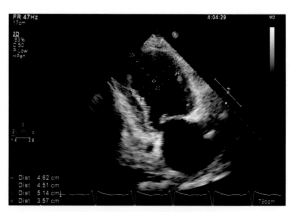

图 7-2　心尖两腔心切面，显示舒张期末距心尖部 3.5 cm、4.5 cm 处左心室腔内径，并且显示在心尖部区域无假腱索

第三节 超声心动图在经导管心室重建术中的作用

一、手术简要过程

穿刺左、右股动脉,分别置入 6F 鞘。经左侧股动脉送入 6F 猪尾巴导管于左心室心尖部,测得左心室压,行左心室心尖部造影示心尖部室壁瘤。经右侧股动脉送入超硬导丝,经超硬导丝送入 Cook 18F 长鞘。经 18F 长鞘将 Parachute 16F 输送鞘通过 16F JR4 导引经导丝送至左心室心尖部,猪尾巴导管造影及经胸超声心动图术中监测显示输送鞘头端位置位于心尖部,位置合适,撤出导丝和内鞘。送入 Parachute 封堵伞于心尖部打开,复查左心室造影及经胸超声心动图监测显示封堵器位置良好,释放封堵伞。

二、超声心动图的作用

1. 指导输送鞘头端的调整(图 7-3) 在心尖两腔心切面及心尖四腔心切面,观察输送鞘头端的位置及走向,不断调整输送鞘,使得输送鞘到达并指向心尖顶端,且当输送鞘管位于中央位置时(输送鞘的理想位置),可以开始释放 Parachute 封堵伞。

2. 评估手术效果 当 Parachute 封堵伞打开后,评估封堵伞效果,如果封堵伞位置合适(即形态较对称)、可以隔离异常运动的室壁或室壁瘤、贴壁良好、无残余分流(图 7-4),说明手术效果较好,可以释放封堵器。

3. 监测术中的并发症 包括有无心包积液及主动脉瓣损伤等。

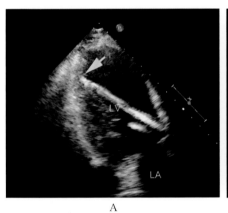
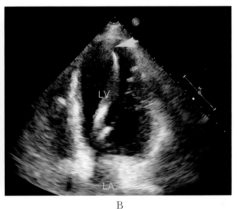

图 7-3 经导管心室重建术中的超声引导图像。A. 心尖两腔心切面,显示输送鞘头端位于心尖部,位置合适;B. 心尖四腔心切面,显示输送鞘头端位于心尖部,位置合适。LA:左心房;LV:左心室

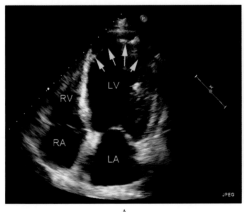
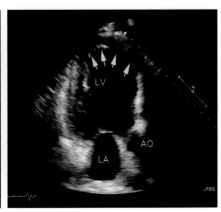

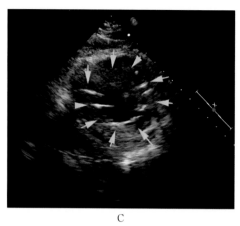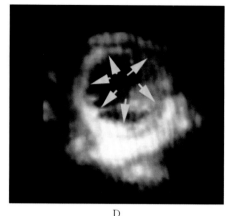

图 7-4 经导管心室重建术后的超声切面图。A. 心尖四腔心切面,清晰显示左心室心尖部的"降落伞"形状;B. 心尖长轴切面,清晰显示左心室心尖部的"降落伞"形状;C. 心尖水平短轴切面,清晰显示"降落伞"的横断面;D. 实时三维超声心动图显示心尖水平短轴切面"降落伞"的立体形状。LA:左心房;LV:左心室;RA:右心房;RV:右心室;AO:主动脉

第四节 超声心动图在经导管心室重建术后的作用

1. **评价心腔容积和心功能** 在常规超声心动图检查的基础上,重点采集心尖四腔心切面、心尖两腔心切面,应用双平面 Simpson 的方法计算 LVEF 及左心室、左心房容积,评估术后心脏容积及心功能变化情况。

2. **评价封堵伞** 在心尖四腔心、心尖两腔心、心尖长轴切面,仔细观察封堵伞的位置、固定情况,有无残余分流。

3. **评价瓣膜功能** 应用彩色多普勒评价二尖瓣、主动脉瓣的程度,评估术后有无瓣膜损伤。

综上所述,超声心动图在经导管心室重建术的术前筛选、术中监测及术后随访等起着十分重要的作用。

附:**病例解析**

病例一

患者,男性,48 岁。1 年前因"急性广泛前壁心肌梗死"行急诊溶栓治疗。后行冠状动脉造影示左主干无明显狭窄;前降支近段次全闭塞,局部可见瘤样扩张,远段血流 TIMI 2 级,中远段管壁不规则,第一对角支管壁不规则;左回旋支粗大,优势型,中远段管壁不规则,钝缘支无明显狭窄。右冠状动脉细小,无明显狭窄。于前降支近段植入 Resolute 3.5 mm×30 mm 佐他莫斯药物支架一枚。近来因心功能不全反复就诊。超声心动图示

左心房和左心室增大,左心室壁收缩活动明显减弱,心尖部室壁瘤形成(LVEF:34%)(图 7-5、图 7-6,视频 7-1、视频 7-2),而且伴有轻中度二尖瓣反流。遂行经导管心室重建术(Parachute PDS85 封堵伞)。

患者平卧于手术台上,常规消毒铺巾,1% 利多卡因局麻成功后,穿刺右股动脉,预先置入两个 6F ProGlide 血管缝合器,置入 6F 鞘;穿刺左股动脉,置入 6F 鞘,经左股动脉送 6F 猪尾巴导管于左心室心尖部,经右股动脉送入超硬导丝,经超硬丝送入 Cook 18F 长鞘,经 18F 鞘将 Parachute 16F 输送

鞘沿导丝送至左心室心尖部。行左心室心尖部造影及超声心动图监测显示心尖部大室壁瘤及输送鞘头端位于心尖部,位置合适,撤出导丝和内鞘(图7-7、图7-8,视频7-3、视频7-4),送入Parachute封堵伞于心尖部打开。复查左心室造影及超声心动图监测显示封堵器位置合适、贴壁良好,无残余分流(图7-9~图7-11,视频7-5~视频7-7),未发现并发症,释放封堵伞。重建术后,患者呼吸平稳,血压109/87 mmHg,心率67次/分,SpO₂97%。术后3天、1个月、3个月左心房和左心室前后径未见明显变化,然而左心室舒张期末容积

(EDV)和面积(EDA)、收缩期末容积(ESV)和面积(ESA)以及左心室舒张期末长径(LVLD)、收缩期末长径(LVLS)均较术前明显减少(EDV/ESV:术前125.0/85.5 cm³,术后3日112.5/63.5 cm³,术后1个月101/55.5 cm³,术后3个月102.5/52.5 cm³;EDA/ESA:术前35.8/29.0 cm²,术后3日33.1/23.3 cm²,术后1个月30.2/22.0 cm²,术后3个月29.3/21.1 cm²;LVLD/LVLS:术前8.39/7.97 cm,术后3日8.0/7.2 cm,术后1个月7.12/6.92 cm,术后3个月7.12/6.52 cm),左心室射血分数较术前明显增加(由术前的34%上升至50%)。

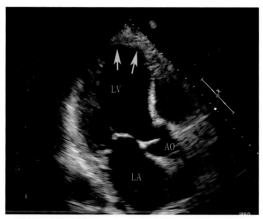

图7-5　心尖长轴切面,显示左房室增大,左心室壁整体收缩活动减弱,心尖部室壁瘤形成(箭头所示)

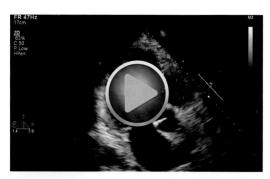

视频7-1　心尖长轴切面,显示左房室增大,左心室前间隔、后壁二尖瓣水平以下收缩活动减弱,且心尖部收缩活动消失

扫　码　观　看

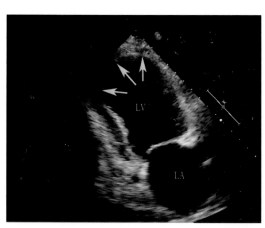

图7-6　心尖两腔心切面,显示左房室增大,左心室壁整体收缩活动减弱,心尖部室壁瘤形成(箭头所示)

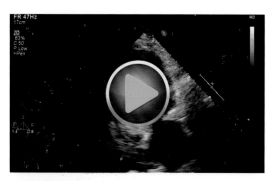

视频7-2　心尖两腔心切面,显示左房室增大,左心室前壁、下壁二尖瓣水平以下收缩活动减弱,且心尖部呈矛盾运动

扫　码　观　看

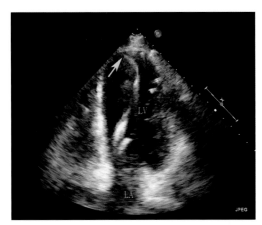

图7-7 心尖四腔心切面,显示输送鞘头端位于左心室心尖部(箭头所示)

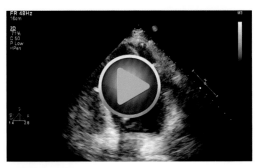

视频7-4 心尖四腔心切面,显示输送鞘管经主动脉瓣入左心室,其鞘管顶端位于左心室心尖部

扫 码 观 看

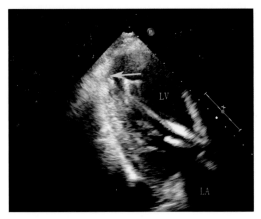

图7-8 心尖长轴切面,显示输送鞘头端位于左心室心尖部(箭头所示)

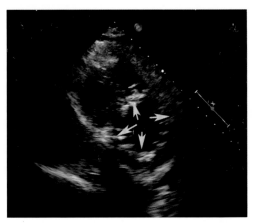

图7-9 左心室心尖水平短轴切面,显示封堵伞位置合适、贴壁良好(箭头所示)

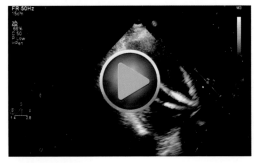

视频7-3 心尖长轴切面,显示输送鞘管经主动脉瓣入左心室,其鞘管顶端位于左心室心尖部

扫 码 观 看

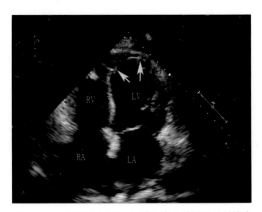

图7-10 心尖四腔心切面,二维超声心动图显示封堵伞位置合适、贴壁良好(箭头所示)

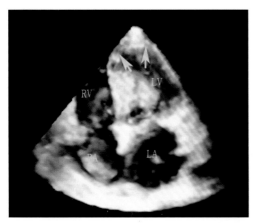

图 7-11　心尖四腔心切面,三维超声心动图显示封堵伞位置合适、贴壁良好(箭头所示)

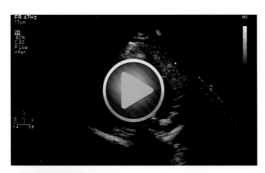

视频 7-5　Parachute 封堵伞于心尖部打开后,左心室心尖水平短轴切面,二维超声心动图显示封堵伞与左心室心尖部贴壁良好

扫 码 观 看

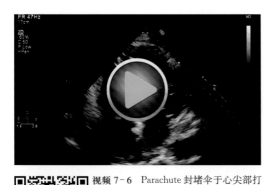

视频 7-6　Parachute 封堵伞于心尖部打开后,心尖四腔心切面,二维超声心动图显示封堵伞与左心室心尖部贴壁良好

扫 码 观 看

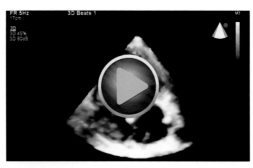

视频 7-7　Parachute 封堵伞于心尖部打开后,心尖四腔心切面,实时三维超声心动图立体显示封堵伞与左心室心尖部贴壁良好

扫 码 观 看

病例二

患者,男性,58 岁。3 周前因无明显诱因出现劳力性呼吸困难,行冠状动脉造影示:左主干未见狭窄,左前降支近中段狭窄 40%,中段次全闭塞,远端血流缓慢,TIMI 1 级,较大的第一对角支未见明显狭窄,左回旋支及钝缘支未见狭窄,右冠状动脉无明显狭窄。超声心动图显示左心室增大伴左心室多壁段收缩活动异常,心尖部室壁瘤形成(LVEF:52%);室间隔穿孔封堵术后残余分流(图 7-12~图 7-15,视频 7-8~视频 7-11)。遂行经导管心室重建术(Parachute PDS95 封堵伞)。

患者平卧于手术台上,常规消毒铺巾,1% 利多卡因局麻成功后,穿刺右股动脉(预先置入两个 6F ProGlide 血管缝合器),置入 6F 鞘;穿刺左股动脉,置入 6F 鞘,经左股动脉送 6F 猪尾巴导管于主动脉处测得主动脉压为 139/66/98 mmHg,后送至左心室测得左心室压为 106/-3/38 mmHg,行左心室心尖部造影示心尖部大室壁瘤及室间隔穿孔封堵器周围有左向右残余分流,经右股动脉送入超硬导丝,经超硬导丝送入 Cook 18F 长鞘,经 18F 长鞘将 Parachute 16F 输送鞘通过 6F JR4 导引经导丝送至左心室心尖部,经猪尾巴导管造影及超声心动图显示输送鞘头端位置合适,撤出导丝及内鞘,送入 Parachute PDS95 封堵伞于心尖部并打开。复查左心室造影及超声心动图监测显示封堵器位置合适、贴壁良好,无残余分流,且原封堵器边缘左向右分流明显减少,封堵伞未影响室间隔封堵器(图7-16~图7-19,视频7-12~视频7-15),释放封堵伞。PVR术后,患者呼吸平稳,血压110/80 mmHg,心率78次/分,SpO₂ 98%。术后3日、1个月、3个月左心房和左心室前后径未见明显变化,然而左心室舒张期末容积和面积、收缩期末容积和面积以及左心室舒张期末长径、收缩期末长径均较术前减少(EDV/ESV:术前176.5/83.5 cm³,术后3日129.0/

61.0 cm³,术后1个月131.5/60.0 cm³,术后3个月119.0/53.5 cm³;EDA/ESA:术前46.0/30.5 cm²,术后3日33.5/22.7 cm²,术后1个月32.2/22.3 cm²,术后3个月31.7/21.0 cm²;LVLD/LVLS:术前9.76/8.85 cm,术后3日7.52/7.01 cm,术后1个月7.48/7.14 cm,术后3个月7.43/6.83 cm),左心室射血分数较术前略增加(由术前52%上升至58%)。

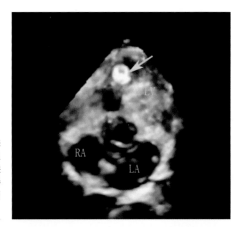

图7-12 心尖五腔心切面显示前间隔心尖段见一封堵器回声,其位置固定(箭头所示)

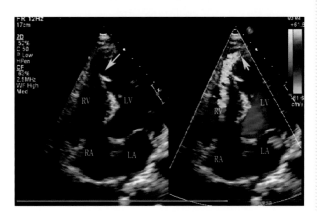

图7-13 心尖五腔心切面。左图.二维超声心动图显示前间隔心尖段见一封堵器回声,其位置固定(箭头所示);右图.彩色多普勒显示封堵下缘细束残余分流(箭头所示)

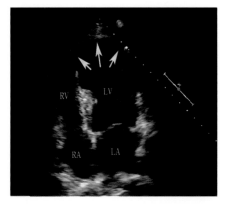

图7-14 心尖四腔心切面显示左心室增大,心尖部室壁瘤形成(箭头所示)

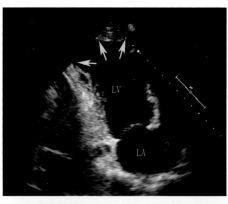

图7-15 心尖两腔心切面显示左心室增大,心尖部室壁瘤形成(箭头所示)

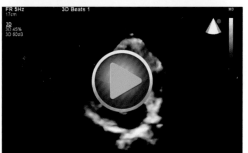

视频7-8 心尖五腔心切面,实时三维超声心动图立体显示前间隔心尖部见一封堵器回声,其位置固定

扫码观看

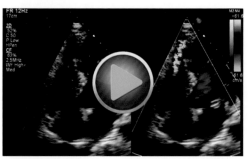

视频7-9 心尖五腔心切面,二维及彩色多普勒双幅对比图像,彩色多普勒示封堵器下缘细束左向右分流

扫码观看

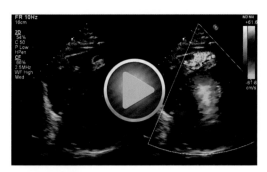

扫 码 观 看

视频7-10　变异左心室短轴切面,二维及彩色多普勒双幅对比图像,彩色多普勒显示封堵器下缘细束左向右分流

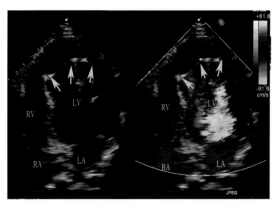

图7-17　心尖四腔心切面。左图.二维超声心动图显示封堵伞位置合适,贴壁良好(箭头所示);右图.彩色多普勒显示封堵伞内无异常血流

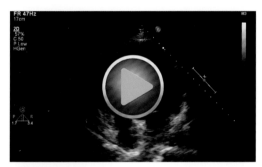

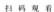

扫 码 观 看

视频7-11　心尖四腔心切面,显示左心室增大,左心室后间隔及侧壁乳头肌水平以下室壁收缩活动减弱至消失

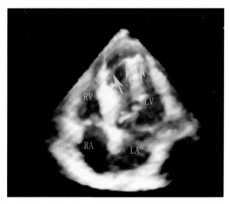

图7-18　心尖四腔心切面,实时三维超声心动图显示封堵伞位置合适、贴壁良好(箭头所示)

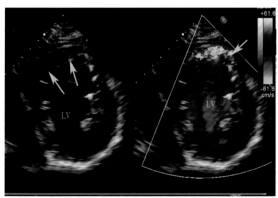

图7-16　左心室乳头肌水平短轴切面。左图.前间隔收缩活动减弱(箭头所示);右图.彩色多普勒显示封堵器外侧缘细束残余分流(箭头所示)

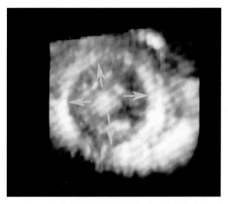

图7-19　心尖水平短轴切面,实时三维超声心动图显示封堵伞位置合适、贴壁良好(箭头所示)

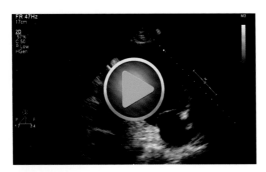

扫 码 观 看

视频 7-12　心尖两腔心切面,显示左心室增大,左心室前壁乳头肌水平以下收缩活动减弱,心尖部变薄,膨出呈矛盾运动

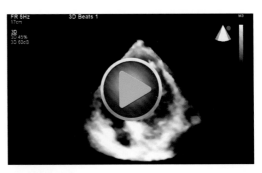

扫 码 观 看

视频 7-14　Parachute 封堵伞于心尖部打开后,心尖四腔心切面,实时三维超声心动图立体显示封堵器与左心室心尖部贴壁良好

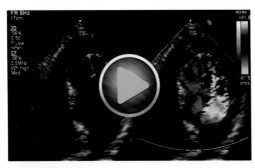

扫 码 观 看

视频 7-13　Parachute 封堵伞于心尖部打开后,心尖四腔心二维及彩色多普勒双幅对比图像,显示封堵器与左心室心尖部贴壁良好,彩色多普勒未测及封堵器边缘残余漏

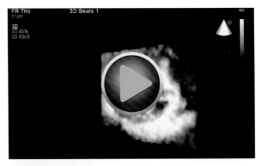

扫 码 观 看

视频 7-15　Parachute 封堵伞于心尖部打开后,心尖水平短轴切面,实时三维超声心动图立体显示封堵器与心尖部贴壁良好

参考文献

[1] Shroyer AL, Collins JF, Grover FL. Evaluating clinical applicability: the STICH trial's findings [J]. J Am Coll Cardiol, 2010,56(6):508 - 509.

[2] Buckberg GD, Athanasuleas CL. The STICH trial: misguided conclusions [J]. J Thorac Cardiovasc Surg, 2009,138(5): 1060 - 1064.

[3] Adamson P, Thomas M, Costa M, et al. Pooled analysis of percutaneous ventricular restoration (PVR) therapy using the Parachute Device in patients with ischemic dilated heart failure [J]. J Am Coll Cardiol, 2014, 63 (112, S): A903.

[4] Chen J, Normand SL, Wang Y, et al. National and regional trends in heart failure hospitalization and mortality rates for medicare beneficiaries, 1998 - 2008 [J]. JAMA, 2011,306:1669 - 1678.

[5] Go AS, Mozaffarian D, Roger VL, et al. Heart disease and stroke statistics—2014 update: a report from the American Heart Association [J]. Circulation, 2014,129:e28 - e29.

[6] Oliveira GH, Al - Kindi SG, Bezerra HG, et al. Left ventricular restoration devices [J]. J CardiovascTransl Res, 2014,7:282 - 291.

[7] Sharkey H, Nikolic S, Khairkhahan A, et al. Left ventricular apex occluder. Description of a Ventricular Partitioning Device [J]. Euro Intervention, 2006,2: 125 - 127.

[8] Costa MA, Pencina M, Nikolic S, et al. The PARACHUTE IV trial design and rationale: Percutaneous ventricular restoration using the parachute device in patients with ischemic heart failure and dilated left ventricles [J]. Am Heart J, 2013, 165:531 - 536.

[9] Nikolic SD, Khairkhahan A, Ryu M, et al. Percutaneous implantation of an intraventricular device for the treatment of heart failure: experimental results and proof of concept [J]. J Card Fail,2009, 15:790 - 797.

[10] 马为,洪涛,李建平,等. 经皮心室重建术——附两例病例报告[J]. 中国介入心脏病学杂志,2013,21(5):274 - 276.

[11] 潘翠珍,周达新,潘文志,等. 超声心动图在经皮心室重建术中应用三例[J]. 中国介入心脏病学杂志,2015,23(2):116 - 118.

第八章
超声心动图在经导管左心耳封堵术中的应用

第一节 心房颤动概述

心房颤动(简称房颤)是临床最常见的快速性心律失常。而血栓栓塞是房颤的主要危害之一,长期口服抗凝药物是预防栓塞的主要方法。但由于其存在一定的出血风险及监测凝血功能的依从性较差,严重地限制了其临床应用。近年来,随着人们对左心耳结构和功能的深入认识,以及介入治疗器械及技术的发展,经导管左心耳封堵术已成为一种可行的预防房颤患者血栓栓塞的方法。

一、发病率

在普通人群中,房颤患病率为 1%~2%,随年龄增长逐渐升高。40~50 岁人群<0.5%,而 50 岁以上人群,年龄每增加 10 岁,房颤发病率约增加 1 倍,80 岁以上人群可达 5%~15%。我国房颤总患病率为 0.77%,保守估计,我国目前已有房颤患者 800 万~1 000 万人。血栓栓塞是房颤所致死亡的主要原因之一,其中又以血栓性脑卒中最为常见,每年的发生风险为 1.9%~18.2%,一旦发生,对于社会、家庭来言可以说是灾难性的。房颤患者 5 年内脑卒中发生率高达 20%。世界范围内每年约有 1 500 万人罹患脑卒中,其中 20%~25%归因于房

颤。房颤导致脑卒中的风险随年龄增加而增加,50~59 岁的患者脑卒中风险为 1.5%,而 80~89 岁的患者脑卒中风险可达 23.5%。与其他原因导致的脑卒中相比,房颤脑卒中后存活者住院时间更长,更易复发脑卒中,致残率和致死率更高,其直接医疗费用更加高昂,因而造成了巨大的社会经济负担。

二、左心耳解剖及病理生理

左心房解剖的突出特征是具有梳妆肌并大多具有分叶。它还与冠状动脉回旋支、肺静脉及肺动脉毗邻。Kimura 等发现,左心耳的形状与血栓的形成有关,其中尤以花椰菜型为最多,其他类型包括仙人掌型、鸡翅型、风袋型。

房颤时左心耳扩大、心房丧失节律性收缩,造成左心耳内血流缓慢、排空率降低;左心耳独特的解剖和生理结构也易于发生血流淤滞,进而形成血栓。此外,高血压、高龄等因素造成的左心耳内膜损伤或纤维化也可能参与血栓的形成。非瓣膜病房颤患者左心房血栓 90%以上存在于左心耳,左心耳中血栓形成使脑卒中发生率增加 3 倍。即使恢

复窦性心律后,左心耳收缩顿抑,仍有可能形成血栓。

三、治疗

有人曾提出切除或闭塞左心耳用以预防房颤患者脑卒中的发生,但由于外科手术创伤大,仅适用于因其他疾病需行心脏外科手术的慢性房颤患者,且 1/3 的外科手术未能完全封闭左心耳,故限制了这一技术的推广应用。

导管消融作为房颤的根治手段,已成为药物无效的症状性房颤的一线治疗方式,但多项研究提示房颤消融术后 4～6 年,阵发性房颤一次导管消融的成功率为 36%～46.6%,而持续性房颤的成功率则更低。

随着心血管介入技术水平的不断提高,经导管左心耳封堵术在房颤血栓栓塞的治疗方面取得了长足的进展,逐渐成为抗凝治疗预防房颤血栓栓塞的一种替代疗法。自从 2002 年 Platto 系统作为第一个左心耳封堵系统在欧洲进行了首例临床试验取得成功之后,包括 Amplatzer(St. Jude Medical)及 Watchman(Boston Scientific)系统在内的多个左心耳封堵术的临床试验均显示,经导管左心耳封堵预防血栓栓塞的疗效与药物抗凝效果相差无几。对于非瓣膜性持续性房颤的老年患者,且合并高血压、心力衰竭、既往有脑卒中病史者以及周围血管病变的,且不能或不愿意抗凝治疗的,均有进行左心耳封堵的适应证。经导管左心耳封堵术因操作相对简单易行、创伤小、成功率高已被用于临床。PROTECT - AF、PREVAIL 和 CAP 等较大规模临床前瞻性随机对照试验均已证实其安全性和有效性。中国医学科学院阜外医院姚陷等于 2013 年 3 月完成我国首例左心耳封堵术。复旦大学附属中山医院于 2014 年 3 月 20 日完成华东地区首例左心耳封堵术,并于 2014 年 3 月 22 日完成第二例。

四、经导管左心耳封堵术的适应证和禁忌证

1. **适应证** 国际上比较公认的经导管左心耳封堵术的适应证为抗凝禁忌或者抗凝风险高(出血风险高)的慢性房颤患者,具体如下。

(1)房颤发生时间＞3 个月,持续性房颤或永久性房颤患者(非风湿性瓣膜病所致)。

(2)年龄＞18 岁。

(3)Chads2 - Vas 评分≥2 分。

(4)Has - Bled 评分≥3 分。

(5)可长期服用氯吡格雷和阿司匹林。

(6)有华法林应用禁忌证或无法长期服用华法林。

2. **禁忌证** 如下。

(1)年龄≤18 岁。

(2)瓣膜病性房颤。

(3)左心房或左心耳有血栓。

(4)凝血功能、肝肾功能异常。

(5)急性心肌梗死。

(6)1 个月内发生脑卒中。

(7)阿司匹林过敏。

五、封堵器类型

目前比较成熟的经导管左心耳封堵器,国外有两种,波科公司的 Watchman 封堵器和 Amplatzer 公司的 Amplatzer Cardiac Plug 封堵器;国内应用 Overlay 技术改良新型国产 Lefort 和 Watchman 半球面封堵器以及新型国产双盘状 Lambre 左心耳封堵器。

第二节 超声心动图在经导管左心耳封堵术前的作用

经导管左心耳封堵术作为一种新的技术已经真正成为介入心脏病学的新领域,而超声心动图在经导管左心耳封堵术的术前筛选、术中监测和引导及术后评价方面起着很重要的作用。超声心动图在经导管左心耳封堵术前的作用包括检测血栓、确定左心耳形态结构、确定封堵器大小。

一、确定左心房、左心耳内无血栓

经食管超声心动图诊断左心房、左心耳血栓的敏感性和特异性均优于经胸超声心动图,是左心耳封堵术前必不可少的检查。经食管三维超声心动图能够从各个角度、各个平面对左心耳内部结构进行观察,能够显著地提高左心耳血栓的诊断准确率(图8-1)。

二、评价左心耳的大小、形态、耳垂的数目

经食管超声心动图能够清晰地显示左心耳的大小、形态和耳垂的数目(图8-2),左心耳的形态通常有3种:风袋型、鸡翅型、花椰菜型(图8-3)。左心耳的形状与血栓的形成有关,其中花椰菜型左心耳具有最高的血栓发生率。

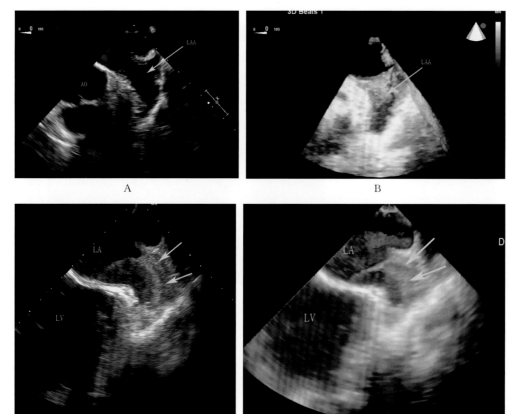

图8-1 A. 经食管二维超声心动图显示左心耳内未见附壁血栓(箭头所示);B. 经食管三维超声心动图清晰显示左心耳内未见附壁血栓(箭头所示);C. 经食管二维超声心动图显示左心耳内附壁血栓(箭头所示);D. 经食管三维超声心动图清晰显示左心耳内附壁血栓(箭头所示)

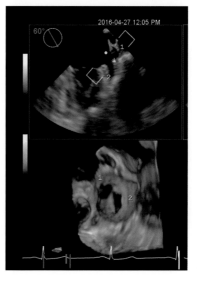

图8-2 上图.经食管二维超声心动图显示双心耳;下图.经食管三维超声心动图立体显示双心耳前后、左右关系及形态和大小

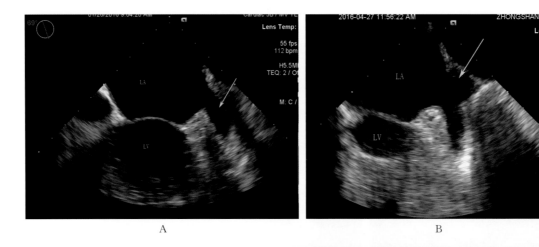

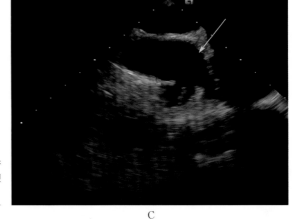

图8-3　A. 经食管超声心动图显示左心耳呈风袋型（箭头所示）；B. 左心耳呈鸡翅型（箭头所示）；C. 左心耳呈花椰菜型（箭头所示）

三、测量左心耳口大小和深度

经食管二维超声心动图在0°、45°、90°、135°测量左心耳口的大小及左心耳的深度（图8-4），在上述测值中，选取最大的左心耳口的测量值以及最小的左心耳的深度测量值，然后根据表8-1选择合适的封堵器。左心耳开口的形态和口径影响到封堵的效果，要求封堵伞的口径应该大于左心耳开口直径20%～40%。过大的左心房和左心耳都不适于封堵，一方面由于左心房过大，其内非心耳部位血栓风险较高，另一方面心耳过大封堵器难以固定，口部残留缝隙导致血栓隐患。

图8-4显示左心耳口最大径是24.25 mm，最小深度是22.43 mm，建议选择27 mm的封堵器。

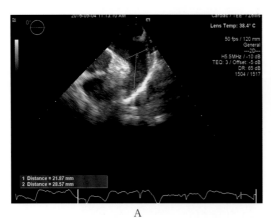

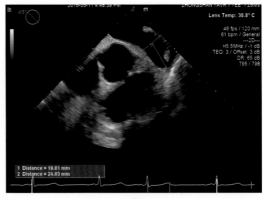

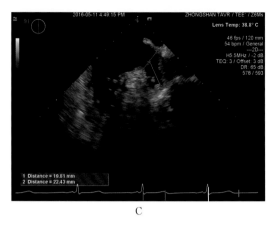
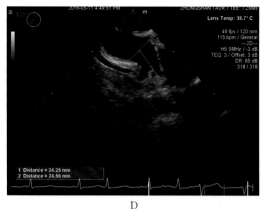

图 8-4　A. 0°时左心耳口的大小及左心耳的深度；B. 45°时左心耳口的大小及左心耳的深度；C. 90°时左心耳口的大小及左心耳的深度；D. 135°时左心耳口的大小及左心耳的深度

表 8-1　最大的左心耳口的测值相对应的封堵器的大小

最大的左心耳口的测值	推荐的封堵器大小
17～19 mm	21 mm
20～22 mm	24 mm
23～25 mm	27 mm
26～28 mm	30 mm
29～31 mm	33 mm

四、术前探查

术前多切面探查了解心脏外周心包积液和室壁运动的情况，以便与术中及术后的检查结果进行对照分析。

第三节　经食管超声心动图在经导管左心耳封堵术中的作用

一、引导房间隔穿刺以及导管鞘交换

在 30°～60°食管中段大血管短轴切面以及 90°～110°食管中段上下腔静脉切面引导穿刺鞘于房间隔中下偏后成功穿过房间隔（图 8-5）；然后在 45°～55°食管中段大血管短轴切面清晰显示左上肺静脉及左心耳，并引导超硬导丝至左上肺静脉，退出房间隔穿刺鞘，将导丝留置在左上肺静脉内。送入 11F 专用输送鞘管至左上肺静脉口，后经输送鞘管送入 6F 猪尾巴导管到左上肺静脉（图 8-6），撤出超硬导丝，将输送鞘管及猪尾巴导管送入左心耳（图 8-7），沿着猪尾巴导管手推造影剂造影显示左心耳的形状，测量左心耳入口的口径及深度，根据术前经食管超声心动图的测值及造影测值的结果选择合适的封堵器。

二、监测封堵器的植入、位置、牢固性和密闭性

在 0°、45°、90°、135°经食管超声心动图多切面的引导及监测下，将输送鞘管及猪尾巴导管送入左心耳的远端，撤出猪尾巴导管。沿着输送鞘管送入装载 Watchman 封堵器的输送系统，推进系统使封堵器到达左心耳处，在经食管超声心动图及 X 线透视的引导和监测下，慢慢地打开封堵器，经食管超声心动图在 0°、45°、90°、135°测量封堵器的大小（图 8-8），并且与原始封堵器的大小比较，压迫程度在 8%～20%，符合封堵器释放标准之一（表 8-2），同时经食管二维、三维超声心动图观察封堵器在左心耳的位置及牢固性（图 8-9），彩色多普勒观察封堵术后无残余分流（图 8-10），符合上述要求，释放封堵器；如果不符合上述要求，可以调整封堵

器位置或收回封堵器。彩色多普勒定量残余分流的程度见表8-3,残余分流在3级及以上者为封堵成功。

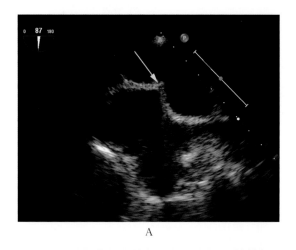

A

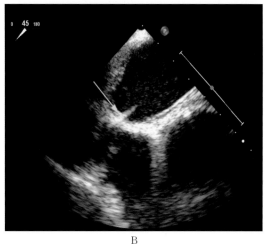

B

图8-5 A.食管中段双腔静脉切面显示穿刺鞘顶在房间隔上(箭头所示);B.食管中段大血管短轴切面显示穿刺鞘穿过房间隔(箭头所示)

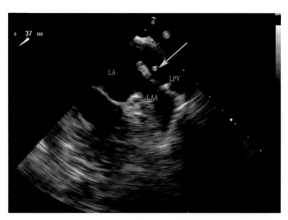

图8-6 经食管二维超声心动图显示6F猪尾巴导管位于左上肺静脉内(箭头所示)。LA:左心房;LPV:左肺静脉;LAA:左心耳

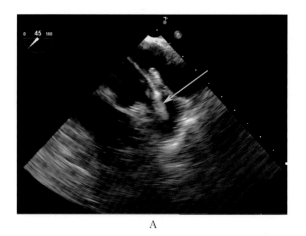

A

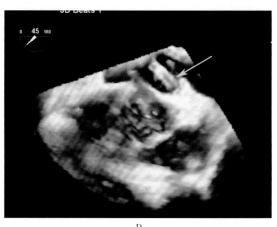

B

图8-7 A.经食管二维超声心动图在45°食管中段大血管短轴切面清晰显示输送鞘管位于左心耳内(箭头所示);B.经食管三维超声心动图立体显示输送鞘管位于左心耳内(箭头所示)

表8-2 原始封堵器大小与植入左心耳后封堵器大小的最大值、最小值

原始封堵器大小	最大压迫封堵器大小(20%)	最小压迫封堵器大小(8%)
21 mm	16.8 mm	19.3 mm
24 mm	19.2 mm	22.1 mm
27 mm	21.6 mm	24.8 mm
30 mm	24.0 mm	27.6 mm
33 mm	26.4 mm	30.4 mm

表8-3 彩色多普勒定量残余分流程度

程度	定义
1级	多个严重残余分流束
2级	中度残余分流,分流束直径>3 mm
3级	轻度残余分流,分流束直径1~3 mm
4级	轻微残余分流,分流束直径<1 mm
5级	无残余分流

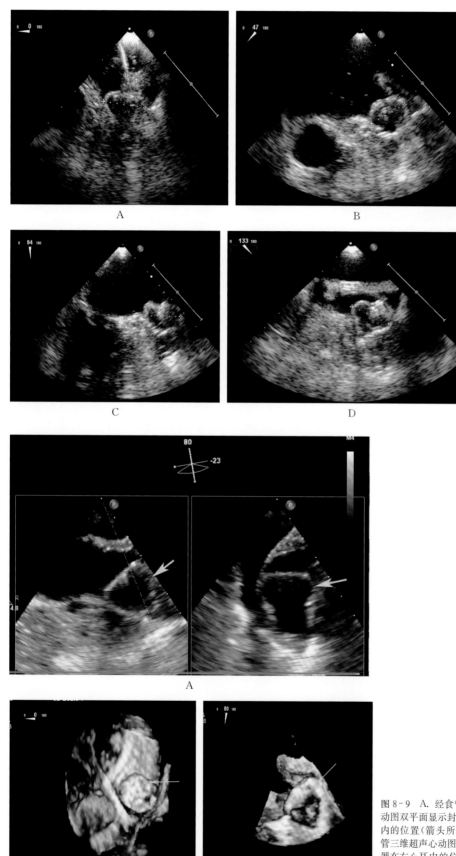

图 8-8　A. 0°时封堵器的大小；B. 45°时封堵器的大小；C. 90°时封堵器的大小；D. 135°时封堵器的大小

图 8-9　A. 经食管二维超声心动图双平面显示封堵器在左心耳内的位置（箭头所示）；B. 经食管三维超声心动图立体显示封堵器在左心耳内的位置，以及封堵器与周围结构的关系（箭头所示）

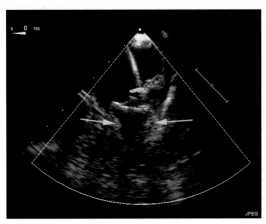

图 8-10 经食管超声心动图彩色血流显像显示封堵器边缘无残余分流

三、检测并发症

应用经食管超声心动图再一次观察心脏外周心包积液和室壁运动的情况,在确认无心包积液、无心腔内血栓、无新出现的室壁运动异常,封堵伞未堵塞毗邻的左上肺静脉开口,封堵器不影响二尖瓣功能后,撤出食管超声探头,封堵成功。

第四节　超声心动图在经导管左心耳封堵术后随访中的作用

在经导管左心耳封堵术后 1、6 个月和 1 年及随后的每一年,都要进行超声心动图随访检查,评估手术效果和监测并发症,具体包括以下内容。

(1) 评价封堵器是否稳定和移位、是否侵入其周围结构。

(2) 评价封堵器的左心房面是否有血栓形成。

(3) 应用彩色多普勒监测是否有残余分流及其程度。

(4) 检测心腔内是否有血栓。

(5) 测量左心房大小,并与术前进行比较。

(6) 评价房间隔穿刺部位的房水平残余反流及其程度。

(7) 评价二尖瓣血流,确定封堵器有无影响二尖瓣功能。

(8) 评价肺静脉尤其是左上肺静脉的血流,确定封堵器有无堵塞肺静脉开口。

总之,左心耳封堵术是目前全球预防房颤患者卒中的治疗新趋势,它能有效减少病死率、致残率,同时减少出血的发生。经导管左心耳封堵术的成功与否取决于术前经食管超声心动图精确评价左心耳的大小和形态,术中超声心动图正确引导封堵器定位、释放和监测并发症,以及术后定期随访。

附：病例解析

患者,男性,59 岁,2014 年 9 月无明显诱因出现心悸,当地医院心电图检查示房颤,建议患者华法林抗凝治疗,患者拒绝,亦拒绝服用阿司匹林。2015 年 2 月 4 日无明显诱因出现左侧肢体乏力,当地医院诊断为房颤,开始服用华法林抗凝治疗,住院期间超声心动图发现卵圆孔未闭,未行特殊治疗。现为进一步治疗收入我院。血压:136/88 mmHg,心率 79 次/分,律不齐,两肺底未及湿啰音。心电图检查示房颤;Ⅰ、aVL 导联 ST 段压低约 0.025 mV,V3~4 导联 T 波双向、浅倒置。

1. 术前　经食管二维、三维超声心动图诊断:①左心房增大,左心房内血液淤滞,但左心房及左心耳内未见附壁血栓;②左心耳呈风袋型(图 8-11,视频 8-1);③左心耳入口处的口径为 22 mm,深度 23 mm;④卵圆孔未闭,细束左向右分流(图 8-12,视频 8-2、视频 8-3)。

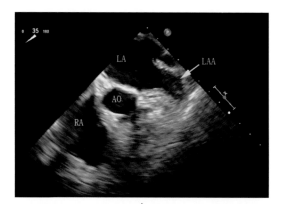

A

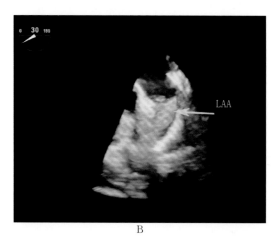

B

图 8-11　A. 食管中段大血管短轴切面经食管二维超声心动图清晰显示左心耳呈风袋状(箭头所示)；B. 食管中段大血管短轴切面经食管三维超声心动图清晰显示左心耳呈风袋状(箭头所示)。LAA:左心耳

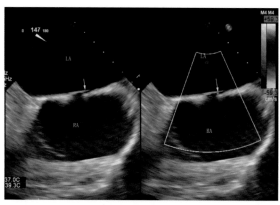

图 8-12　食管中段双心房切面经食管二维超声心动图显示第一房间隔与第二房间隔见缝隙(左图,箭头所示),彩色多普勒示卵圆窝未闭细束分流(右图,箭头所示)

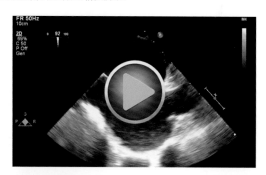

视频 8-2　在 90°～110°经食管中段上下腔静脉切面或双心房切面,显示第一房间隔与第二房间隔分离,右心房内穿刺鞘管很容易穿过房间隔入左心房
扫 码 观 看

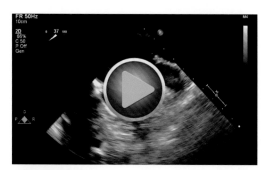
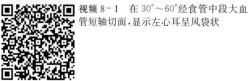

视频 8-1　在 30°～60°经食管中段大血管短轴切面,显示左心耳呈风袋状
扫 码 观 看

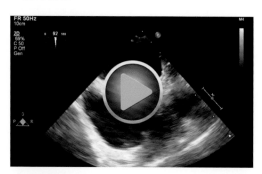

视频 8-3　在 90°～110°经食管中段上下腔静脉切面或双心房切面,显示第一房间隔与第二房间隔分离,右心房内穿刺鞘管很容易穿过房间隔入左心房
扫 码 观 看

2. 术中

（1）超声引导房间隔的穿刺以及导管鞘的交换：在30°～60°食管中段大血管短轴切面以及90°～110°食管中段上下腔静脉切面引导穿刺鞘于卵圆窝未闭处成功穿过房间隔（图8-13，视频8-4、视频8-5），常规穿刺点位于房间隔中下偏后处；然后在45°～55°食管中段大血管短轴切面清晰显示左上肺静脉及左心耳，并引导超硬导丝至左上肺静脉，退出房间隔穿刺鞘，将导丝留置在左上肺静脉内。送入11F专用输送鞘管至左上肺静脉口，后经输送鞘管送入6F猪尾巴导管到左上肺静脉，撤出超硬导丝，将输送鞘管及猪尾巴导管送入左心耳，沿着猪尾巴导管手推造影剂造影显示左心耳的形状，测量左心耳入口的口径为19～21 mm，深度为23 mm，选择27 mm Watchman左心耳封堵器。

（2）超声监测封堵器的植入、位置、牢固性、密闭性：在0°、45°、90°、135°经食管超声心动图多切面的引导及监测下，将输送鞘管及猪尾巴导管送入左心耳的远端，撤出猪尾巴导管。沿着输送鞘管送入装载Watchman封堵器的输送系统，推进系统使封堵器到达左心耳处，在经食管超声心动图及X线透视的引导及监测下，慢慢地打开封堵器，经食管超声心动图在0°、45°、90°、135°测量封堵器的大小为20～22 mm，压迫程度介于19％～26％，彩色多普勒未测及封堵器边缘处异常血流（图8-14，视频8-6），释放封堵器。

（3）在经食管二维、三维超声心动图监测和引导下行卵圆孔未闭封堵，经食管二维、三维超声心动图显示封堵器位置良好，彩色多普勒未测及房水平残余分流（图8-15，视频8-7、视频8-8）。最后经食管超声心动图观察心脏外周心包积液的情况，确认无心包积液后，撤出食管超声探头，封堵成功。

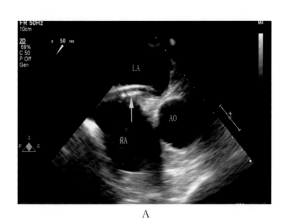

A

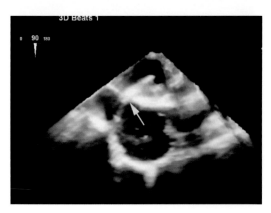

B

图8-13 A. 食管中段大血管水平短轴切面，经食管二维超声心动图显示穿刺鞘成功穿过卵圆窝未闭处（箭头所示）；B. 经食管三维超声心动图显示穿刺鞘成功穿过卵圆窝未闭处（箭头所示）

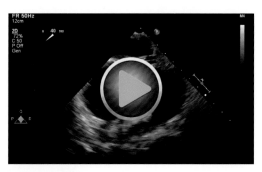

视频8-4 在30°～60°经食管中段大血管短轴切面，清晰显示穿刺鞘管经卵圆窝未闭处入左心房

扫 码 观 看

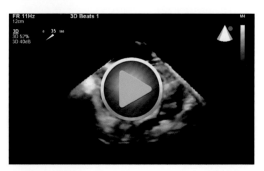

视频8-5 在30°～60°经食管中段大血管短轴切面，实时三维超声心动图立体显示穿刺鞘管经卵圆窝未闭处入左心房，并立体显示主动脉瓣开放

扫 码 观 看

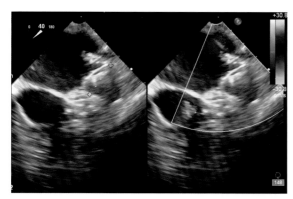

图 8-14　食管中段 40°左心耳切面,彩色多普勒未测及封堵器边缘异常血流

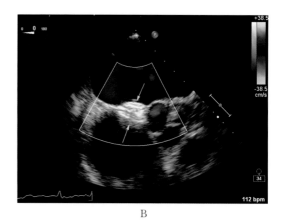

B

图 8-15　A. 食管中段大血管水平短轴切面,经食管二维超声心动图显示房间隔中段卵圆窝处一封堵器,位置固定(箭头所示);B. 彩色多普勒未测及房水平残余分流(箭头所示)

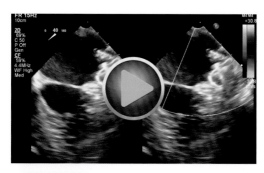

视频 8-6　在 30°~60°经食管中段大血管短轴二维及彩色多普勒对比图像,显示左心耳封堵器位置固定,彩色多普勒未测及封堵器边缘残余漏

扫 码 观 看

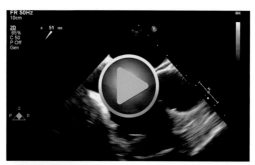

视频 8-7　在 30°~60°经食管中段大血管短轴切面,显示卵圆窝处封堵器回声,且封堵器位置固定

扫 码 观 看

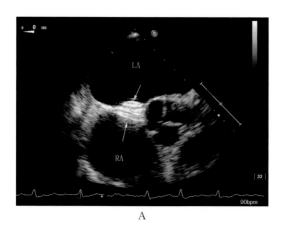

A

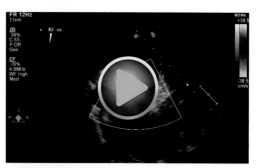

视频 8-8　经食管中段双心房切面,彩色多普勒未测及封堵器边缘残余分流

扫 码 观 看

3. 术后　术后 3 日经食管二维、三维超声心动图随访,多切面探查心腔内未见血栓;在 0°、45°、90°、135°经食管超声心动图显示左心耳封堵器位置固定,但彩色多普勒仍显示在 130°处封堵器周边细束残余分流。多切面探查房间隔卵圆窝处封堵器位置固定,彩色多普勒未测及房水平残余分流。

参考文献

[1] Calkins H, Kuck KH, Cappato R, et al. 2012 HRS/EHRA/ECAS expert consensus statement on catheter and surgical ablation of atrial fibrillation: recommendations for patient selection, procedural techniques, patient management and follow-up, definitions, endpoints, and research trial design [J]. Heart Rhythm, 2012,9(4):632 - 696. e21.

[2] 姚焰,吴灵敏,侯炳波,等. 经皮左心耳封堵术在房颤脑卒中高危患者应用初步经验三例[J].中华心律失常学杂志,2013, 17(02):154 - 155.

[3] Nucifora G, Faletra FF, Regoli F, et al. Evaluation of the left atrial appendage with real-time 3-dimensional transesophageal echocardiography: implication for catheter-based left atrial appendage closure [J]. Circ Cardiovasc Imaging, 2011,4:514 - 523.

[4] Chue CD, de Giovanni J, Steeds RP. The role of echocardiography in percutaneous left atrial appendage occlusion [J]. Eur J Echocardiogr, 2011,12:i3 - 10.

[5] Freixa X, Tzikas A, Sobrino A, et al. Left atrial appendage closure with the Amplatzer^Tm Cardiac Plug: Impact of shape and device sizing on follow-up leaks [J]. Int J Cardiol, 2013,168:1023 - 1027.

[6] Wunderlich NC, Beigel R, Swaans MJ, et al. Percutaneous interventions for left atrial appendage exclusion. options, assessment, and imaging using 2D and 3D Echocardiography [J]. JACC cardiovasc imaging, 2015,8(4):472 - 488.

[7] Landmesser U, Holmes DR Jr. Left atrial appendage closure: a percutaneous transcatheter approach for stroke prevention in atrial fibrillation [J]. Eur Heart J, 2012,33(6):698 - 704.

第九章
超声心动图在经导管主动脉瓣植入术中的应用

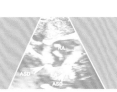

第一节 主动脉瓣狭窄概述

一、病因及病理生理

主动脉瓣狭窄最常见的病因是先天性主动脉瓣畸形、老年性主动脉瓣钙化和风湿性主动脉瓣病变。欧美国家以前两者为主,我国仍以风湿性多见。

风湿性主动脉瓣狭窄病理变化为瓣叶交界粘连,瓣膜增厚、纤维化、钙化,以瓣叶游离缘尤为突出。老年性主动脉瓣钙化病理表现为瓣体部的钙化,很少累及瓣叶交界。先天性主动脉瓣狭窄可为单叶式、二叶式或三叶式,其中二叶式主动脉瓣(BAV)最多,约占50%。普通人群中BAV的发生率为1%~2%,部分有家族史。

早期表现为主动脉瓣增厚,不伴流出道梗阻,此阶段称为主动脉瓣硬化。病变进一步发展可导致主动脉瓣口面积减少。当面积从正常(3~4 cm²)减少至一半(1.5~2.0 cm²)时几乎无血流动力学异常,进一步降低则导致血流梗阻及进行性的左心室压力负荷增加,当瓣口面积减少至正常值的1/4以下(<1.0 cm²)时为重度狭窄。左心室代偿性肥厚,收缩增强以克服收缩期心腔内高压,维持静息状态

下心排血量,临床可无明显症状,但运动时心排血量增加不足。随着狭窄程度进一步加重,心肌肥厚和心肌收缩力不足以克服射血阻力,心排血量减少,外周血压降低,临床出现症状,脑供血不足可导致头昏、晕厥;心肌供血不足加重心肌缺血和心功能损害,出现心绞痛和呼吸困难等,最终左心室扩大,收缩功能显著下降,跨瓣压差降低,肺动脉压、肺毛细血管楔压和右心室压增高。

二、主动脉瓣狭窄的治疗

几十年来在体外循环心脏停跳下行主动脉瓣置换已经成为严重主动脉瓣狭窄的主要治疗手段,但手术创伤大、并发症发生率高,引起了人们的高度重视。2002年,Cribier完成第一例经导管主动脉瓣植入术(transcatheter aortic valve implantation,TAVI),时至今日,全球30多个国家,超过14万例患者接受了TAVI手术;2010年,葛均波院士成功完成国内首例TAVI,目前,复旦大学附属中山医院已经完成近50例TAVI,其中16例为二叶式主动脉瓣畸形,国内不少医院也已陆续开展TAVI手术。随着TAVI的快速发展,超声心动图在TAVI

的术前筛选、术中监测和引导及术后评价方面起着很重要的作用。

1. TAVI 的适应证

（1）重度钙化性主动脉瓣狭窄，平均跨瓣压差（$AVPG_{mean}$）＞40 mmHg 或前向最大流速（V_{max}）＞4 m/s，以及主动脉瓣口面积（AVA）＜1.0 cm² （或有效瓣口面积＜0.6 cm²/m²）。

（2）有症状，NYHA 分级≥Ⅱ级。

（3）经两名或两名以上心内科医师评估为不适合行外科手术的患者，或者经外科医师充分沟通后患者拒绝外科手术且外科手术高危的患者，通常欧洲心脏手术风险评分≥20% 或美国胸外科学会危险评分≥10%。

经导管主动脉瓣植入术不仅适用于三叶主动脉瓣重度狭窄的高危患者，而且适用于先天性二叶主动脉瓣重度狭窄的高危患者。

2. TAVI 的排除标准

（1）1 个月内发生过急性心肌梗死。

（2）3 个月内发生过急性消化性溃疡或上消化道出血史。

（3）6 个月内发生过脑血管意外或短暂性脑缺血发作。

（4）严重左心室功能障碍（LVEF＜20%）。

（5）合并或不合并梗阻的肥厚型心肌病。

（6）重度二尖瓣反流。

（7）预期寿命＜12 个月。

3. TAVI 的手术路径　TAVI 的植入路径有3 种。

（1）顺行法：穿刺右股静脉-右心房-房间隔-左心房，经二尖瓣、左心室流出道至升主动脉，释放瓣膜。

（2）逆行法：穿刺股动脉-腹主动脉-降主动脉-主动脉弓，逆行至主动脉根部-左心室。

（3）经心尖部：胸骨左侧小切口，显露心尖，左心室心尖部做荷包，穿刺，建立导丝轨道，顺行法释放瓣膜，完成主动脉瓣植入。

4. TAVI 的瓣膜类型　TAVI 植入的人工主动脉瓣类型有以下几种。

（1）球囊扩张式 Edwards Sapien 生物瓣，由美国爱德华公司生产，采用牛心包制成瓣膜，附着于钴铬合金支架，体积小，压缩性好，该瓣膜目前有20 mm、23 mm、26 mm 和 29 mm 等型号。

（2）自膨式 CoreValve 生物瓣，由美国美敦力公司生产，猪心包三叶瓣膜，附着于镍钛支架，21F 能应用于升主动脉达 45 mm 的患者，它只能通过逆行法经动脉途径植入，目前有 23 mm、26 mm、29 mm 和 31 mm 等型号。此类型瓣膜使用最多。

（3）国内的微创医疗（MicroPort）生物瓣有4 种瓣环型号，即 21 mm、24 mm、27 mm、30 mm。

第二节　超声心动图在经导管主动脉瓣植入术前的应用

一、经胸超声心动图

经胸超声心动图（TTE）在 TAVI 术前可用于评价下列指标。

（1）左心室舒张期末内径（LVDD）。

（2）左心室收缩期末内径（LVDS）。

（3）室间隔收缩期/舒张期厚度（IVSsys/dias）。

（4）主动脉瓣瓣叶数量、增厚和钙化的程度。

（5）主动脉瓣环内径。

（6）左心室流出道内径，在主动脉瓣环下方

1 cm 处测量。

（7）主动脉根部内径。

（8）升主动脉近端内径，在主动脉瓣环上方4 cm 处测量（图 9-1）。

（9）主动脉窦高以及窦管交界处的直径（图 9-2）。

（10）主动脉瓣环距左、右冠状动脉开口的距离。

（11）左心室流出道与主动脉之间的角度。

（12）左心室收缩功能，左心室射血分数

(LVEF)由 Simpson 方法定量。

（13）三尖瓣瓣环平面收缩位移（TAPSE）。

（14）二尖瓣瓣环平面收缩位移（MAPSE，图9-3）。

（15）连续波多普勒定量主动脉瓣的最大跨瓣压差、平均跨瓣压差和主动脉瓣狭窄的最大流速（图9-4）及连续性方程估测主动脉瓣狭窄口的面积。

（16）定量主动脉瓣狭窄程度。

轻度：面积$\geqslant$1.5 cm^2，V$_{max}$ 2～2.9 m/s，AVPG$_{mean}$<20 mmHg。

中度：面积 1.0～1.5 cm^2，V$_{max}$ 3.0～3.9 m/s，AVPG$_{mean}$ 20～39 mmHg。

重度：面积$\leqslant$1.0 cm^2，V$_{max}$$\geqslant$4 m/s，AVPG$_{mean}$$\geqslant$40 mmHg。

（17）连续波多普勒定量肺动脉收缩压，评估肺动脉高压的程度。

轻度：40～50 mmHg。

中度：50～70 mmHg。

重度：70 mmHg 以上。

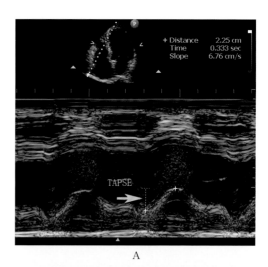

A

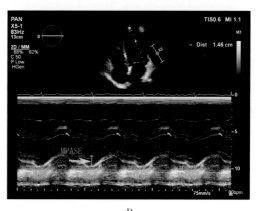

B

图9-3　A. 三尖瓣瓣环平面收缩位移（箭头所示）；B. 二尖瓣瓣环平面收缩位移（箭头所示）

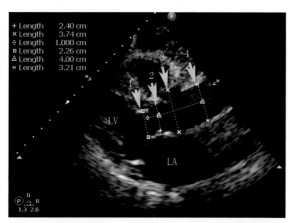

图9-1　胸骨旁长轴切面显示左心室流出道直径（箭头1）、主动脉瓣环直径（箭头2）、主动脉根部内径（箭头3）、升主动脉近端内径（箭头4）。LA：左心房；LV：左心室

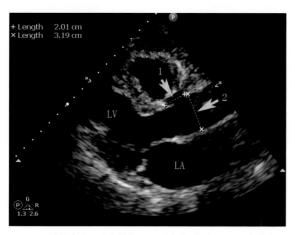

图9-2　胸骨旁左心室长轴切面显示窦高（箭头1）以及窦管交界处直径（箭头2）。LA：左心房；LV：左心室

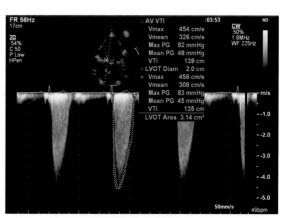

图9-4　心尖五腔心切面，连续波多普勒估测主动脉瓣狭窄最大流速、最大跨瓣压差、平均跨瓣压差

二、经食管超声心动图

1. 进一步准确定量 TTE 指标　经食管超声心动图（TEE）能够进一步准确定量主动脉瓣环、左心室流出道、主动脉根部及升主动脉近端内径（图 9 - 5），主动脉瓣距左冠状动脉开口的距离，主动脉瓣增厚、钙化的程度，左心室流出道与主动脉之间的角度，从而确定适合经导管主动脉瓣植入术的患者。根据 Cribier-Edwards 生物瓣的两种瓣环型号（23 mm 及 26 mm），经食管超声心动图测量主动脉瓣环直径在 18～21 mm 的，适用于小的 23 mm 的人工生物瓣，主动脉瓣环直径为 21～26 mm 的，适用于 26 mm 的人工生物瓣。

三、经食管实时三维超声心动图

近年来，随着超声心动图的飞速发展，经食管实时三维超声心动图已广泛应用于临床。文献报道，经食管实时三维超声心动图比经食管超声心动图能提供更精确的主动脉环直径及左心室流出道直径，立体显示主动脉瓣、主动脉窦部和左右冠状动脉开口处的三维结构以及左心室流出道与主动脉之间的三维空间关系，进一步准确定量主动脉瓣环直径、左心室流出道直径、主动脉根部直径及升主动脉近端直径（图 9 - 6），为 TAVI 选择更精确的人工生物瓣型号。

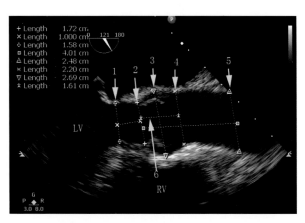

图 9 - 5　经食管中段左心室长轴切面，显示左心室流出道直径（箭头 1）、主动脉瓣环直径（箭头 2）、主动脉窦部直径（箭头 3）、窦管交界处直径（箭头 4）、升主动脉近端直径（箭头 5）、窦高（箭头 6）。LV：左心室；RV：右心室

2. 检测左心房血栓　TEE 能够清楚地同时观察左心房及左心耳内附壁血栓的情况，如果患者发现左心房及左心耳存在附壁血栓，必须华法林治疗 3 个月后再复查经食管超声心动图。

3. 评价主动脉粥样硬化斑块的程度　TEE 更重要的作用是评价主动脉粥样硬化斑块的程度，因为显著的主动脉粥样硬化是 TAVI 术中引起栓塞的主要原因。如果 TEE 发现明显的主动脉斑块，为避免栓塞的发生，必须改变植入路径，由顺行法或逆行法改为经心尖部的方法。

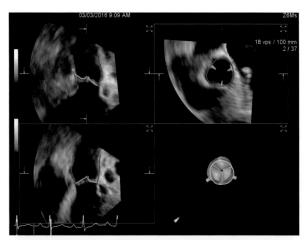

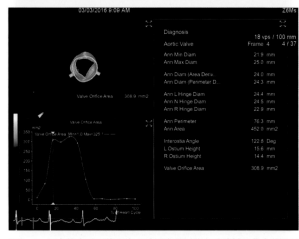

图 9 - 6　经食管实时三维超声心动图定量评价主动脉瓣环最大径和最小径、主动脉瓣环周长和面积、左冠窦和右冠窦高度、无冠窦高度及左右冠状动脉开口高度

第三节 超声心动图在经导管主动脉瓣植入术中的应用

（一）主动脉瓣瓣环和根部的再评价

患者平卧于手术台上，全身麻醉后，放置经食管超声探头，并对患者的主动脉瓣环直径重新测定，便于选择更合适的人工生物主动脉瓣的尺寸。再次观察主动脉根部，评价钙化严重程度、冠状动脉开口部位。

（二）确定经心尖的穿刺部位和路径

在经心尖部穿刺的主动脉瓣植入术中，应用经胸超声心动图确定心尖部最佳的切口位置，应用带有消毒套的经胸探头直接放置于左心室心尖部心外膜，确定穿刺针的路径和心尖至左心室腔中心的距离。

（三）引导人工瓣植入和释放

在经导管人工生物瓣植入前，应用经食管超声心动图和（或）X线透视显示导丝在主动脉及左心室内的位置，以及与周围结构的关系（图9-7），主动脉瓣狭窄球囊扩张过程中，应用经食管超声心动图和（或）X线透视记录球囊的位置（图9-8），避免瓣膜位置过高或过低，若瓣膜释放得太低，可能引起完全性传导阻滞、瓣周漏及影响二尖瓣功能。若瓣膜释放得太高，可能堵塞冠状动脉入口，导致瓣膜移位、瓣周漏。

（四）评价瓣膜反流和瓣周漏

在人工生物瓣植入并打开后即刻，经食管超声心动图评价主动脉瓣反流的程度及反流位置（图9-9），大多数患者有轻度瓣周漏，如果出现明显的瓣周漏，再一次的球囊扩张有助于减少瓣周漏。如果出现急性重度主动脉瓣反流，根据经食管超声心动图显示左心室腔的大小，尽早对患者应用血管加压复苏方法。

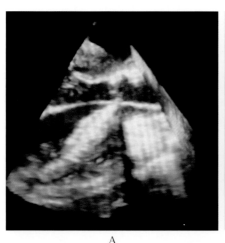
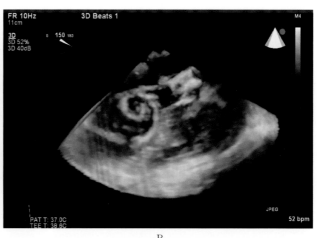

图9-7 A. 经食管超声心动图显示超硬导丝经过狭窄的主动脉瓣到左心室；B. 经食管超声心动图显示超硬导丝在左心室内呈螺旋状

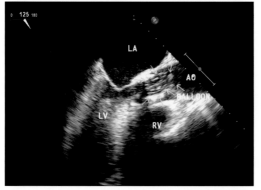
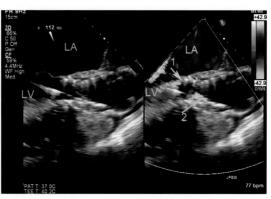

图9-8 食管中段左心室长轴切面显示主动脉瓣狭窄球囊扩张（箭头所示）。LA：左心房；LV：左心室；RV：右心室；AO：主动脉

图9-9 左图为食管中段左心室长轴切面，人工生物瓣植入术后，彩色多普勒示轻微至轻度瓣周漏（箭头1）及轻微主动脉瓣反流（箭头2）。LA：左心房；LV：左心室

（五）测量跨瓣压差，监测并发症

应用 TEE 评价人工生物瓣的瓣叶活动（图 9-10，图 9-11），确定人工生物瓣的固定情况，并仔细观察人工生物瓣对冠状动脉开口的影响。在经胃五腔心切面应用连续多普勒记录人工生物主动脉瓣的最大跨瓣压差、平均跨瓣压差，脉冲多普勒记录左心室流出道的最大跨瓣压差、平均跨瓣压差，然后根据连续性方程估测人工生物主动脉瓣瓣口面积（图 9-12），同时评价左右心室各节段功能，如果出现新的节段功能异常，必须立即观察人工生物瓣是否堵住冠状动脉开口，及时评价其他的并发症，如心脏压塞、主动脉夹层分离、新出现的二尖瓣反流。

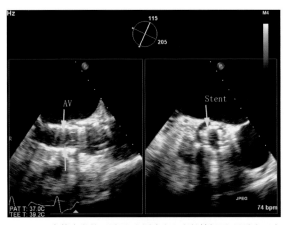
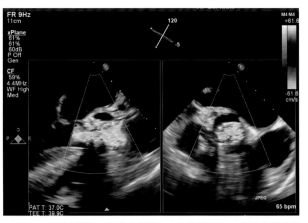

图 9-10　食管中段的双平面，左图为左心室长轴切面，显示人工主动脉瓣支架固定，瓣膜开放不受限（箭头所示）；右图为主动脉瓣水平短轴切面，显示人工生物主动脉瓣与主动脉根部的关系（箭头所示）。AV：主动脉瓣；Stent：人工生物瓣膜支架

图 9-11　食管中段的双平面，左图为左心室长轴切面，右图为食管中段大血管短轴切面，显示人工生物瓣植入术后，彩色多普勒示人工主动脉瓣启闭良好

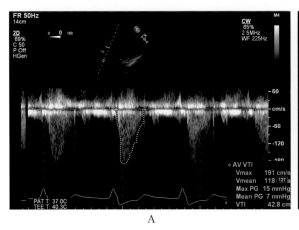
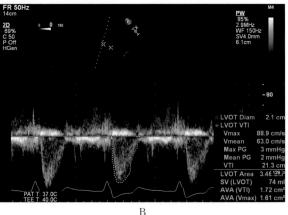

图 9-12　A. 在经胃五腔心切面应用连续多普勒记录人工生物主动脉瓣狭窄频谱；B. 在经胃五腔心切面应用脉冲多普勒记录左心室流出道血流频谱

第四节　超声心动图在经导管主动脉瓣植入术后的应用

经导管主动脉瓣植入术后的超声心动图的作用是随访人工生物瓣的位置和功能、左右心室的功能及其他瓣膜的功能，包括观察人工生物瓣支架固定情况，定量人工生物瓣跨瓣压差及反流部位和程度，根据 Simpson 的方法定量左心室功能，根据三尖瓣瓣环平面收缩位移及三尖瓣瓣环 S 波的峰值

评价右心室收缩功能,同时评价二尖瓣的形态活动及反流程度。

总之,经导管主动脉瓣植入术的成功与否取决于术前精准的经胸超声心动图及经食管超声心动图评价、术中及时正确地行经食管超声心动图引导与监测以及术后经胸超声心动图的密切随访。

附：病例解析

病例一

患者,男性,83 岁,9 年前因主动脉瓣狭窄在我院心外科行生物瓣置换术,术后有房性期前收缩、房性心动过速,24 h 最多达 1 万次以上,发作时有胸闷、乏力等不适。2012 年 5 月心脏超声示:人工生物主动脉瓣中度反流,升主动脉瘤样增宽;左心房增大伴轻度二尖瓣反流;轻度肺动脉高压。予以地尔硫䓬(恬尔心)、蒙诺、阿米洛利、长效异乐定治疗。2012 年 8 月初,患者因心率达 150～200 次/分至急诊,心电图示心房扑动,发作时无头晕、眼花,无意识丧失,予盐酸胺碘酮(可达龙)复律失败。复查心脏超声无明显改变。2012 年 8 月 24 日在我院行主动脉造影＋冠状动脉造影术,术中:左主干未见明显狭窄,左前降支未见明显狭窄,左回旋支未见明显狭窄;右冠状动脉未见明显狭窄,左心室后支及后降支未见明显狭窄;主动脉造影示人工主动脉瓣环,中度人工生物主动脉瓣反流,降主动脉、双侧髂动脉及双侧股动脉未见明显狭窄。现为求进一步诊治收入我院,拟行经导管主动脉瓣植入术。

患者于心导管室取平卧位,常规消毒铺巾,静脉复合麻醉下,穿刺左股动脉、左股静脉,分别置入 6F 动脉鞘,经静脉在右心室放置临时起搏导管。置入 6F 60 cm 鞘管至髂动脉分叉处,使用超滑导丝、6F IM 导管将超滑导丝经左股动脉至髂动脉分叉处到右股动脉,后交换为 5F 黄金标猪尾巴导管行右髂动脉造影,后将 5F 黄金标猪尾巴导管放至右股动脉分叉处至腹股沟韧带之间。在 5F 黄金标猪尾巴导管指引下,对着其尖端以 75°行右股动脉穿刺,后置入 6F 鞘管,预先置入两把 ProGlide 血管缝合器,后退出 6F 鞘管换为 9F 动脉鞘管。经左股动脉放置猪尾巴导管至主动脉根部,造影及经食管超

声心动图可见主动脉瓣中度反流(图 9-13,视频 9-1)。经 9F 鞘管放入加硬导丝至胸主动脉,退出 9F 鞘管,将 18F 鞘管塑型后在加硬导丝引导下缓慢推进至腹主动脉。置入 6F Amplatzer L 造影导管,使用直头超滑导丝进入左心室,后将 Amplatzer L 导管送入左心室,后交换为常规 J 形导丝,再将 Amplatzer L 导管交换为猪尾巴导管。退出 J 形导

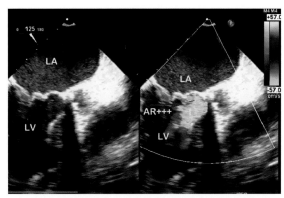

图 9-13　经食管中段左心室长轴切面,二维及彩色多普勒双幅对比图像,彩色多普勒显示舒张期主动脉瓣中度反流(红色箭头所示)。LA:左心房;LV:左心室;AR:主动脉瓣反流

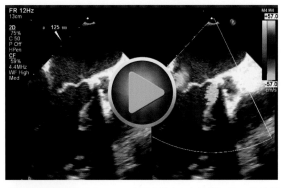

视频 9-1　食管中段左心室长轴切面,二维及彩色多普勒双幅对比图像,彩色多普勒示人工生物主动脉瓣中度反流,中度二尖瓣反流

扫码观看

丝,测得人工生物主动脉跨瓣压差为 10 mmHg。将加硬导丝塑型,并经猪尾巴导管送入左心室。装配好人工主动脉瓣膜支架(26 mm CoreValve 瓣膜),经加硬导丝送入装备好瓣膜的导管输送系统(CDS)至主动脉瓣环处,利用原先人工瓣膜瓣环协助定位,在主动脉根部造影及在经食管超声心动图的指引下逐渐打开瓣膜,释放过程中以 120 次/分右心室起搏,以减少血流对 CoreValve 瓣膜的冲力及心脏的抖动。过程中反复行主动脉造影及经食管超声心动图监测,显示瓣膜位置良好,释放人工瓣膜(图 9-14,视频 9-2)。测得跨瓣压差为 8 mmHg。主动脉根部造影显示人工瓣膜位置合适、开合良好,无明显反流及瓣周漏。经食管超声心动图显示轻微主动脉瓣反流(图 9-15,视频 9-3)。退出 CDS 及加硬导丝,留置临时起搏器导管,手术成功。

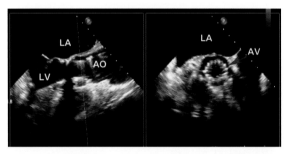

图 9-14 经食管中段 X-Plane 切面,左图为左心室长轴切面,右图为大血管短轴切面,显示人工主动脉瓣位置良好,瓣膜启闭活动未见异常。LA:左心房;LV:左心室;AO:主动脉;AV:主动脉瓣

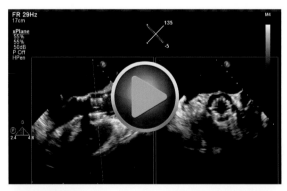

视频 9-2 人工主动脉瓣植入术后,经食管中段 X-plane 切面,左图为左心室长轴切面,右图为主动脉瓣水平短轴切面,显示人工主动脉瓣位置良好,启闭活动未见异常

扫 码 观 看

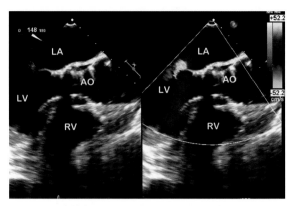

图 9-15 经食管中段左心室长轴切面,二维及彩色多普勒双幅对比图像,显示人工主动脉瓣位置良好,彩色多普勒示轻微主动脉瓣反流。LA:左心房;LV:左心室;AO:主动脉;RV:右心室

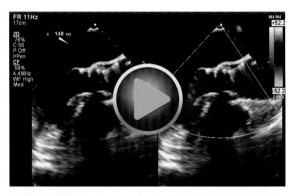

视频 9-3 人工主动脉瓣植入术后,食管中段左心室长轴切面,二维及彩色多普勒双幅对比图像,彩色多普勒示轻微人工主动脉瓣反流,轻中度二尖瓣反流(较植入前减少)

扫 码 观 看

病例二

患者,男性,87 岁,于 10 年前出现活动后胸闷、气促,不伴剧烈胸痛、黑矇及晕厥等症状,到当地医院行冠状动脉造影提示冠状动脉轻度狭窄。3 个月前患者进食后胸闷发作,伴胸部紧缩感,伴大汗、头晕,无晕厥及意识丧失,无气促、气急、恶心、呕吐等症状,至当地医院行心脏超声检查发现主动脉瓣狭窄,予阿司匹林治疗。2 个月前我院心脏超声示:先天性二叶式主动脉瓣畸形伴重度主动脉狭窄(平均跨瓣压差为 61 mmHg,瓣口面积为 0.7 cm²,主动脉瓣环直径为 23 mm,LVEF 69%);冠状动脉造影提示:左主干未见狭窄;左前降支中段分出粗大第二对角支处狭窄 50%,第二对角支开口狭窄 30%;

左回旋支远段细小,管壁不规则,钝缘支未见明显狭窄。右冠状动脉造影见右冠状动脉粗大,未见明显狭窄,左心室后支、后降支未见狭窄。主动脉根部、主动脉弓部及降主动脉造影示左、右锁骨下动脉及髂动脉、股动脉未见明显狭窄及扭曲。患者为行经导管主动脉瓣植入术收入院。

患者取平卧位,常规消毒铺巾,静脉复合麻醉下,穿刺左侧股动脉、股静脉,分别置入 6F 动脉鞘,经静脉在右心室放置临时起搏导管。在 J 形造影导丝引导下将 6F 猪尾巴导管放至右髂动脉行血管造影,后将猪尾巴导管放至右股动脉分叉处至腹股沟韧带之间,在猪尾巴导管标记引导下,以 75°行右股动脉穿刺,后置入 6F 鞘管,预先置入两把 ProGlide 血管缝合器,后退出 6F 鞘管换为 9F 动脉鞘管。经左侧股动脉放置猪尾巴导管至主动脉根部,造影显示主动脉根部解剖。经 9F 鞘管放入加硬导丝至胸主动脉,退出 9F 鞘管,将 18F 鞘管塑型后在加硬导丝引导下缓慢推进至腹主动脉。置入 6F Amplatzer L 造影导管,使用直头导丝进入左心室,后将 Amplatzer L 导管送入左心室(图 9-16,视频 9-4),将 Amplatzer L 导管交换为猪尾巴导管。测量左心室压及主动脉压分别为 193/-2/49 mmHg 及 114/62/86 mmHg。将加硬导丝塑型,并经猪尾巴导管送入左心室。装配好人工主动脉瓣膜支架(29 mm CoreValve 瓣膜)。术中经食管超声心动图显示主动脉呈二叶纵裂式,三维超声心动图估测瓣口面积为 0.7 cm² (图 9-17,视频 9-5)。经加硬导丝送入 25 mm×40 mm 扩张球囊,在右心室起搏(频率 180 次/分)下对主动脉瓣进行扩张 1 次,球囊扩张的同时予主动脉根部造影以判断主动脉瓣环内径大小。经加硬导丝送入装备好瓣膜的导管输送系统(CDS)至主动脉瓣环处,在猪尾巴导管协助定位及主动脉根部造影、经食管超声心动图的指引下逐渐打开瓣膜。过程中反复主动脉造影,显示瓣膜位置良好,释放人工瓣膜。测量跨主动脉、左心室压,分别为 98/45/62 mmHg 和 101/12/45 mmHg。退出 CDS 及加硬导丝。主动脉根部造影及经食管超声心动图显示人工瓣膜位置合适,开合良好,轻度偏多瓣周漏(图 9-18,视频 9-6)。再次送入加硬导丝,经加硬导丝送入 28 mm×40 mm 扩张球

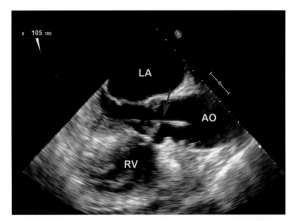

图 9-16　经食管中段左心室长轴切面,二维超声心动图显示导管从主动脉经过狭窄瓣膜口入左心室(红色箭头所示)。LA:左心房;RV:右心室;AO:主动脉

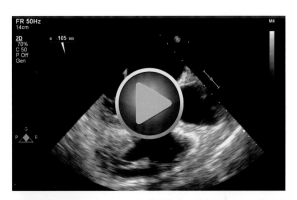

视频 9-4　食管中段左心室长轴切面,二维超声心动图显示导丝从主动脉经过狭窄的主动脉瓣口入左心室

扫码观看

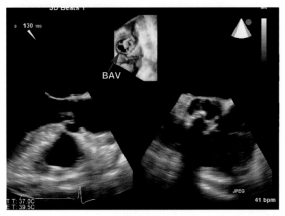

图 9-17　经食管中段大血管短轴切面,经食管三维超声心动图立体显示主动脉瓣呈二叶纵裂式(红色箭头所示)。BAV:二叶式主动脉瓣

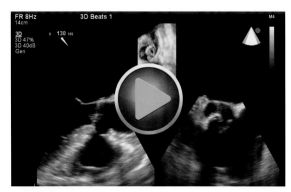

视频 9-5 食管中段大血管短轴切面,经食管三维超声心动图清晰显示主动脉瓣呈二叶纵裂式,瓣膜重度狭窄

扫 码 观 看

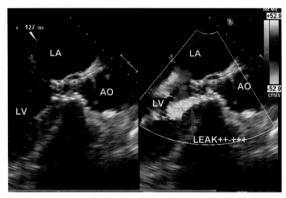

图 9-18 人工主动脉瓣植入术后,经食管中段左心室长轴切面,二维及彩色多普勒双幅对比图像,彩色多普勒示人工主动脉瓣轻中度瓣周漏(红色箭头所示)。LA:左心房;LV:左心室;AO:主动脉;LEAK:瓣周漏

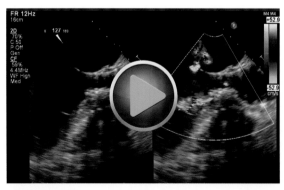

视频 9-6 人工主动脉瓣植入术后,食管中段左心室长轴切面,二维及彩色多普勒双幅对比图像,显示人工主动脉瓣位置良好,彩色多普勒示人工主动脉瓣前缘瓣周轻中度瓣周漏

扫 码 观 看

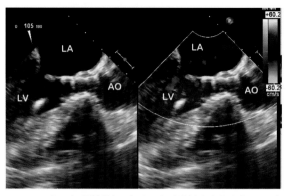

图 9-19 人工主动脉瓣植入术后及主动脉瓣球囊扩张术后,经食管中段左心室长轴切面,二维及彩色多普勒双幅对比图像,彩色多普勒示人工主动脉瓣轻微瓣周漏。LA:左心房;LV:左心室;AO:主动脉

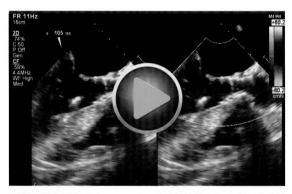

视频 9-7 人工主动脉瓣植入术后,因轻中度瓣周漏而进行人工主动脉瓣球囊扩张术,术后,食管中段左心室长轴切面,二维及彩色多普勒双幅对比图像,彩色多普勒示人工主动脉瓣前缘瓣周极轻微瓣周漏

扫 码 观 看

囊,在右心室起搏(频率 180 次/分)下对人工主动脉瓣进行扩张 1 次。复查主动脉根部造影及经食管超声心动图,显示人工瓣膜位置合适,开合良好,轻微瓣周漏(图 9-19,视频 9-7)。退出 18F 鞘管后右髂动脉造影示右股动脉血管完好。使用两把 ProGlide 血管缝合器缝合血管后。遂加压包扎右股动脉处。使用 6F Angio-Seal 封闭左侧股动脉,留置临时起搏器导管,手术成功。

病例三

患者,女性,81 岁。于 1 个月前无明显诱因感活动后胸闷不适,急步行走时明显,休息后可缓解,在当地医院检查心脏超声发现主动脉瓣狭窄,为进一步诊治于 2016-4-11 到我院门诊复查心脏超声示重度主动脉瓣狭窄伴轻中度主动脉瓣反流(平均主动脉瓣跨瓣压差为 48 mmHg,瓣口面积为 0.5 cm²,主动脉瓣环直径为 20 mm);左心房增大伴轻度二尖瓣反流;继发性左心室壁增厚,左心室收缩功能未见异常(EF 70%)。冠状动脉血管成像示左前降支中段浅表心肌桥,主动脉瓣增厚伴钙化。现为进一步治疗收住我院,行经导管主动脉瓣植入术。

患者取平卧位,常规消毒铺巾,静脉复合麻醉后,穿刺左侧桡动脉监测血压,穿刺左侧锁骨下静脉置入 6F 动脉鞘,置入临时起搏导线至右心室,用微穿刺针分别穿刺左、右侧股动脉,造影提示穿刺点位于股动脉分叉处至腹股沟韧带之间,分别置入 6F 动脉鞘。左侧股动脉鞘内置入 6F 猪尾巴导管送至主动脉窦内,并监测主动脉血压;右股动脉穿刺处预先置入两把 ProGlide 血管缝合器,并扩张皮下软组织,送入 2.6 m 直头交换导丝至胸主动脉,退出 6F 动脉鞘,先后交换置入 11F 动脉鞘及 18F 动脉鞘(ISS18FS),在交换导丝引导下将 18F 鞘管缓慢推进至腹主动脉。使用 6F Amplatzer L1 造影导管将直头超滑导丝进入左心室,沿导丝交换为 6F 猪尾巴导管。测量左心室内压力及主动脉压力分别为 241/9/82 mmHg 及 119/43/68 mmHg。测量 ACT 为 360 s。将 Super Stiff 加硬导丝经猪尾巴导管送入左心室(图 9-20,视频 9-8),选用 VP-18040 球囊于主动脉瓣处扩张 1 次。结合术前 CT 和心脏超声测量的瓣环直径大小,装配好人工主动脉瓣膜支架(TAV24 微创瓣膜),经加硬导丝送入装备好瓣膜的导管输送系统(18FL-S)并送至主动脉瓣环处,在猪尾巴导管协助定位、主动脉根部造影和经食管超声心动图引导下,在右心室快速起搏(170 次/分)协助下,逐渐打开瓣膜支架,支架释放后退出导管输送系统,猪尾巴导管行主动脉根部造影显示:人工瓣膜位置合适,开合良好,轻微反流,冠状动脉开口未受影响;经食管超声心动图提示人工主动脉瓣未完全打开(连续多普勒估测主动脉瓣最大跨瓣压差为 64 mmHg),且伴有轻微至轻度瓣周漏(图 9-21,视频 9-9);复查左心室压和主动脉压,分别为 151/3/59 mmHg、87/32/51 mmHg,选用 VP-20040 球囊于主动脉瓣支架内再次扩张 1 次,扩张后复查左心室压和主动脉压为 124/10/56 mmHg、121/51/78 mmHg,经食管超声心动图显示人工主动脉瓣完全打开,且启闭活动未见异常(图 9-22,视频 9-10),手术成功。

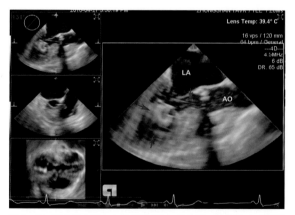

图 9-20　经食管中段左心室长轴切面,经食管三维超声心动图清晰显示超硬导丝从主动脉经过狭窄瓣膜口入左心室,并且在左心室内呈螺旋状(红色箭头所示)。LA:左心房;AO:主动脉

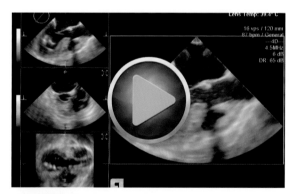

视频 9-8　经食管中段左心室长轴切面,经食管三维超声心动图显示超硬导丝从主动脉经过狭窄瓣膜口入左心室,并在左心室内呈螺旋状

扫 码 观 看

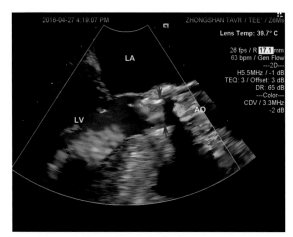

图9-21 人工主动脉瓣植入术后,经食管中段左心室长轴切面,彩色多普勒示收缩期主动脉瓣未完全打开(红色箭头所示)。LA:左心房;LV:左心室;AO:主动脉

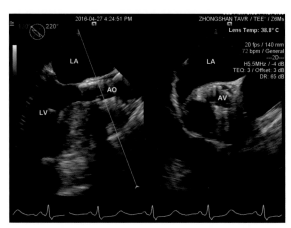

图9-22 经食管中段X-Plane切面,左图为左心室长轴切面,右图为大血管短轴切面,显示人工主动脉瓣完全打开,且启闭活动未见异常。LA:左心房;LV:左心室;AO:主动脉;AV:主动脉瓣

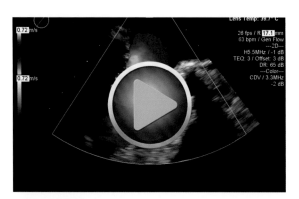

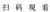

视频9-9 人工主动脉瓣植入术后,经食管中段左心室长轴切面,显示人工主动脉瓣未完全打开,彩色多普勒测及人工主动脉瓣轻微至轻度瓣周漏

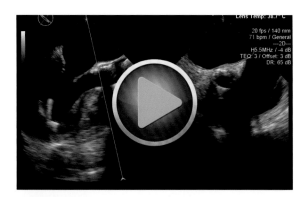

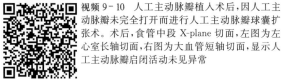

视频9-10 人工主动脉瓣植入术后,因人工主动脉瓣未完全打开而进行人工主动脉瓣球囊扩张术。术后,食管中段X-plane切面,左图为左心室长轴切面,右图为大血管短轴切面,显示人工主动脉瓣启闭活动未见异常

参考文献

[1] Wijesinghe N, Ye J, Rodés-Cabau J, et al. Transcatheter aortic valve implantation in patients with bicuspid aortic valve stenosis [J]. JACC cardiovasc interv, 2010,3(11):1122 – 1125.

[2] Moustafa SE, Mookadam F, Alharthi M, et al. Mitral annular geometry in normal and myxomatous mitral valves: three-dimensional transesophageal echocardiographic quantification [J]. J Heart Valve Dis, 2012,21(3):299 – 310.

[3] Krim SR, Vivo RP, Patel A, et al. Direct assessment of normal mechanical mitral valve orifice area by real-time 3D echocardiography [J]. JACC Cardiovasc Imaging, 2012,5(5):478 – 483.

[4] Ng AC, Delgado V, van der Kley F, et al. Comparison of aortic root dimensions and geometries before and after transcatheter aortic valve implantation by 2- and 3-dimensional transesophageal echocardiography and multislice computed tomography [J]. Cir Cardiovasc imaging, 2010,3(1):94 – 102.

[5] Goldstein SA, Campbell A, Mintz GS, et al. Feasibility of on-line transesophageal echocardiography during balloon mitral valvulotomy: experience with 93 patients [J]. J Heart Valve Dis, 1994,3:136 – 148.

[6] Mazic U, Gavora P, Masura J. The role of transesophageal echocardiography in

[7] Faber L, Seggewiss H, Gleichmann U. Percutaneous transluminal septal myocardial ablation in hypertrophic obstructive cardiomyopathy: results with respect to intraprocedural myocardial contrast echocardiography [J]. Circulation, 1998,98: 2415 – 2421.

[8] Moss RR, Ivens E, Pasupati S, et al. Role of echocardiography in percutaneous aortic valve implantation [J]. J Am Coll Cardiol Img, 2008,1:15 – 24.

[9] Nishimura RA, Otto CM, Bonow RO, et

transcatheter closure of secundum atrial septal defects by the Amplatzer septal occluder [J]. Am Heart J, 2001,142: 482 – 488.

al. 2014 AHA/ACC guideline for the management of patients with valvular heart disease: executive summary: a report of the American College of Cardiology/

American Heart Association Task Force on Practice Guidelines [J]. J Am Coll Cardiol, 2014,63:2438 - 2488.

[10] 葛均波,周达新,潘文志.经导管心脏瓣

膜治疗术[M].上海:上海科学技术出版社,2013.

第十章
超声心动图在经导管二尖瓣夹合术中的应用

第一节　二尖瓣反流概述

一、病因及病理生理

二尖瓣反流是常见的心脏瓣膜病,二尖瓣的瓣叶、瓣环、腱索、乳头肌和左心室壁的缺陷均可导致二尖瓣反流。二尖瓣反流分为原发性(器质性)和继发性(功能性),原发性是由于二尖瓣结构异常所致,而继发性是由于左心室扩张、瓣环扩大、乳头肌移位、收缩功能异常等原因所致。原发性的二尖瓣反流在我国以风湿性最多见,常合并二尖瓣狭窄,其次是二尖瓣脱垂;继发性二尖瓣反流常见于缺血性心脏病或扩张型心肌病。

二尖瓣反流使得左心房负荷和左心室舒张期负荷加重。左心房除接受肺静脉回流的血液外,还接受左心室反流的血液,因此左心房压力的升高可引起肺静脉和肺毛细血管压力的升高,继而扩张和淤血。同时左心室舒张期容量负荷增加,左心室扩大。临床上出现肺淤血和体循环灌注低下等左心衰竭症状,晚期可出现肺高压和全心衰竭。

二、二尖瓣瓣叶分区

二尖瓣由前叶、后叶、腱索、乳头肌、瓣环和左

心室壁组成。两个瓣叶在前外交界和后内交界处相连接,每组有相应的腱索和乳头肌。二尖瓣前叶和后叶可分别分成三个扇区,后叶上天然的两个切迹把后叶分成三部分,从前外交界向后内交界方向,依次为外侧叶 P1、中间叶 P2、内侧叶 P3。前叶与之对应的区域依次为外侧叶 A1、中间叶 A2、内侧叶 A3(图 10-1)。

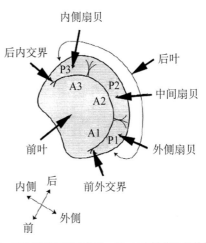

图 10-1　二尖瓣的解剖示意图。A1:二尖瓣前叶的外侧 1/3;A2:二尖瓣前叶的中间 1/3;A3:二尖瓣前叶的内侧 1/3;P1:二尖瓣后叶的外侧叶;P2:二尖瓣后叶的中叶;P3:二尖瓣后叶的内侧叶

三、二尖瓣反流的随访和治疗

无症状、无心功能损害的轻度二尖瓣反流不需常规随访心脏超声；稳定的中度二尖瓣反流每年临床随访，心脏超声每1～2年复查；无症状的重度二尖瓣反流且左心功能正常，应每6个月临床随访一次，心脏超声每年复查；若临床状况出现明显变化、有新发心房颤动、肺动脉压升高、心脏超声与既往比较显著进展、心功能指标接近手术指征时需增加随访频率。

二尖瓣反流预后较差，有症状而未行手术者年死亡率在5%左右，出现严重心力衰竭者5年死亡率达60%。2014年AHA/ACC指南和2012年ESC指南均推荐，对于所有瓣膜病变，对有症状、重度瓣膜功能障碍的患者进行干预。药物主要是对症治疗。手术指征包括：①出现症状；②无症状的重度二尖瓣反流合并左心室功能不全的证据：LVEF为30%～60%，或者左心室收缩期末内径（LVESD）≥40 mm；③无症状且无左心室功能不全证据的重度二尖瓣反流，如伴心房颤动或肺高压（PASP>50 mmHg），则倾向于手术。存在严重的左心室收缩功能障碍的患者（EF<30%），手术风险极高。

外科手术方式包括二尖瓣夹合术和二尖瓣置换术。外科换瓣手术创伤大、风险高，特别是终末期心力衰竭合并功能性二尖瓣反流的患者，大部分无法耐受外科手术，高危或老年患者接受二尖瓣置换术的死亡率高达25%。瓣膜修复术避免了人工瓣血栓栓塞-出血的并发症及感染的风险，更好地维持了瓣膜生理功能和左心室的功能，具有更低的围手术期死亡率和更好的远期预后。在条件允许的情况下，二尖瓣修复是二尖瓣手术的首选式式。

近年来，经导管二尖瓣病变介入治疗进展迅速，2003年基于外科缘对缘缝合手术原理的一种导管装置——MitraClip系统被发明，并应用于临床。2012年5月26日复旦大学附属中山医院完成国内首例经导管二尖瓣夹合术。外科二尖瓣修复术是对二尖瓣前后叶的中间部分进行缘对缘缝合，从而形成了一个双口二尖瓣，减少二尖瓣反流。经导管二尖瓣夹合术（MitraClip术）是在外科缘对缘二尖瓣修复技术的启发下，使用一个特制的二尖瓣夹合器（mitral clip），经股静脉进入，穿刺房间隔进入左心房及左心室，在经食管二维、三维超声心动图及DSA引导下，使用二尖瓣夹合器夹住二尖瓣前后叶的中间部分，人为形成一个双口二尖瓣，缩小瓣口面积，有效减少二尖瓣反流。

四、二尖瓣夹合术的适应证

由于目前夹合器装置只有一种型号，不适合用于瓣环、心室过大者，因此经导管二尖瓣夹合术不适用于所有严重的二尖瓣反流患者，其入选标准如下。

（1）功能性或者器质性中、重度二尖瓣反流。

（2）具有症状，或者有心脏扩大、心房颤动或肺动脉高压等并发症。

（3）左心室收缩期末内径≤55 mm、左心室射血分数（LVEF）>25%，心功能稳定，可以平卧耐受心导管手术。

（4）二尖瓣开放面积>4.0 cm²（避免术后出现二尖瓣狭窄）。

（5）二尖瓣初级腱索不能断裂（次级腱索断裂则不影响）。

（6）前后瓣叶A2、P2处无钙化，无严重瓣中裂。

（7）二尖瓣反流束主要来源于A2、P2之间，而不是其他位置。

（8）瓣膜解剖结构合适：对于功能性二尖瓣反流患者，二尖瓣关闭时，瓣尖接合处长度≥2 mm，瓣尖接合处相对于瓣环深度<11 mm；对于二尖瓣脱垂患者（呈连枷样改变），连枷间隙<10 mm，连枷宽度<15 mm。

（9）瓣膜解剖结构不合适：瓣膜穿孔，瓣膜裂缺，A2、P2处严重钙化，瓣膜狭窄，风湿性瓣膜病。

由此可见，在经导管二尖瓣夹合术前，经胸及经食管超声心动图准确地诊断和筛选患者是非常重要的。目前一系列临床研究评价并肯定了MitraClip介入治疗的有效性和安全性。临床研究显示，经导管二尖瓣夹合术安全性好、可行性高、运用最普遍、手术经验也较丰富，而且无论是对功能性还是器质性的二尖瓣反流，该技术均有效。

第二节　超声心动图在经导管二尖瓣夹合术前的应用

在经导管二尖瓣夹合术前,首先应用经胸超声心动图、经食管超声心动图的适当切面对二尖瓣的结构及二尖瓣反流程度进行准确评估。由于不同的超声切面显示二尖瓣前后叶不同的扇区,因此必须掌握各瓣叶扇区的最佳超声切面,对二尖瓣瓣叶病变范围及反流程度在术前做出正确的判断,避免误诊和漏诊,提高手术的成功率。

一、经胸超声心动图

经胸超声心动图可通过以下切面显示二尖瓣瓣叶各扇区。

1. 胸骨旁左心室长轴切面　显示 A2、P2(图 10 - 2)。

2. 二尖瓣水平短轴切面　显示整个前后叶(图 10 - 2)。

3. 心尖四腔心切面　显示 A2、P2(图 10 - 3)。

4. 心尖长轴切面　显示 A2、P2(图 10 - 3)。

5. 心尖两腔心切面　显示 A1、P3(图 10 - 4)。

6. 心尖二尖瓣交界处长轴切面　显示 P1、A2、P3(图 10 - 4)。

经胸超声心动图通过上述切面评价二尖瓣反流的机制、反流的程度以及反流的部位,并确定瓣膜运动异常的扇区。

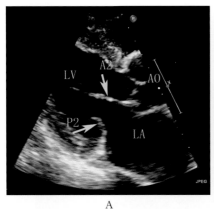
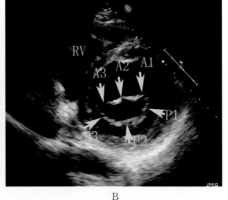

A　　　　　　　　　　　　　　　B

图 10 - 2　A. 胸骨旁长轴切面,显示二尖瓣前叶 A2 处、二尖瓣后叶 P2 处;B. 二尖瓣水平短轴切面,显示二尖瓣前叶 A1、A2、A3,以及二尖瓣后叶 P1、P2、P3。LA:左心房;LV:左心室;AO:主动脉;RV:右心室

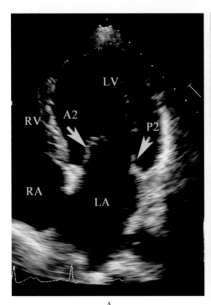
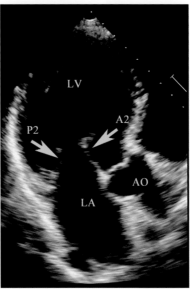

A　　　　　　　　　　　　　　　B

图 10 - 3　A. 心尖四腔心切面,显示二尖瓣前叶 A2 处、二尖瓣后叶 P2 处;B. 心尖长轴切面,显示二尖瓣前叶 A2 处、二尖瓣后叶 P2 处。LA:左心房;LV:左心室;RA:右心房;RV:右心室;AO:主动脉

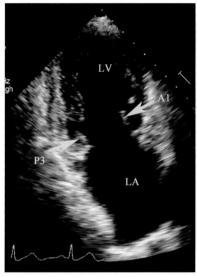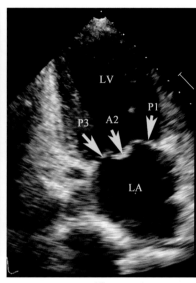

图 10-4　A. 心尖两腔心切面,显示二尖瓣前叶 A1 处、二尖瓣后叶 P3 处;B. 二尖瓣交界处长轴切面,显示二尖瓣后叶 P1、前叶 A2、后叶 P3。LA:左心房;LV:左心室

二、经食管二维、三维超声心动图

经食管二维超声心动图可通过 4 个食管中段切面完整显示二尖瓣(图 10-5)。

1. 食管中段的四腔心切面　显示 A2、A3 和 P1。

2. 食管中段的二尖瓣交界处切面　显示 A2、P1 和 P3。

3. 食道中段的两腔心切面　显示 A1、A2 和 P3。

4. 食管中段的长轴切面　显示 A2 和 P2。

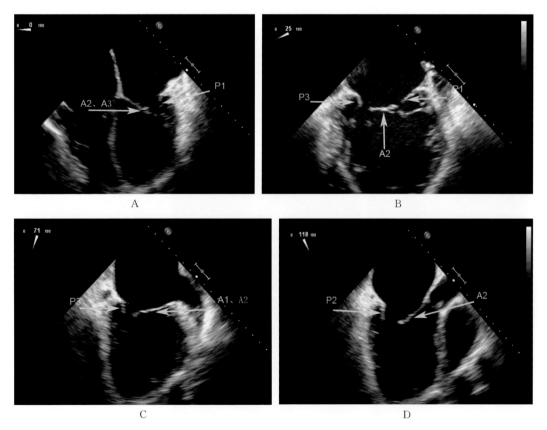

图 10-5　A. 食管中段的四腔心切面,显示 A2、A3 和 P1;B. 食管中段的二尖瓣交界处切面,显示 A2、P1 和 P3;C. 食管中段的两腔心切面,显示 A1、A2 和 P3;D. 食管中段的长轴切面,显示 A2 和 P2

经食管三维超声心动图通过二尖瓣的"三维外科视野"立体显示二尖瓣前后叶(图 10 - 6)。

图 10 - 7 为术前经食管超声心动图诊断二尖瓣后叶 P3 处脱垂并连枷的患者,因此,该患者不适合经导管二尖瓣夹合术,而适合心外科二尖瓣成形术。

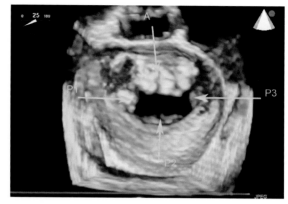

图 10 - 6 经食管三维超声心动图的"外科视野"从左心房向左心室观察二尖瓣,完整显示二尖瓣前后叶(箭头所示)

三、二尖瓣反流程度的定量评估

目前临床上主要采用心脏超声彩色多普勒显像结合二尖瓣反流束的长度、宽度和面积等参数,

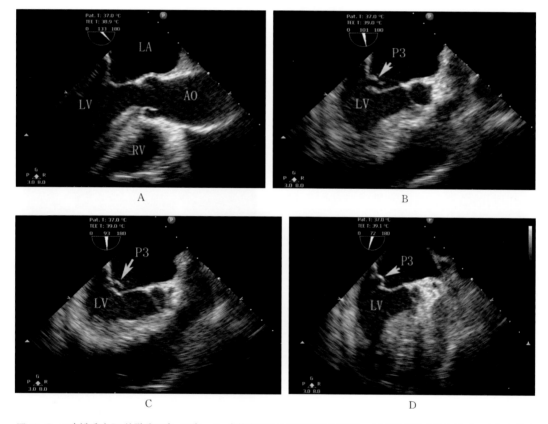

图 10 - 7 二尖瓣后叶 P3 处脱垂(72°~101°)。A. 食管中段左心室长轴切面(133°),二尖瓣前后叶未见脱垂;B. 食管中段左心室长轴切面(101°),显示二尖瓣后叶脱垂(P3 靠近 P2 处);C. 食管中段两腔心切面(93°),显示二尖瓣后叶脱垂并连枷(P3 处);D. 食管中段两腔心切面(72°),显示二尖瓣后叶脱垂(P3 处)。LA:左心房;LV:左心室;RV:右心室;AO:主动脉

以及左心房和左心室的大小等因素对反流程度进行半定量评估。

1. 二尖瓣反流面积和长度 ①轻度反流,反流束面积与左心房面积的比值小于 20%;②中度反流,反流束面积与左心房面积的比值为 21%~40%;③重度反流,反流束面积与左心房面积的比值大于 40%。另外,还可以根据反流束所在的部位对反流量进行估测。一般反流束长度仅局限于二尖瓣口者为轻度反流,反流束长度位于左心房中部者为中度反流,反流束长度到达左心房顶部者为重度反流。

2. 反流口面积 反流口面积是评价二尖瓣反流程度的一个可靠定量指标,可以通过二维、脉冲多普勒超声心动图及 PISA 法测得。

PISA 法是利用彩色多普勒血流成像原理,血流在二尖瓣左心室面向二尖瓣反流口汇聚。当血

流向二尖瓣反流口汇聚时,可形成一系列等速层,其表面面积的形状为半球形。①轻度二尖瓣反流:反流口面积为 0.2~0.3 cm²;②中度二尖瓣反流:反流口面积为 0.3~0.4 cm²;③重度二尖瓣反流:反流口面积大于 0.4 cm²。

3. 反流颈宽度　在胸骨旁左心室长轴切面、心尖四腔心切面直接测量反流束最窄部位宽度,宽度＜0.3 cm 为轻度反流;宽度为 0.3~0.7 cm 为中度反流;宽度＞0.7 cm 为重度反流。

有几种技术因素可能会影响到左心房内反流信号的出现,包括帧频、增益调节及探头频率。调节彩色标尺可以影响到反流束在左心房内的范围。彩色标尺调节到足够大,可以限制外溢影响,保持相对固定的技术因素,减少设备误差。

第三节　超声心动图在经导管二尖瓣夹合术中的应用

在经食管超声心动图实时引导下,二尖瓣夹合器成功传送需要在介入医生与超声医生的精诚合作下完成。经导管二尖瓣夹合术需要一个标准的操作流程,而且所有的操作流程由经食管超声心动图监测和引导。

一、引导房间隔穿刺

房间隔穿刺的监测是经食管超声心动图引导的第一个目标,经食管超声心动图能清晰显示导管在房间隔的位置,并指导介入医生调节房间隔穿刺的位置,目的是为了保证导管的位置向上和向后有利于导管呈弧形,这样容易到达二尖瓣的中央。食管中段的主动脉瓣水平短轴切面(多平面角度约30°至60°,图 10-8)和食管中段上下腔静脉切面(多平面角度 90°至 100°,图 10-9)在房间隔穿刺时可以显示所有的相邻结构,从而避免夹合器与心内膜的接触。食管中段的四腔心切面(多平面角度约0°至 10°,图 10-10)能定量房间隔穿刺平面距二尖瓣瓣环平面的高度(正常范围在 3.5~4 cm)。

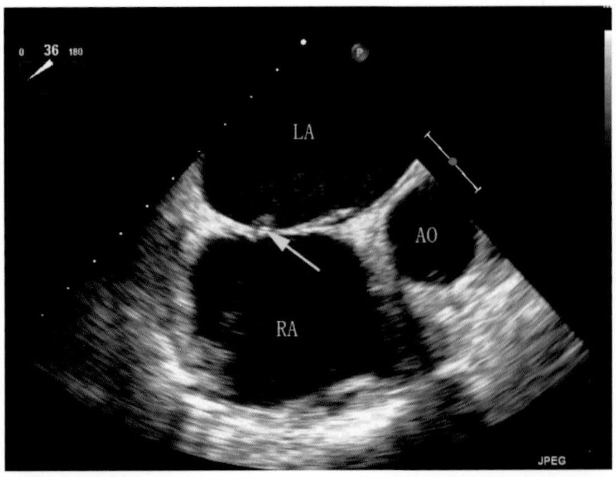

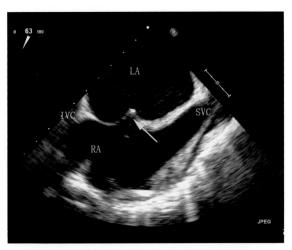

图 10-9　食管中段的上下腔静脉,显示穿刺点位于房间隔中段(箭头所示)。LA:左心房;RA:右心房;SVC:上腔静脉;IVC:下腔静脉

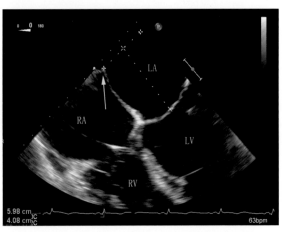

图 10-10　食管中段的四腔心切面,显示房间隔穿刺平面距二尖瓣瓣环平面的高度(箭头所示)。LA:左心房;LV:左心室;RA:右心房;RV:右心室

图 10-8　食管中段的主动脉瓣水平短轴切面,显示穿刺点位于房间隔中段卵圆窝处(箭头所示)。LA:左心房;RA:右心房;AO:主动脉

二、引导导管和夹合器进入左心房

当房间隔穿刺成功后,首先扩大房间隔穿刺点,从而允许传送系统及夹合器朝向二尖瓣反流方向。在超硬导线推进过程中,用食管超声心动图监测有助于避免左心耳及左心房壁的穿破,防止心脏压塞。在大多数操作过程中,显示导管的顶端能避免与后侧、侧面的左心房壁及左心耳接触,然后,传送导管向后转且与二尖瓣的前向血流平行,为了使传送器与二尖瓣前向血流平行,应用经食管实时三维超声心动图从左心房向左心室显示"二尖瓣外科视野",可观察二尖瓣与传送器的关系。也可应用双平面,其中一个切面在内外交界处方向(多平面角度在45°至70°),另一个切面在长轴方向(多平面角度在110°至135°)。

三、指导夹合器在二尖瓣上方定位

夹合器应该置于彩色多普勒显示反流束最大处,这样能分裂二尖瓣反流束,同时与二尖瓣的前向血流平行,一旦传送导管的顶端置于二尖瓣上方,打开夹合器装置的臂,应用经食管实时三维超声心动图的"二尖瓣外科视野"旋转夹合器的臂使其与二尖瓣交界线垂直(图10-11),或者应用二尖瓣内外交界处双心腔切面及左心室长轴切面旋转夹合器的臂使其与二尖瓣交界线垂直(图10-12),且位于两个瓣叶的中间位置。虽然经胃的二尖瓣水平短轴切面在大约1/3的患者中获得是困难的,但是当实时三维超声心动图无效时,可应用经胃的二尖瓣水平短轴切面来显示。

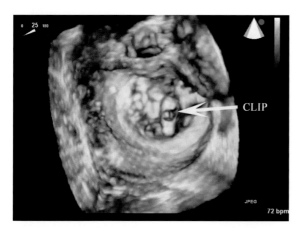

图10-11 经食管实时三维超声心动图显示二尖瓣夹合器位于二尖瓣口中央,并与二尖瓣前后叶垂直(箭头所示)。CLIP:夹合器

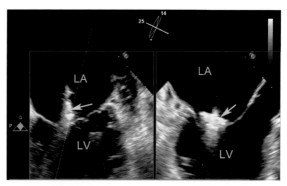

图10-12 经食管双平面(左图为二尖瓣交界处双心腔切面,右图为左心室长轴切面)显示夹合器与二尖瓣前后叶垂直(箭头所示)。LA:左心房;LV:左心室

四、引导夹合器进入左心室

在超声引导下,夹合器在舒张期进入左心室,用三维或多平面超声观察夹合器位置,避免夹合器钩绊腱索或乳头肌。缓慢回撤并调整夹合器位置,使其位于两个瓣叶中间位置,在左心室长轴切面,夹合器的两个臂翼应该全长显示,而在二尖瓣交界处双心腔切面,夹合器的两个臂翼不应被显示。

五、引导夹合器钳夹和释放

进入左心室后,确定夹合器的位置和方向,将打开的夹合器往上提,并且从下面夹住二尖瓣前后叶的A2及P2部分,此时应用经食管实时三维超声心动图和双平面显像确定是否成功夹住二尖瓣前后叶。当其两个臂翼捕获二尖瓣两个瓣尖时旋转夹闭装置,使两个臂翼向中线夹闭并稳定夹住二尖瓣前后瓣尖,当确定二尖瓣前后叶被夹住后,二维及实时三维超声心动图均显示二尖瓣呈双口二尖瓣(图10-13),夹合器的臂被关闭,此时应用经食管超声心动图重新评价二尖瓣反流的程度。如果二尖瓣反流没有减少,夹合器翻卷并退回到左心房,并且重复上述同样的过程,直到二尖瓣反流明显减少,然后二尖瓣夹合器收紧并与二尖瓣传送系统分离,在确认二尖瓣夹合器稳固后,附着于夹合器的缝线被拉出并移除。最后,在肾上腺素注射前及注射后,应用经食管超声心动图再次评价二尖瓣反流的程度和二尖瓣跨瓣压差(二尖瓣跨瓣压差<5 mmHg),如果明确有中重度二尖瓣反流,需要第

二个夹合器置入,同样第二个夹合器应该置于血流汇聚和反流束最大处。而且在第二个夹合器置入后,再次评价二尖瓣跨瓣压差,判断有没有出现急性二尖瓣狭窄(二尖瓣跨瓣压差>5 mmHg)。最后,在低血压患者,应用负荷前及负荷后的血流动力学变化评价二尖瓣反流的程度。

经导管二尖瓣夹合术的成功完成需要心脏超声医生和介入医生的精诚合作。经食管实时三维超声心动图及实时双平面图像克服了以往单平面显像需要在交界处切面和长轴切面之间的转换。同时,实时监测心包腔可以早期探测血流动力学改变前心包积液的进展。

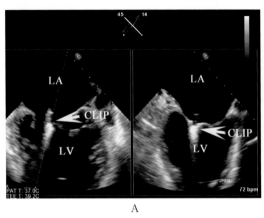
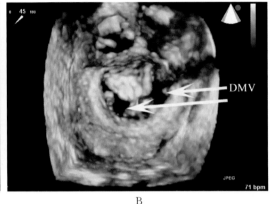

图 10-13　A. 二维超声心动图显示夹合器夹住二尖瓣前后叶的中间位置(箭头所示);B. 实时三维超声心动图显示双口二尖瓣(箭头所示)。LA:左心房;LV:左心室;CLIP:夹合器;DMV:双口二尖瓣

第四节　超声心动图在经导管二尖瓣夹合术后的应用

在经导管二尖瓣夹合术后,患者必须定期进行常规经胸超声心动图检查,随访内容包括:二尖瓣反流程度及跨瓣压差、夹合器位置是否移位或脱落、心腔大小、肺动脉压力、肺静脉血流、残余房间隔缺损大小及分流、左心室射血分数等。如果经胸超声心动图不能明确,则需要进行经食管超声心动图检查。

总之,MitraClip 系统是目前经导管二尖瓣夹合术的首选方法,适合于治疗退行性和功能性二尖瓣反流,临床研究表明它能显著改善症状,减轻左心室重塑,且操作成功率高。实时三维超声心动图能立体直观地显示心脏结构的空间关系,在经导管二尖瓣夹合术中,立体显示 MitraClip 装置与二尖瓣等组织的空间位置关系、指导夹合器定位和释放、减少并发症及缩短操作时间,是经导管二尖瓣夹合术不可缺少的工具。

附：病例解析

患者,男性,51岁,9年余前因受凉感冒至当地医院就诊,查心脏超声示心脏扩大,当时无明显不适主诉,偶有胸闷、心悸、尿量减少等,予以口服"利尿剂、β受体阻滞剂、ARB 类药物",服用期间患者症状改善。3年前患者自觉尿量较前减少明显,偶有头面部及上肢水肿,服药后可好转,但症状仍反复发作。2011 - 6 - 8 心脏超声示：①全心扩大伴左心室壁多壁段收缩活动异常（LVEF 为 36%）；②二尖瓣前后叶瓣尖错位伴重度二尖瓣反流；③重度肺动脉高压（肺总阻力＞10wood 单位）伴中重度三尖瓣反流。在我院予以"地高辛、欣康、托拉塞米、安体舒通、金络、厄贝沙坦"治疗后，症状仍有反复，逐渐出现餐后饱胀感明显，偶有恶心、呕吐，不能从事正常活动。8 个月前患者出现双下肢水肿，夜间胸闷不适，尚可平卧，无明显胸痛、气促、心悸，无咯血及咳粉红色泡沫样痰，伴有餐后饱胀，无恶心、呕吐，服用"托拉塞米 20 mg（qd）、安体舒通 20 mg（qd）、比索洛尔 2.5 mg（qd）"症状未见明显好转，为进一步就诊于 2012 - 5 - 23 收入我院，拟行经导管二尖瓣夹合术。

　　患者平卧于手术台上，常规消毒铺巾，全身静脉复合麻醉成功后，穿刺右股静脉、左股动脉、左股静脉，分别置入 6F 鞘。经左股动脉放置猪尾巴导管于主动脉根部，测得主动脉压力为 77/46/56 mmHg。经食管超声心动图左心室长轴切面显示二尖瓣前叶瓣尖错位（位于 A2、P2 处）伴重度二尖瓣反流（图 10 - 14，视频 10 - 1）。在经食管中段双心房切面及四腔心切面实时引导下（图 10 - 15、图 10 - 16，视频 10 - 2、视频 10 - 3），使用房间隔穿刺鞘管，穿刺房间隔，测得左心房压力为 46/8/20 mmHg。交换鞘管为 24F 输送鞘。装载夹合器于输送系统，经

24F 输送鞘将夹合器送至左心房，打开夹合器两个臂翼，在经食管实时三维超声心动图及实时双平面指引下旋转夹合器，使其与瓣叶交界线垂直，且位于两个瓣叶中间位置（图 10 - 17、图 10 - 18，视频 10 - 4、视频 10 - 5），于心室舒张期将夹合器送至左心室，缓慢回撤并调整夹合器位置，使其位于两个瓣叶中间（图 10 - 19，视频 10 - 6），继续缓慢回撤夹合器，当其两个翼捕获二尖瓣两个瓣尖时旋转夹闭装置，使两个翼向中线夹闭并稳定夹住二尖瓣前后瓣尖（图 10 - 20，视频 10 - 7）。经食管实时三维超声心动图确认夹合器固定良好，并且显示二尖瓣呈双孔（图 10 - 21，视频 10 - 8），彩色多普勒显示二尖瓣反流减少为轻中度（图 10 - 22，视频 10 - 9）。主动脉压力升至 90/68/80 mmHg，肺动脉压力为 38/20/28 mmHg，左心房压力为 22/0/10 mmHg，在观察过程中，左心房压力逐渐下降至 11/0/4 mmHg。释放夹合器。拔除鞘管，使用 Proguide 封闭左股动脉、右股静脉，左股静脉行压迫止血。手术成功。

　　经导管二尖瓣修复术后 3 日，常规超声心动图检查提示：①轻中度二尖瓣反流（视频 10 - 10、视频 10 - 11）；②全心扩大伴左心室壁多壁段收缩活动异常（LVEF 为 36%）；③轻度肺动脉高压伴重度三尖瓣反流。

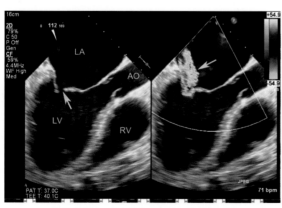

图 10 - 14　食管中段左心室长轴切面显示二尖瓣前叶瓣尖错位（位于 A2、P2 处，箭头所示），彩色多普勒示重度二尖瓣反流（箭头所示）

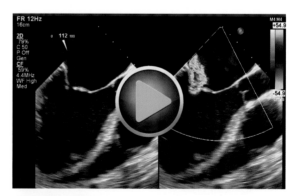

视频 10 - 1　食管中段左心室长轴二维及彩色多普勒对比图像，显示收缩期二尖瓣前后瓣尖关闭错位，彩色多普勒示重度二尖瓣反流

扫 码 观 看

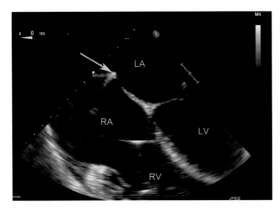

图 10-15 食管中段四腔心切面显示房间隔穿刺鞘管顶在房间隔上（箭头所示）

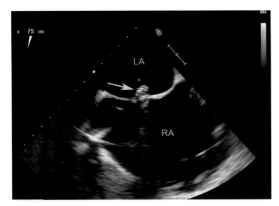

图 10-16 食管中段双心房切面显示房间隔穿刺鞘管已穿过房间隔（箭头所示）

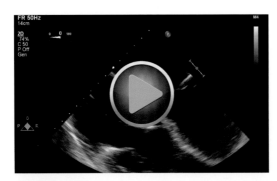

视频 10-2 食管中段四腔心切面，实时显示穿刺鞘管在房间隔中段自右心房穿过房间隔进入左心房

扫 码 观 看

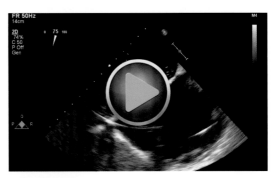

视频 10-3 食管中段双心房切面，显示穿刺鞘管在房间隔中段自右心房穿过房间隔进入左心房

扫码观看

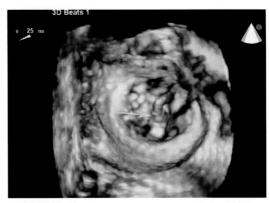

图 10-17 经食管实时三维超声心动图二尖瓣水平短轴切面显示夹合器装置与二尖瓣前后叶交界线垂直（箭头所示）

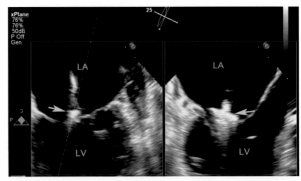

图 10-18 经食管中段两腔心切面（夹合器装置呈一个点，黄色箭头所示）、左心室长轴切面（夹合器装置呈一条线，黄色箭头所示）显示夹合器装置与二尖瓣前后叶交界线垂直，并且位于前后叶中央

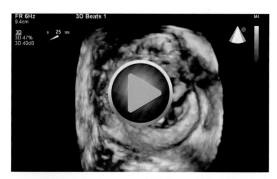

视频 10-4　经食管三维超声心动图,从左心房向左心室观察二尖瓣(外科视角),显示夹合器装置与二尖瓣前后叶交界线垂直

扫 码 观 看

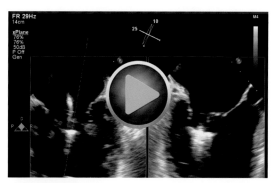

视频 10-6　经食管中段 X-plane 切面,左图为两腔心切面,右图为左心室长轴切面,显示夹合器装置位于左心室,并且仍与二尖瓣前后叶垂直,并位于二尖瓣前后叶中央

扫 码 观 看

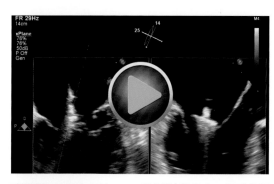

视频 10-5　经食管中段 X-plane 切面,左图为经食管中段两腔心切面,显示夹合器装置位于二尖瓣上方中央呈一个点,右图为左心室长轴切面,显示夹合器装置位于二尖瓣上方中央呈一条线,表明夹合器装置与二尖瓣前后叶交界线垂直,并且位于前后叶中央

扫 码 观 看

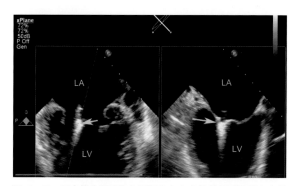

图 10-20　经食管中段两腔心切面及左心室长轴切面显示夹合器装置夹住了二尖瓣前后叶(箭头所示)

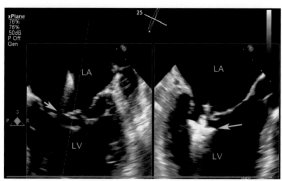

图 10-19　经食管中段两腔心切面及左心室长轴切面显示夹合器装置位于左心室,并且仍与二尖瓣前后叶垂直,并位于二尖瓣前后叶中央(箭头所示)

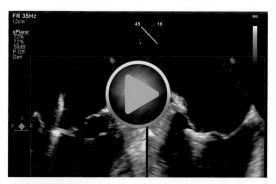

视频 10-7　经食管中段 X-plane 切面,左图为两腔心切面,右图为左心室长轴切面,显示二尖瓣前后叶被钳夹住

扫 码 观 看

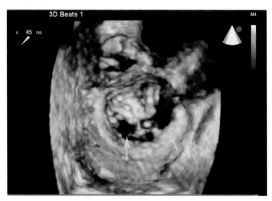

图 10-21 经食管实时三维超声心动图二尖瓣水平短轴切面显示二尖瓣开放呈双口状（箭头所示）

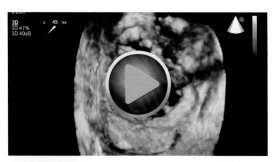

视频 10-8 经食管三维超声心动图,二尖瓣钳夹术后,从左心房向左心室观察（外科视角）,显示二尖瓣开放呈双口状

扫 码 观 看

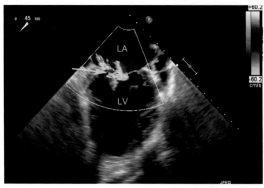

图 10-22 经食管中段两腔心切面,彩色多普勒显示二尖瓣钳夹术后轻度二尖瓣反流（箭头所示）

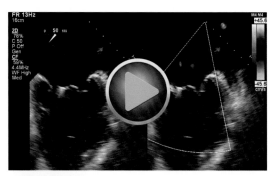

视频 10-9 经食管中段左心室两腔心二维及彩色多普勒对比图像,显示二尖瓣钳夹术后,瓣膜开放呈双口状,彩色多普勒示轻度二尖瓣反流

扫 码 观 看

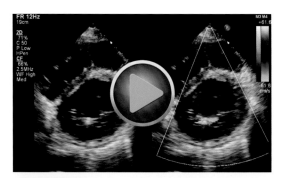

视频 10-10 经食管中段二尖瓣水平短轴二维及彩色多普勒对比图像,显示二尖瓣钳夹术后,瓣口开放呈双口状,彩色多普勒示轻度二尖瓣反流

扫 码 观 看

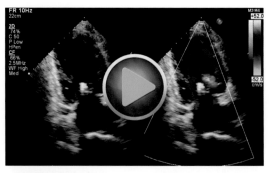

视频 10-11 心尖两腔心二维及彩色多普勒对比图像,显示二尖瓣钳夹术后,瓣膜开放呈双口状,彩色多普勒示轻度二尖瓣反流

扫 码 观 看

参考文献

[1] Maisano F, La Canna G, Colombo A, et al. The evolution from surgery to percutaneous mitral valve interventions: the role of the edge-to-edge technique [J]. J Am Coll Cardiol, 2011,58:2174 - 2182.

[2] Feldman T, Kar S, Rinaldi M, et al. Percutaneous mitral repair with the mitraclip system [J]. J Am Coll Cardiol, 2009,54:686 - 694.

[3] Shanewise JS, Cheung AT, Aronson S, et al. ASE/SCA Guidelines for performing a comprehensive intraoperative multiplane transeophageal echocardiography examination [J]. J Am Soc Echocardiogr, 1999,12:884 - 990.

[4] Silvestry FE, Rodriguez LL, Herrmann HC, et al. Echocardiographic guidance and assessment of percutaneous repair for mitral regurgitation with the Evalve MitraClip: lessons learned from EVEREST I [J]. J Am Soc Echocardiogr, 2007,20:1131 - 1140.

[5] Faletra F, Grimaldi A, Pasotti E, et al. Real-time 3-dimensional transesophageal echocardiography during double percutaneous mitral edge-to-edge procedure [J]. J Am Coll Cardiol Img, 2009, 2: 1031 - 1033.

[6] Lang RM, Badano LP, Tsang W, et al. EAE/ASE recommendations for image acquisition and display using three-dimensional echocardiography [J]. Eur Heart J Cardiovasc Imaging, 2012, 13: 1 - 46.

[7] Wunderlich NC, Siegel RJ. Peri-interventional echo assessment for the MitraClip procedure [J]. Eur Heart J Cardiovasc Imaging, 2013,14(10):935 - 949.

[8] Wallenborn J, Herrmann S, Hansen M, et al. Systematic echocardiographic evaluation of mitral valve regurgitation for transcatheter edge-to-edge repair [J]. Echocardiography, 2016,33(7):1069 - 1079.

[9] Kreidel F, Frerker C, Schlüter M, et al. Repeat MitraClip therapy for significant recurrent mitral regurgitation in high surgical risk patients: impact of loss of leaflet insertion [J]. JACC Cardiovasc Interv, 2015,8(11):1480 - 1489.

[10] Candreva A, Maisano F, Taramasso M. MitraClip and transcatheter aortic valve implantation (TAVI): state of the art 2015 [J]. Curr Heart Fail Rep, 2015, 12(6):379 - 388.

第十一章
超声心动图在经导管肺动脉瓣植入术中的应用

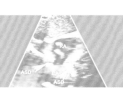

第一节　概　　述

一、肺动脉瓣反流及病理生理

随着医疗水平的不断进展，先天性心脏病术后存活率也不断提高，术后远期的生活质量和并发症也备受重视。以往在常见的先天性心脏病[如法洛四联征(TOF)和肺动脉闭锁]手术中，30%需要植入人工或生物带瓣管道来重建右心室流出道，人工管道植入后平均10年后因瓣膜钙化、变形和血栓等原因导致管道及瓣膜狭窄和(或)关闭不全，引起临床症状恶化而需要再次手术。行右心室流出道(RVOT)跨瓣补片术时，有些患者甚至切除肺动脉瓣，导致明显的肺动脉瓣反流(PR)。单纯性PR早期耐受性较好。对于先天性肺动脉畸形引起PR者，20年内只有6%患者出现症状，40年内49%患者出现症状。但慢性PR可导致右心负荷增加、右心扩大，继而引起右心衰竭、心律失常甚至是猝死，同时由于扩大的右心挤压左心室导致左心功能不全，进一步恶化患者的临床状态。部分年轻患者一生需经历多次人工瓣膜置换手术，这必然导致手术的并发症和死亡率上升。近年来，经导管肺动脉瓣植入术因其手术创伤小、风险低、患者容易接受等

特点为这类患者提供了一种新的治疗方法，而超声心动图在经导管肺动脉瓣植入术的术前筛选、术中监测和引导及术后评价方面起着很重要的作用。

二、经导管肺动脉瓣植入术的适应证

(1) 右心室流出道病变植入人工管道后发生肺动脉瓣中重度反流的患者(≥15岁，合并或不合并肺动脉瓣狭窄或RVOT管道狭窄)。

(2) 有症状，包括运动耐量下降、右心衰竭症状及相关的心律失常导致的症状。

(3) RVOT-肺动脉主干解剖学上合适，直径在16~22 mm(随着瓣膜支架的改进，该标准在不断变化)。

(4) 无症状但有以下一种以上情况者：①三尖瓣中度以上反流。②右心室舒张期末容积指数＞150 ml/m²；右心室收缩期末容积指数＞70 ml/m²；③右心室射血分数＜45%；④QRS波宽度＞180 ms；RVOT瘤样扩张；⑤右心扩大有关的心律失常(室性心动过速、频发室性期前收缩、心房扑动或心房颤动)。

(5) 临床上符合外科手术标准，但因进行外科

手术风险太大或不愿进行外科手术的患者。

三、经导管肺动脉瓣植入术的器械

目前比较成熟的系统有两种：Medtronic 公司的 Melody 瓣膜系统和 Edwards 公司的 Sapien 瓣膜，均属于球囊扩张介入瓣膜。但国内 85% 以上的 TOF 患者接受了采用跨瓣补片的 RVOT 扩大术，

肺动脉瓣环内径远远大于 22 mm，故上述两种国外瓣膜支架基本不适合我国患者。杭州启明公司已研发出适合我国患者的 Venus－P 瓣膜支架。在 2013 年东方心脏病学会议期间，葛均波教授使用该瓣膜支架已成功为 2 例 TOF 术后合并重度 PR 且 RVOT 扩大的患者实施了经导管肺动脉瓣植入术。

第二节　超声心动图在经导管肺动脉瓣植入术前的作用

在经导管肺动脉瓣植入术前，超声心动图需要准确定量心腔大小、三尖瓣瓣环直径、肺动脉主干及其分支的内径，以筛选合适的患者，帮助选择正确的人工瓣尺寸。超声测量的具体参数和方法如下。

1. M 型超声心动图　评价左心室舒张期末内径(LVED)、左心室收缩期末内径(LVES)。

2. 二维超声心动图　根据改良 Simpson 方法估测左心室射血分数(LVEF)。

3. 瓣环收缩期位移　三尖瓣瓣环平面收缩位移(TAPSE)、二尖瓣瓣环平面收缩位移(MAPSE)。

4. 二维超声心动图　根据心尖四腔心切面舒张期末测量右心室上下径、左右径(图 11-1)。在基底段左右径大于 42 mm，在中间段左右径大于

35 mm，上下径大于 86 mm，表明右心室增大。

5. 心尖四腔心切面　收缩期末估测右心房上下径、左右径(图 11-2)。右心房上下径大于 53 mm，左右径大于 43 mm，表明右心房增大。

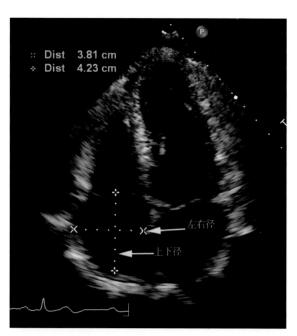

图 11-2　心尖四腔心切面显示左心房、左心室、右心房、右心室，并在右心室收缩期末估测右心房上下径及左右径

6. 心尖四腔心切面　舒张期末测量三尖瓣瓣环直径；彩色多普勒显示三尖瓣反流程度；连续多普勒估测三尖瓣反流的最大压差。

7. 胸骨旁肺动脉长轴切面　舒张期末测量右心室流出道内径(图 11-3)：①距肺动脉瓣下 1 cm 处右心室流出道内径；②距肺动脉瓣下 2 cm 处右心室流出道内径。

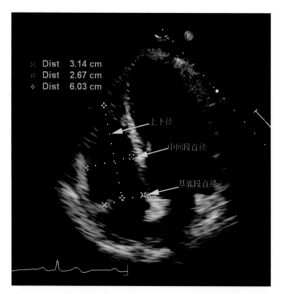

图 11-1　心尖四腔心切面显示左心房、左心室、右心房、右心室，并在右心室舒张期末测量右心室上下径及左右径

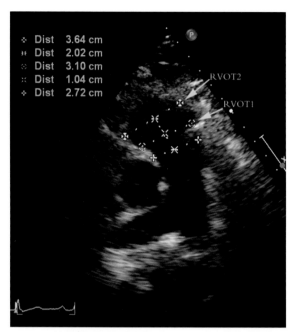

图 11-3　胸骨旁肺动脉长轴切面显示右心室流出道、肺动脉总干及左右肺动脉近端，并于舒张期末估测距肺动脉瓣下 1 cm 处（RVOT1）、2 cm 处直径（RVOT2）

8. 胸骨旁肺动脉长轴切面　收缩期早期测量肺动脉瓣环直径、肺动脉瓣最大流速、肺动脉瓣最大压差（PG$_{max}$）、肺动脉瓣平均压差（PG$_{mean}$）（图 11-4）。

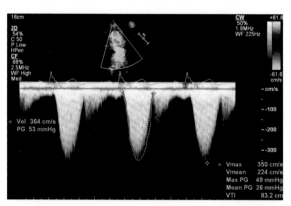

图 11-4　胸骨旁长轴切面，连续多普勒记录收缩期肺动脉瓣血流图，并测量肺动脉瓣最大流速、肺动脉瓣最大压差、肺动脉瓣平均压差

9. 胸骨旁肺动脉长轴切面　收缩期早期测量肺动脉总干直径（图 11-5）：①肺动脉窦部直径；②肺动脉中端直径；③肺动脉远端直径；④肺动脉总干长度。

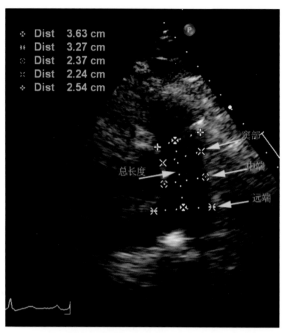

图 11-5　胸骨旁肺动脉长轴切面显示右心室流出道、肺动脉总干及左右肺动脉近端，并于收缩期早期测量肺动脉总干窦部、中端、远端直径及肺动脉总干长度（箭头所示）

10. 胸骨旁肺动脉长轴切面　收缩期早期测量左、右肺动脉直径（图 11-6）：①左、右肺动脉近端直径；②左、右肺动脉中端直径；③左、右肺动脉远端直径。

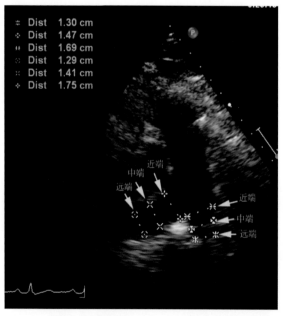

图 11-6　胸骨旁肺动脉长轴切面显示右心室流出道、肺动脉总干及左右肺动脉近端，并于收缩早期估测左肺动脉和右肺动脉近端、中端、远端直径

第三节　超声心动图在经导管肺动脉瓣植入术中的作用

在经导管肺动脉瓣植入术中,经胸和经食管超声心动图能够清晰显示肺动脉总干及其左右分支,定量肺动脉瓣反流程度,指导人工生物瓣植入的位置,并评价瓣膜的启闭活动及人工生物瓣与周围结构的关系。由于肺动脉和肺动脉瓣在胸腔前方,位于经食管超声心动图的远场,有时超声图像不够满意。而心腔内超声心动图的探头位于右心腔,可以更加清晰地显示肺动脉、肺动脉瓣和人工生物瓣,能在经导管肺动脉瓣植入术中发挥其独特的作用,是经胸和经食管超声心动图的有益补充。

一、经胸超声心动图

在经导管肺动脉瓣植入术中,能清晰显示肺动脉总干及左右肺动脉,彩色多普勒及脉冲多普勒能显示肺动脉瓣反流的程度(图11-7)。植入术后即刻,经食管二维、三维超声心动图能清晰显示人工生物瓣植入的位置、瓣膜的启闭活动以及人工生物瓣与周围结构的关系,彩色多普勒及脉冲多普勒能显示肺动脉瓣反流程度的变化(图11-8)。

二、经食管二维、三维超声心动图

在经导管肺动脉瓣植入术中,能清晰显示肺动脉总干及左右肺动脉,彩色多普勒及脉冲多普勒能显示肺动脉瓣反流的程度(图11-9)。植入术后即刻,经食管二维、三维超声心动图能清晰显示人工生物瓣植入的位置、瓣膜的启闭活动以及人工生物瓣与周围结构的关系,彩色多普勒及脉冲多普勒能显示肺动脉瓣反流的程度(图11-10)。

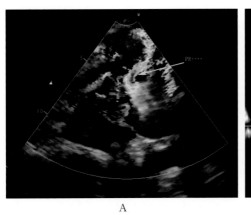
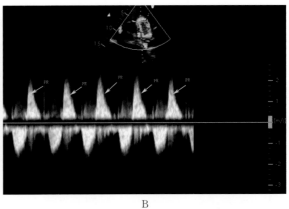

图 11-7　A. 胸骨旁肺动脉长轴切面,彩色多普勒示重度肺动脉瓣反流(箭头所示);B. 脉冲多普勒显示舒张期重度肺动脉瓣反流(箭头所示)

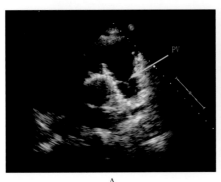
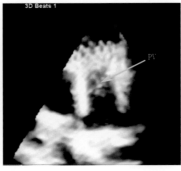
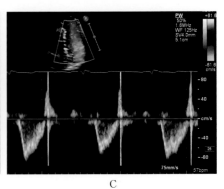

图 11-8　A. 胸骨旁肺动脉长轴切面,二维超声心动图显示肺动脉瓣关闭良好(箭头所示);B. 胸骨旁肺动脉长轴切面,三维超声心动图显示肺动脉瓣关闭良好(箭头所示);C. 脉冲多普勒未测及舒张期肺动脉瓣反流

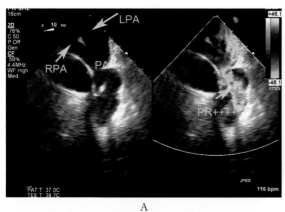

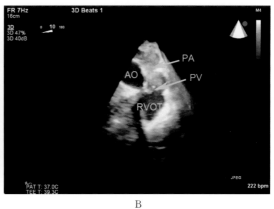

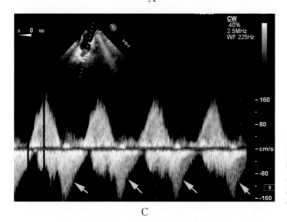

图 11-9　A. 经食管中段肺动脉长轴切面，经食管二维超声心动图清晰显示肺动脉总干及左右肺动脉，彩色多普勒显示重度肺动脉瓣反流；B. 经食管三维超声心动图立体显示右心室流出道、肺动脉瓣、肺动脉总干及左右肺动脉；C. 脉冲多普勒显示舒张期重度肺动脉瓣反流

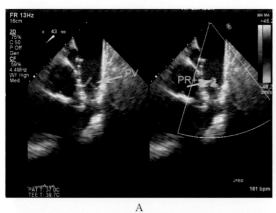

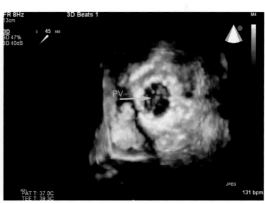

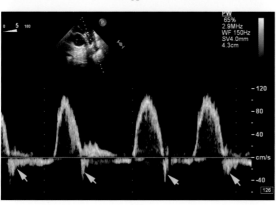

图 11-10　A. 经食管中段肺动脉长轴切面，经食管二维超声心动图清晰显示人工生物瓣的位置，彩色多普勒显示轻微肺动脉瓣反流；B. 经食管三维超声心动图立体显示人工生物瓣的三个瓣膜及启闭活动；C. 脉冲多普勒显示舒张期早期轻微肺动脉瓣反流

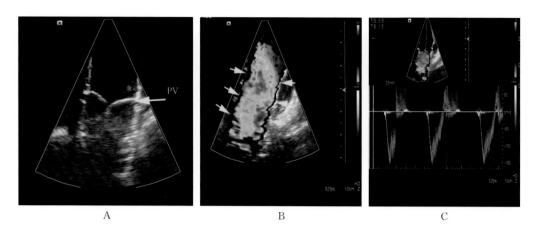

图 11 - 11　A. 心腔内超声心动图显示人工生物瓣支架固定,肺动脉瓣关闭良好(箭头所示);B. 肺动脉开放不受限(箭头所示);C. 脉冲多普勒显示肺动脉瓣血流图正常

三、心腔内超声心动图

在经导管肺动脉瓣植入术中,能清晰显示人工生物瓣植入的位置、瓣膜的启闭活动及人工生物瓣与周围结构的关系,彩色多普勒及脉冲多普勒能显示人工瓣膜反流的情况(图 11 - 11),同时观察左心室壁收缩活动及其他瓣膜的形态活动及反流情况。

在术中,超声心动图还能实时监测并发症,如瓣周漏、心包积液、新出现的室壁运动异常等。

第四节　超声心动图在经导管肺动脉瓣植入术后的作用

在经导管肺动脉瓣植入术后,超声心动图的作用是随访人工生物瓣、左右心室及其他瓣膜的功能,包括观察人工生物瓣支架的固定情况,定量人工生物瓣跨瓣压差及反流的部位、程度。根据 Simpson 的方法估测左心室心功能,根据三尖瓣瓣环平面收缩位移及三尖瓣瓣环 S 波的峰值评价右心室收缩功能,同时评价主动脉瓣及二尖瓣的形态活动及反流程度。

由上述可见,在经导管肺动脉瓣植入术的术前、术中和术后,经胸、经食管和心腔内超声心动图能够各司其职,准确地评价肺动脉、肺动脉瓣及其反流程度,引导与监测人工瓣的定位和释放,评价手术即刻效果和并发症,并进行术后定期随访。

附：病例解析

患者,女性,39 岁,25 年前因"法洛四联征"于我院行外科治疗,术后无明显不适。2013 年 6 月出现活动后胸闷、心慌,偶伴气急、头晕,休息后可缓解,1 个月发作 4 次。我院经胸超声心动图显示:先天性心脏病;法洛四联征术后;补片下缘室水平残余分流;右心房(上下径×左右径:69 mm×66 mm)及右心室(上下径×左右径:80 mm×58 mm)增大,伴轻中度三尖瓣反流;轻度二尖瓣反流;重度肺动脉瓣反流。由于患者症状明显,且不能耐受再次外科手术,故分别在我院于 2013 年 7 月 3 日先行室间隔缺损残余漏封堵术,2013 年 10 月 18 日行经皮导管肺动脉瓣置换(percutaneous pulmonary valve replacement，PPVR）术。

手术经过：患者平卧，常规消毒铺巾，全身麻醉后，放置 X7-2 探头（频率 2～7 MHz）。术前经食管二维、三维超声心动图显示：肺动脉瓣短小（视频11-1），肺动脉瓣环及肺动脉总干近端、中端、远端内径分别为 25 mm、27 mm、24 mm、30 mm，肺动脉总干长度为 46 mm；二维、三维彩色多普勒及连续多普勒显示重度肺动脉瓣反流（图 11-12，视频11-2、视频 11-3）；右心房、右心室增大，伴轻中度三尖瓣反流；轻度二尖瓣反流。

穿刺左股动脉、左股静脉，分别置入 6F 动脉鞘，穿刺右股静脉，预先放入 ProGlide 血管缝合装置，置入 8F 鞘管。送入 6F 多功能导管，测量左右肺动脉、主肺动脉、右心室流出道、右心室中部、右心室心尖部压力（分别为 20/5/10 mmHg、20/6/1 mmHg、19/5/10 mmHg、22/0/10 mmHg、26/−1/11 mmHg、24/2/12 mmHg）。送入 5F 黄金标导管，在正位和右斜位 20°加头位 40°分别进行肺动脉干造影，观察右心室流出道、肺动脉干、分支走行及肺动脉瓣反流情况，为重度肺动脉瓣反流，与超声心动图显示一致。将超硬导丝导入左肺动脉远端，送入 Amplatzer 测量球囊至右心室流出道-肺动脉干处。从左股动脉送入 Pigtail 导管，测量主动脉压力为 83/51/62 mmHg，在球囊完全打开的同时行选择性冠状动脉造影，造影显示左、右冠状动脉均远离肺动脉瓣处。

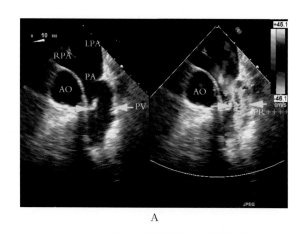

A

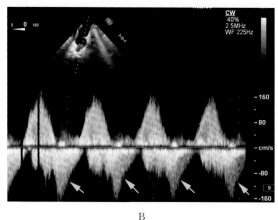

B

图 11-12　A. 左图为经食管三维超声心动图显示肺动脉瓣短小，关闭时见较大缝隙（箭头），右图为彩色多普勒显示重度肺动脉瓣反流（箭头）；B. 连续多普勒显示舒张期重度肺动脉瓣反流（箭头）

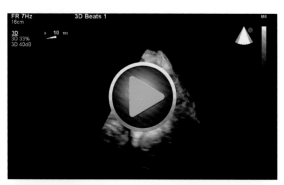

扫 码 观 看

视频 11-1　经食管中段肺动脉长轴切面，经食管三维超声心动图立体显示肺动脉瓣增厚、短小，开放不受限，关闭时见较大缝隙

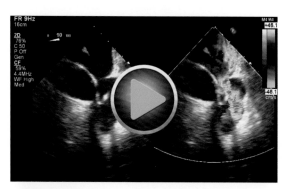

扫 码 观 看

视频 11-2　经食管中段肺动脉长轴切面，二维及彩色多普勒双幅对比图像。二维超声心动图显示肺动脉瓣增厚、短小，开放不受限，关闭时见较大缝隙；彩色多普勒示重度肺动脉瓣反流

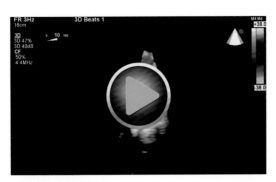

视频 11-3　经食管中段肺动脉长轴切面，经食管三维彩色多普勒立体显示重度肺动脉瓣反流

扫　码　观　看

从右股静脉送入 Pigtail 导管至肺动脉干处，适度扩张测量球囊，使其恰好封堵右心室流出道，测

量球囊内径为 26 mm，退出 8F 鞘管，经加硬导丝送入 21F 输送鞘，选择 26 mm Venus-P 肺动脉瓣膜，放入冰盐水中并将之装配于 21F 导管输送系统，经加硬导丝将装配好瓣膜的 21F 导管输送系统送至右心室流出道-肺动脉干处，在经食管二维、三维超声心动图及肺动脉干造影的引导下逐渐打开瓣膜，退出输送系统，送入右心导管测量肺动脉干压力、右心室压力，分别为 29/10/17 mmHg、25/4/13 mmHg，复查肺动脉主干造影及经食管二维、三维超声心动图检查，显示人工生物瓣膜位置合适，启闭良好，彩色多普勒及脉冲多普勒示轻微肺动脉瓣反流（图 11-13，视频 11-4、视频 11-5），未见瓣周漏及心包积液。退出 21F 鞘管，缝合右股静脉穿刺点，使用 6F Angio-Seal 封闭左股动脉，左股静脉压迫止血，手术成功。

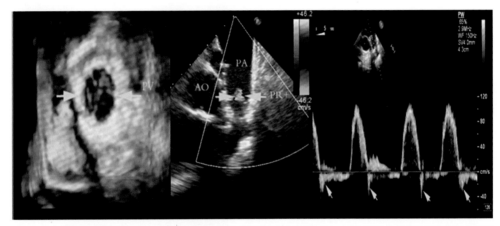

图 11-13　左图. 经食管三维超声心动图显示人工生物动脉瓣启闭良好（箭头）；中图. 彩色多普勒显示轻微肺动脉瓣反流（箭头）；右图. 脉冲多普勒显示舒张早期轻微肺动脉瓣反流（箭头所示）

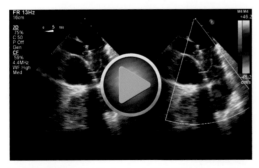

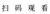

视频 11-4　人工肺动脉瓣植入术后，经食管中段肺动脉长轴切面，二维及彩色多普勒双幅对比图像。二维超声心动图显示人工肺动脉瓣位置固定，启闭活动未见异常；彩色多普勒未测及人工肺动脉瓣反流及瓣周漏

扫　码　观　看

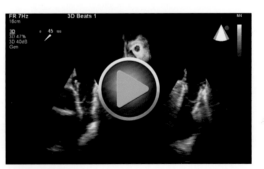

视频 11-5　人工肺动脉瓣植入术后，肺动脉瓣短轴切面，经食管三维超声心动图立体显示人工肺动脉瓣位置良好，启闭活动未见异常

扫　码　观　看

术后 3 日,经胸超声心动图显示:PPVR 术后,①极轻微人工肺动脉瓣反流;②右心房(上下径×左右径:68 mm×62 mm)、右心室(上下径×左右径:69 mm×46 mm)较术前缩小,伴轻中度三尖瓣反流;③轻微至轻度二尖瓣反流。

参考文献

[1] Bouzas B, Kilner PJ, Gatzoulis MA. Pulmonary regurgitation: not a benign lesion [J]. Eur Heart J, 2005,26(5): 433 - 439.

[2] Discgil B, Dearani JA, Puga FJ, et al. Late pulmonary valve replacement after repair of tetralogy of Fallot [J]. J Thorac Cardiovasc Surg, 2001,121:344 - 351.

[3] Champsaur G, Robin J, Curtil A, et al. Long-term clinical and hemodynamic evaluation of porcine valved conduits implanted from the right ventricle to the pulmonary artery [J]. J Thorac Cardiovasc Surg, 1998,116:793 - 804.

[4] 潘翠珍,周达新,舒先红,等. 经食管超声心动图在经皮肺动脉瓣置入术中的应用——附 1 例病例报道[J]. 中国医学前沿杂志(电子版),2014,6(2):110 - 112.

[5] Chaturvedi RR, Redington AN. Pulmonary regurgitation in congenital heart disease [J]. Heart, 2007,93:880 - 889.

第十二章
超声心动图在经导管主动脉瓣
球囊成形术中的应用

第一节　主动脉瓣球囊成形术概述

外科瓣膜置换手术是公认的主动脉瓣狭窄（相关知识见第九章）的有效治疗方法,但仍有很多患者因机体极度衰弱、手术风险极高或因合并其他重要脏器疾病而失去了瓣膜置换的机会。1984年,Lababidi等首先报道了应用经皮主动脉瓣球囊成形术治疗先天性主动脉瓣狭窄获得成功。1985年,Cribier等首先开展了经皮主动脉瓣狭窄（获得性）球囊扩张成形术,在这一治疗技术开展的早期,一度认为主动脉瓣球囊成形术可以代替高龄或手术高风险的主动脉瓣狭窄患者的瓣膜置换手术。在20世纪80年代后期,人们逐渐认识到这一技术的不足之处,包括较高的手术并发症、获得的瓣膜扩张的效果难以持久有效,而且并未从根本上改善患者的长期生存状况,这一技术逐渐缩小其适用范围,仅仅用来作为严重心力衰竭或心源性休克的极高危主动脉瓣狭窄患者的姑息治疗手段,并常常作为桥接治疗手段以使患者过渡到最终进行瓣膜置换手术。近十几年来得益于技术的飞速发展,包括导管尺寸进一步减小、快速起搏技术的应用、血管闭合止血装置的出现,以及更重要的自2002年以来经导管主动脉瓣植入术的逐渐兴起,使得主动脉瓣球囊成形术（balloon aortic valvuloplasty,BAV）又掀起一股发展的热潮。

与二尖瓣球囊扩张成形术及肺动脉瓣球囊扩张术基本相似,目前采用多种类型的单球囊或双球囊导管。经皮穿刺股动脉插管,操纵球囊导管使其经股动脉、腹主动脉、胸主动脉、主动脉弓、升主动脉、主动脉根部、主动脉瓣口、左心室,将球囊中部置于主动脉瓣处,在起搏器快速心室起搏下加压充盈球囊,扩张主动脉瓣口。经X线和超声心动图检查扩张结果和血流动力学变化,必要时可重复扩张直至结果满意,术毕撤除球囊导管,封闭穿刺点。如患者股动脉血管穿刺及鞘管置入条件不佳,另有多种手术路径可以备选,经颈动脉路径同样为经主动脉逆行路径,也可以选择经股静脉及右心房,穿刺房间隔经二尖瓣进入左心室,并顺行通过主动脉瓣的手术路径,还可以选择经心尖穿刺的手术路径。

主动脉瓣球囊成形术的治疗目标:术后主动脉瓣平均跨瓣压差<20 mmHg;主动脉瓣口面积增加80%～100%;不出现中度以上的主动脉瓣反流。

一、适应证与禁忌证

1. 适应证　先天性或获得性重度主动脉瓣狭窄患者存在以下情况,可以选择主动脉瓣球囊成形术。

(1) 作为血流动力学不稳定或高手术风险的主动脉瓣狭窄患者的桥接治疗手段,以争取最终进行外科瓣膜置换术(SAVR)或经导管主动脉瓣置换术(TAVR)。

(2) 有症状的重度主动脉瓣狭窄患者需要进行急诊重大非心脏手术。

(3) 无外科瓣膜置换手术条件或无法选择TAVR治疗的患者,需要姑息治疗改善症状。

(4) 一些暂时难以决定手术方式选择的情形下,如认知功能障碍、并发肺部疾病、左心室功能低下、低跨瓣压力阶差等。

2. 禁忌证　伴中度以上关闭不全的主动脉瓣狭窄、严重左心功能衰竭、不可控制的室性心律失常。

二、并发症

主要并发症为主动脉瓣关闭不全,发生率约为50%,其次为卒中、猝死、主动脉瓣环破裂、心肌梗死、严重缓慢心律失常需要起搏器植入等。

第二节　超声心动图在主动脉瓣球囊成形术围手术期的应用

主动脉瓣球囊成形术是通过高张力的球囊扩张撕裂融合的主动脉瓣叶交界,从而达到增加瓣口面积的目的。在这个瓣环组织扩张的过程中,会出现很多严重的并发症。在术前适应指征病例的筛选及病变程度的评估、术中实时的严密监测、术后疗效评价和预后评估及随访中,常规经胸超声心动图(TTE)和经食管二维(2D‐TEE)、实时三维(3D‐TEE)超声心动图都扮演着不可替代的重要角色。全身麻醉情况下的术中实时监测大多依靠经食管超声心动图来完成,镇静催眠条件下的手术多通过经胸超声心动图来完成实时监测工作。

一、术前应用

超声心动图在术前能够明确主动脉瓣狭窄类型及程度、瓣环钙化程度及分布,测量瓣环大小并了解心功能和瓣膜反流。如伴有中度以上主动脉瓣关闭不全、严重钙化、心功能不全则不宜行瓣膜球囊扩张术。在手术室内经食管二维、三维超声心动图的应用可以在球囊导管进入前提供更加清晰的影像和更加丰富的信息以利于手术操作前的评估。超声心动图获取的准确瓣膜解剖信息有利于扩张球囊类型和尺寸的选取。主动脉瓣环的大小可以由经胸超声心动图在胸骨旁长轴切面进行评估,但毫无疑问,透声条件更好的经食管二维超声心动图可以提供更精确的瓣环测量数据。通过在收缩期早期测量相对的无冠瓣和右冠瓣根部插入点的距离可以明确瓣环的前后径大小。对瓣环测量影响最大的因素就是钙化的存在,瓣膜钙化的声影会影响识别图像后方的右冠瓣叶的准确插入点,在这种情况下,可以通过细微调节食管探头的深浅,使钙化的声影略低于或高于右冠瓣叶的插入点,以利于测量点的选取。由于主动脉瓣环多为椭圆形态,最佳评估应该包括短轴切面横向直径的测量,目前最好的措施是使用二维同步双平面(X‐plane模式)图像或经食管三维超声成像技术来解决(图 12‐1,图 12‐2)。尽管三维超声心动图的图像分辨率仍远不及二维成像,但三维的图像可以呈现整体的瓣环影像,利于观察瓣环的形态(圆形或椭圆形),并通过确保短轴切面与长轴切面的垂直优化了瓣环的测量。另外,三维超声还可以提供瓣环周长和面积的准确信息。

二、术中应用

经食管二维、三维超声心动图可以连续、实时监控球囊导管的位置,直接观测主动脉瓣反流的变化,其在术中球囊扩张之前的重要作用包括:①评

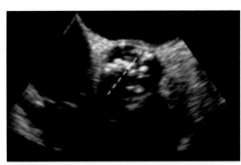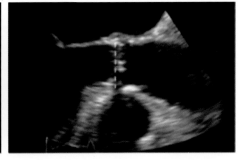

图 12-1　2D-TEE 同步双平面成像同时显示短轴及长轴切面,通过矩阵探头获取,虚线提示径线测量部位

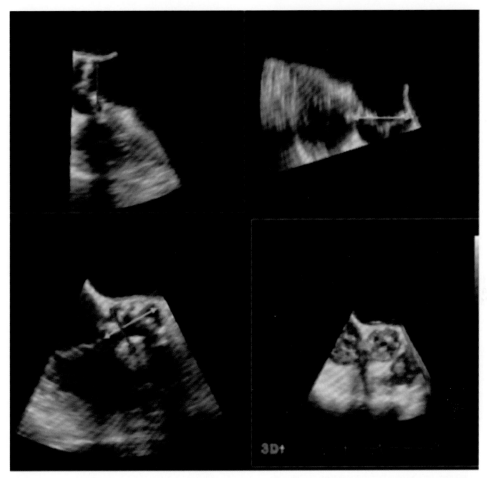

图 12-2　3D-TEE 图像显示瓣环的测量及测量部位的选取。瓣环呈不规则圆形,测量需要在其长、短径向上各自最大径所在的位置进行

估主动脉瓣的解剖学,并进行最终瓣环测量以选择扩张球囊的大小;②确认基线状态主动脉瓣反流(术后反流可能增多)和二尖瓣反流(术后因左心功能恶化、鞘管或导引钢丝干扰破坏瓣叶或瓣下装置,反流会增多)的程度;③评价左心室功能和室壁运动异常,其变化有助于快速发现冠状脉阻塞的出现;④确定基线心包积液的情况,积液的增加可能提示临时起搏导线导致右心室穿孔;⑤发现显著突出的主动脉弓动脉粥样硬化斑块而改变手术路径,因导管操作可导致斑块脱落而引发卒中。

导引钢丝通过狭窄的主动脉瓣口的操作尽管十分困难,但导引钢丝最终通过瓣口失败的情形非常罕见。在理论上,经食管三维超声心动图似乎可以看清狭窄的瓣口位置并指引钢丝通过,但在现实操作中,弥漫的钙化使得三维超声图像看清瓣口异常困难,现在手术医生完全用透视来引导钢丝的通过。但经食管二维、三维超声心动图仍可以监测钢丝通过主动脉瓣的过程,使用三维超声成像不但可以看到更长、更完整的导管,还可以明确通过瓣膜的导管与其周围结构的相互关系(图 12 - 3、图 12 - 4,视频 12 - 1、视频 12 - 2)。

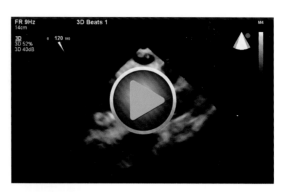

视频 12 - 1　3D - TEE 显示导管通过主动脉瓣,三维超声可以更多地显示导管细节及全貌

扫 码 观 看

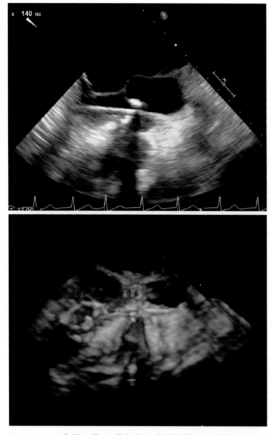

图 12 - 3　经食管二维、三维超声心动图分别显示导管通过主动脉瓣,三维超声可以更多地显示导管细节及全貌

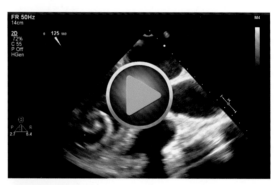

视频 12 - 2　2D - TEE 显示猪尾巴导管进入左心室

扫 码 观 看

在球囊置入并固定于瓣膜的合适位置及随后的扩张过程中,X 线透视和血管造影成像仍为主要的成像方式,超声成像在这一过程中也有重要作用,特别是当瓣膜不存在显著钙化的情况时,此时透视成像难以快速判断瓣膜位置,而经食管二维、三维超声心动图一方面可以有效地引导球囊到达合适位置并监测扩张过程中的位置是否固定(图 12 - 5),另一方面还可以识别扩张过程中被推挤入主动脉窦内的瓣膜钙化组织有无影响冠状动脉开口。

在经心尖穿刺入路的手术中,超声心动图可以监测导丝从心尖进入左心室并通过主动脉瓣的全过程中的位置信息,避免导丝绊入或损坏二尖瓣瓣

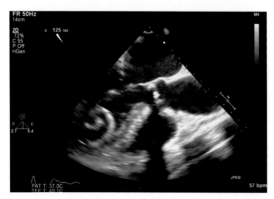

图 12 - 4　经食管二维超声心动图显示猪尾巴导管进入左心室

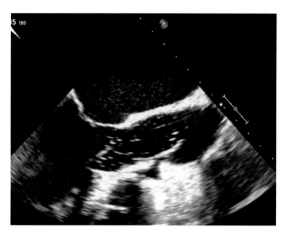

图 12-5　2D-TEE 图像显示球囊在主动脉瓣膜内扩张的状态，可以看到球囊准确跨越瓣环位置并充分扩张

下装置以及损伤室间隔。应该尽量应用 3D-TEE 进行实时监测，因为三维成像模式下可以观测到心腔内更长段的导管的全貌，同时导管更容易被快速观测到。

三、术后应用

球囊扩张成形术完成后，依靠经食管二维、三维超声心动图及时进行术后疗效评估至关重要，评估过程应该在手术室即刻完成。评估内容如下。

（1）术后主动脉瓣狭窄程度的改善及主动脉瓣反流情况，是否需要重复球囊扩张，有无严重瓣叶损坏或瓣环撕裂，极端的情况下是否需要立刻施行经导管瓣膜植入或外科瓣膜置换。

（2）二尖瓣瓣叶及瓣下装置有无损坏，了解二尖瓣反流程度变化。

（3）观察心内其他结构及心室功能改变。

（4）是否存在严重的血流动力学不稳定及威胁生命的并发症，包括由于冠状动脉闭塞导致的持续低血压、起搏导线致右心室穿孔引发心脏压塞或主动脉夹层等，经食管超声心动图可以快速诊断并帮助确定进一步的治疗措施。

附：**病例解析**

患者，女性，77 岁。患者 1 年前无明显诱因出现活动后气喘伴双下肢水肿，遂至我院就诊。心脏超声提示先天二叶式主动脉瓣畸形伴重度主动脉瓣狭窄及轻度反流。遂拟行经导管主动脉瓣球囊成形术收入院。

患者平卧于手术台上，术前心脏超声测得主动脉瓣重度狭窄，主动脉瓣峰值跨瓣压差 64 mmHg。常规消毒铺巾，1% 利多卡因局麻后，穿刺右股静脉，置入 6F 鞘，置入临时起搏导线至右心室；穿刺左股动脉置入 6F 鞘，置入 6F 猪尾巴导管至主动脉根部；穿刺右股动脉，置入 8F 鞘；测得左心室和主动脉压力分别为 235/－7/15 mmHg、178/62/110 mmHg。将直头加硬导丝头部塑形后送入左心室，静脉麻醉后，在心室快速起搏及主动脉根部造影下先后选用 Boston Scientific 14 mm、16 mm 球囊于主动脉瓣处各扩张一次（图 12-6，视频 12-3），扩张后测得左心室和主动脉压力分别为 140/－10/6 mmHg、98/45/67 mmHg。术后心脏超声测得主动脉瓣峰

值跨瓣压差为 40 mmHg。撤出球囊，拔鞘，予 Angio-Seal 血管闭合器闭合股动脉穿刺处，压迫止血。超声心动图用于术前完善病变评估及主动脉瓣环测量，指导球囊型号选择，术中监测导引钢丝逆行通过狭窄的主动脉瓣口及球囊扩张过程，并提示在一次 14 mm 球囊扩张术后主动脉瓣狭窄改

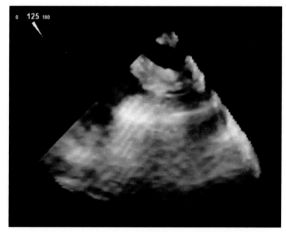

图 12-6　3D-TEE 显示球囊在主动脉瓣膜内扩张的状态

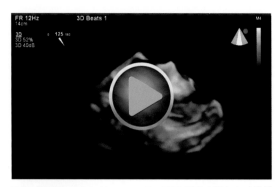

视频 12-3　3D-TEE 显示球囊在主动脉瓣膜内扩张的状态

扫 码 观 看

善不明显,且未出现主动脉瓣反流加重情况,故需要重复行球囊扩张。术中未出现严重主动脉瓣瓣叶损坏或瓣环撕裂及二尖瓣瓣叶、瓣下装置损坏,未出现节段性室壁运动异常,无心脏压塞或主动脉夹层发生。

参考文献

[1] Cribier A, Savin T, Saoudi N, et al. Percutaneous transluminal valvuloplasty of acquired aortic stenosis in elderly patients: an alternative to valve replacement? [J]. Lancet, 1986,1:63-67.

[2] NHLBI Balloon Valvuloplasty Registry Participants. Percutaneous balloon aortic valvuloplasty. Acute and 30-day follow-up results in 674 patients from the NHLBI Balloon Valvuloplasty Registry [J]. Circulation, 1991,84:2383-2397.

[3] Otto CM, Mickel MC, Kennedy JW, et al, Three-year outcome after balloon aortic valvuloplasty. Insights into prognosis of valvular aortic stenosis [J]. Circulation, 1994,89:642-650.

[4] Khawaja MZ, Sohal M, Valli H, et al, Standalone balloon aortic valvuloplasty: indications and outcomes from the UK in the transcatheter valve era [J]. Catheter Cardiovasc Interv, 2013,81:366-373.

[5] Eltchaninoff H, Durand E, Borz B, et al, Balloon aortic valvuloplasty in the era of transcatheter aortic valve replacement: acute and long-term outcomes [J]. Am Heart J, 2014,167:235-240.

第十三章
超声心动图在经导管二尖瓣球囊成形术中的应用

第一节　二尖瓣狭窄概述

一、病因及病理生理

二尖瓣狭窄（mitral stenosis，MS）最常见的病因为风湿热。风湿热可导致二尖瓣瓣膜增厚、钙化、腱索增厚挛缩等改变。此外，持续的炎症反应和血流冲击加快了瓣膜狭窄的进程。先天性二尖瓣狭窄较为少见，包括降落伞二尖瓣、双孔二尖瓣等；其他继发性二尖瓣狭窄，如系统性红斑狼疮、二尖瓣成形术后等；另外，老年退行性变、血液透析等因素导致瓣膜钙化亦可引起二尖瓣狭窄。

风湿性二尖瓣瓣叶增厚、钙化、交界粘连，腱索挛缩、僵硬等一系列病理变化导致二尖瓣前叶开放呈圆隆状（图13-1，视频13-1），瓣口呈"鱼口状"（图13-2，视频13-2）。当二尖瓣出现狭窄时，为了使左心房内血液迅速通过二尖瓣进入左心室，左心房压力逐渐增加。随着二尖瓣狭窄程度逐渐加重，左心房内压力进一步升高引起肺静脉和肺毛细血管压力升高，继而导致肺血管扩张和淤血。晚期可出现肺动脉高压、三尖瓣反流及右心功能不全。

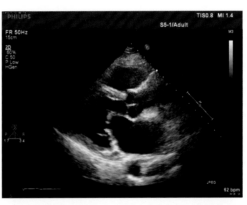

图13-1　经胸二维超声心动图显示狭窄的二尖瓣前叶开放呈圆隆状

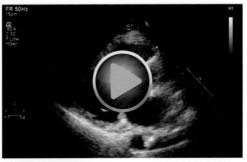

视频13-1　经胸二维超声心动图显示狭窄的二尖瓣前叶开放呈圆隆状

扫 码 观 看

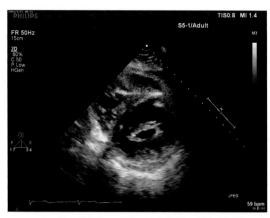
图 13-2 经胸二维超声心动图显示狭窄的二尖瓣口呈"鱼口状"

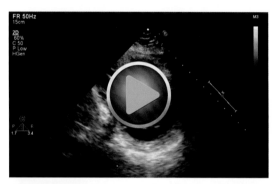

视频 13-2 经胸二维超声心动图显示狭窄的二尖瓣口呈"鱼口状"
扫码观看

二、二尖瓣狭窄程度和分级

正常二尖瓣瓣口面积为 4~6 cm²。临床通常根据二尖瓣瓣口面积划分其狭窄程度。当二尖瓣瓣口面积在 1.5~2.5 cm² 时为轻度狭窄;当二尖瓣瓣口面积在 1.0~1.5 cm² 时为中度狭窄;当二尖瓣瓣口面积≤1.0 cm² 时为重度狭窄。

2014 年 AHA/ACC 根据二尖瓣的解剖形态、二尖瓣瓣口血流动力学状况、狭窄瓣膜对左心房和肺循环的影响以及患者自身症状,将二尖瓣狭窄分为 4 个阶段。第一阶段又称为二尖瓣狭窄危险期,指的是二尖瓣前叶在舒张期出现圆隆状,但没有引起血流加速,亦没有任何症状。第二阶段又称为二尖瓣狭窄进展期,指的是二尖瓣出现交界粘连、舒张期二尖瓣前叶开放呈圆隆状;二尖瓣瓣口面积>1.5 cm²;舒张期压力降半时间(PHT)<150 ms;左

心房轻度增大。第三阶段又称为无症状的严重二尖瓣狭窄,指的是二尖瓣增厚、交界粘连,舒张期二尖瓣前叶开放呈圆隆状;二尖瓣瓣口面积≤1.5 cm²,舒张期 PHT≥150 ms;左心房显著增大;肺动脉收缩压>30 mmHg。第四阶段又称为有症状的严重二尖瓣狭窄期,此时二尖瓣增厚、交界粘连,舒张期二尖瓣前叶开放呈圆隆状;二尖瓣瓣口面积≤1.5 cm²;舒张期 PHT≥150 ms;左心房显著增大;肺动脉收缩压>30 mmHg;患者运动耐力下降,出现劳累性呼吸困难。

三、二尖瓣狭窄的治疗

风湿性二尖瓣狭窄的治疗方法包括药物、二尖瓣球囊成形术和外科手术。药物治疗的目的包括控制炎症、降低心率、减轻心脏负荷。通常使用利尿剂减轻心脏负荷,改善患者症状。使用 β 受体阻滞剂和钙离子拮抗剂控制患者心率。使用 ACEI 改善心肌重构。对于有栓塞风险或者高凝状态下的患者使用华法林进行抗凝治疗。

风湿性二尖瓣狭窄的外科治疗方法包括二尖瓣闭式成形术、直视二尖瓣成形术和二尖瓣置换术。二尖瓣闭式成形术常见于没有二尖瓣球囊成形术条件的发展中国家。二尖瓣闭式成形术虽然有效,但效果远不如其他手术方式。直视二尖瓣成形术不仅可以对二尖瓣进行成形,而且可以同时对三尖瓣进行成形,若有必要,术中还可以行二尖瓣置换术。有研究表明,对于二尖瓣狭窄合并重度三尖瓣反流的患者,行直视下二尖瓣成形术+三尖瓣成形术效果好于单纯二尖瓣成形术。单纯的二尖瓣狭窄外科治疗效果和二尖瓣球囊成形术相似,但是费用和死亡率远高于后者。

1984 年 Inoue 等率先开展二尖瓣狭窄的球囊成形术。目前已有单球囊和双球囊等多种类型器材和介入方法,其中以 Inoue 球囊导管应用最为广泛。二尖瓣球囊成形术成功率较高,有报道称目前大部分医院二尖瓣球囊成形术成功率为 80%~85%,严格挑选患者后成功率可达 95% 以上。二尖瓣球囊成形术效果较为显著,有研究报道二尖瓣球囊成形术可以将瓣口面积扩大 1 倍,并使跨瓣压差降低一半。在二尖瓣球囊成形术之后,90% 的患者

瓣口面积大于 1.5 cm²,且临床症状得到显著改善。长期随访发现 60% 的患者术后无明显症状且无需再次手术治疗。

四、二尖瓣球囊成形术的适应证和禁忌证

1. 适应证　2014 年 AHA/ACC 推荐适宜二尖瓣球囊成形术的适应证如下。

(1) 有症状、二尖瓣瓣口面积≤1.5 cm²、二尖瓣瓣膜形态良好(Ⅰ,A)。

(2) 无症状、二尖瓣瓣口面积≤1.0 cm²、二尖瓣瓣膜形态良好(Ⅱa,C)。

(3) 无症状、二尖瓣瓣口面积≤1.5 cm²、二尖瓣瓣膜形态良好(Ⅱb,C)。

(4) 有症状、二尖瓣瓣口面积≥1.5 cm²、肺动脉楔压>25 mmHg 或者二尖瓣平均跨瓣压差>15 mmHg(Ⅱb,C)。

(5) 症状严重(NYHA 3~4 级)、二尖瓣瓣口面积≤1.5 cm²、二尖瓣瓣膜形态差、不适宜外科手术(Ⅱb,C)。

2. 禁忌证

(1) 左心房或者左心耳血栓。

(2) 中度以上二尖瓣反流。

(3) 二尖瓣团块样钙化或者交界钙化。

(4) 严重主动脉瓣病变。

(5) 重度三尖瓣狭窄或者重度三尖瓣反流。

(6) 需要行冠状动脉旁路移植术的冠状动脉病变。

(7) 其他需要手术治疗的心脏疾病。

第二节　超声心动图在二尖瓣球囊成形术围手术期的应用

二尖瓣球囊成形术是通过高张力的球囊扩张粘连的二尖瓣交界,从而达到增加瓣口面积的目的。此过程会出现很多严重并发症。因此,从二尖瓣球囊成形术术前患者选择、二尖瓣病变程度评估,到术中实时引导和监测及术后疗效评价、预后评估和随访,常规经胸超声心动图(TTE)、经食管超声心动图(TEE)、二维及三维超声心动图都扮演着不可替代的重要角色。

一、超声心动图在二尖瓣球囊成形术前的应用

二尖瓣球囊成形术的成功与否、并发症的发生、术后疗效等均与术前患者的选择有密切关系。超声心动图在评价二尖瓣狭窄的类型及程度、了解心功能情况和瓣膜反流程度、有无合并其他瓣膜病变等术前适应证的把握中具有重要作用。

常规经胸二维超声心动图对二尖瓣狭窄的术前评估内容如下。

(1) 胸骨旁长轴切面:观察二尖瓣瓣膜厚度、钙化程度、瓣叶启闭活动幅度、瓣叶僵硬度、腱索增粗挛缩情况,测量左心房前后径等指标。

(2) 胸骨旁短轴切面:观察二尖瓣瓣口及乳头肌数目、瓣叶厚度、交界粘连情况、钙化程度和钙化点位置,测量二尖瓣瓣口面积等指标(图 13 - 3)。

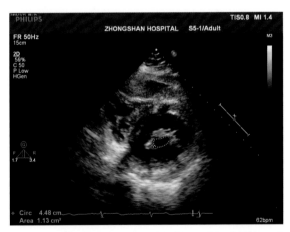

图 13 - 3　经胸二维超声心动图胸骨旁短轴切面测量二尖瓣瓣口面积

(3) 心尖五腔心及心尖三腔心切面:观察二尖瓣形态活动、有无瓣上环等结构异常;使用连续多普勒(CW)测量二尖瓣瓣口血流速度、跨瓣压差等血流动力学参数,并估测瓣口面积(图 13 - 4);使用彩色多普勒显示二尖瓣反流情况。

TTE 可以根据二尖瓣瓣叶形态学变化给出二尖瓣评分(Wilkins 评分,表 13 - 1)。该评分内容由

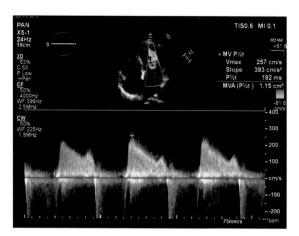

图 13-4 连续多普勒显示二尖瓣血流图呈狭窄波形并估测瓣口面积

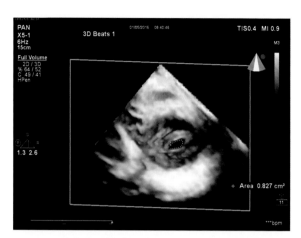

图 13-5 经胸实时三维超声心动图显示二尖瓣狭窄并测量瓣口面积

二尖瓣瓣叶活动度、瓣叶厚度、钙化范围和瓣下结构受累程度构成。每个项目评分为 1～4 分,总分少于 8 分的患者适宜行二尖瓣球囊成形术。

表 13-1 Wilkins 评分

分值	活动度	瓣叶厚度	钙化度	瓣下厚度
1	活动度好,仅瓣尖活动受限	接近正常(4～5 mm)	单个区域回声反射增强	仅瓣下轻度增厚
2	瓣叶中部及基底部活动正常	瓣叶中部正常,边缘部明显增厚(5～8 mm)	边缘散在反射增强	腱索结构增厚扩展至腱索长度的近端 1/3
3	瓣膜舒张期持续前向运动,主要是基底部	全瓣叶增厚(5～8 mm)	反射增强扩展至瓣叶中部	腱索增厚累及远端 1/3
4	舒张期无或轻度前向运动	所有瓣叶均明显增厚(>8～10 mm)	大部分瓣叶组织反射增强	所有腱索结构广泛增厚并挛缩,向乳头肌扩展

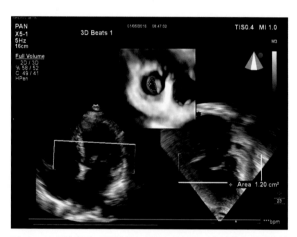

图 13-6 经胸实时三维超声心动图立体显示二尖瓣狭窄并测量瓣口面积

经胸实时三维超声心动图能够获取二尖瓣动态立体图像,通过不同角度不同平面的图像切割,更加直观地显示二尖瓣狭窄瓣口的图像,并测量瓣口面积(图 13-5、图 13-6)。

TEE 可以较 TTE 更加清晰地提供瓣膜粘连程度、瓣膜反流程度、房间隔形态、左心房或左心耳内血栓等信息(图 13-7,视频 13-3)。近来,经食管

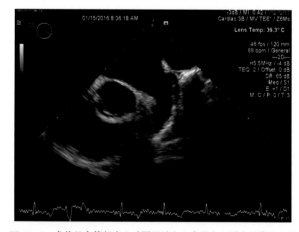

图 13-7 术前经食管超声心动图显示左心房及左心耳未见附壁血栓

实时三维超声心动图(3D-TEE)亦逐步应用于二尖瓣球囊成形术术前评估之中。3D-TEE 较 2D-TEE 的优势在于能更加直观地显示二尖瓣交界粘连和二尖瓣钙化的程度及范围,更好地提供二尖瓣瓣叶的运动及柔韧度,更加准确地测量二尖瓣瓣口

面积(图 13-8～图 13-10,视频 13-4、视频 13-5)。尽管三维超声心动图的图像分辨率仍不及二维成像,但 3D-TEE 可以对瓣膜进行旋转,方便从各个方向对二尖瓣狭窄程度做出评价;此外,3D-TEE 还可以准确提供狭窄瓣口的面积、瓣环直径和周长等信息,为选择球囊尺寸提供参考。

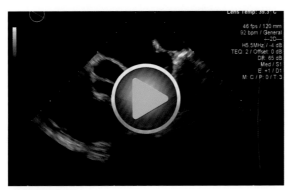

视频 13-3　术前 TEE 显示左心房及左心耳未见附壁血栓

扫码观看

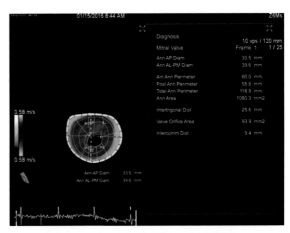

视频 13-4　3D-TEE 显示二尖瓣狭窄

扫码观看

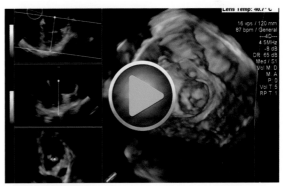

图 13-10　3D-TEE 定量分析二尖瓣瓣口面积

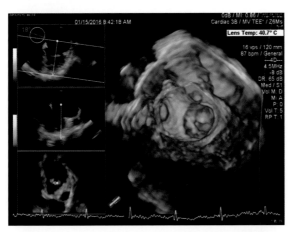

图 13-8　3D-TEE 从左心房观察二尖瓣,显示二尖瓣狭窄

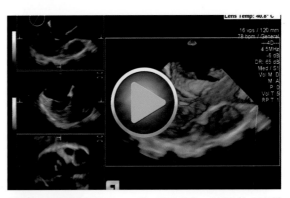

视频 13-5　3D-TEE 观察二尖瓣长轴,可见瓣膜开放受限

扫码观看

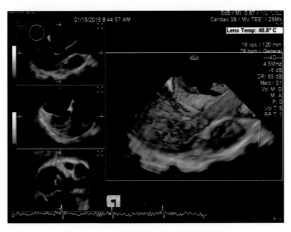

图 13-9　3D-TEE 显示二尖瓣狭窄

二、超声心动图在二尖瓣球囊成形术中的应用

二尖瓣球囊成形术的简要步骤包括经皮穿刺股静脉，房间隔穿刺针经下腔静脉进入右心房。当房间隔穿刺针接触卵圆窝后用力穿刺，使之突破房间隔进入左心房。将球囊导管沿导引钢丝自右心房经房间隔引导入左心房，并将导管尖端正对二尖瓣口。随后将球囊穿过狭窄的二尖瓣口进入左心室(图13-11)。然后扩张球囊远端部分，并回拉球囊直到球囊接触二尖瓣左心室面。缓慢扩张球囊近端并逐步增大整个球囊(图13-12)。之后迅速排空球囊并测量二尖瓣跨瓣压差。根据效果可多次球囊扩张。

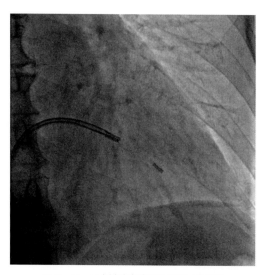

图13-11 二尖瓣球囊跨过狭窄的二尖瓣口

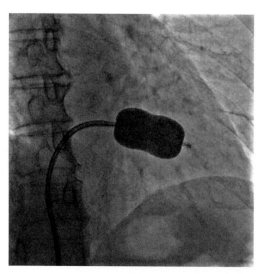

图13-12 二尖瓣球囊充盈状态

实时超声心动图监测在二尖瓣球囊成形术中不可或缺。

首先，在房间隔穿刺过程中，2D-TEE能够清楚地观察房间隔穿刺针的位置，确定它与房间隔之间的关系，准确引导穿刺位置，防止误穿刺进入主动脉根部，并方便之后导丝顺利进入二尖瓣。3D-TEE的优势在于能立体显示导管全貌和卵圆孔之间的空间关系，比2D-TEE更为方便地捕捉到导管在右心房内的准确位置。

其次，虽然导引钢丝通过狭窄二尖瓣口的操作十分困难，但导引钢丝最终通过瓣口失败的情形非常罕见。手术医生通常通过透视来引导钢丝通过二尖瓣口，但是该方法却没有TEE引导来得直观明了，特别是当瓣膜钙化不显著的情况下，此时透视成像难以快速判断瓣膜位置。TEE还能帮助确定球囊是否合适地跨于二尖瓣口之中。3D-TEE可以清楚显示更长、更完整的导管，能清楚显示狭窄瓣口的位置并指引钢丝通过，还可以明确通过瓣膜的导管与周围组织结构间的相互关系。

再者，在二尖瓣球囊成形术中，超声多普勒可即时测量二尖瓣跨瓣压差，彩色多普勒能准确评价二尖瓣反流程度，从而对二尖瓣球囊扩张的次数和程度进行评估。此外，二尖瓣球囊成形术本质上是将粘连的二尖瓣交界撕开。3D-TEE可以不受平面限制地直观显示二尖瓣交界撕开的程度，提供术中二尖瓣瓣口面积，从而评价手术即刻疗效，为预测手术预后提供帮助。

另外，超声心动图可以对二尖瓣球囊成形术的并发症做出及时判断。二尖瓣球囊成形术的并发症包括：①死亡；②脑血管意外；③心脏压塞；④二尖瓣反流；⑤房间隔缺损；⑥二尖瓣再狭窄。研究表明二尖瓣球囊成形术的并发症发生率为0~2%。术中死亡率为0~3%，主要死因为心脏压塞和重度二尖瓣反流。心包积血的发生率为0.5%~12%。栓塞的发生率为0.5%~5%。重度二尖瓣反流的发生率为2%~10%，其中少数部分需要紧急手术治疗(<1%)。穿刺所致房间隔缺损较为常见，但仅有不足5%的患者存在持续性房水平左向右分流。因此术中实时超声心动图监测可及时发现严重并发症的存在，从而保障手术的顺利进行。

三、超声心动图在二尖瓣球囊成形术后的应用

超声心动图不仅在术中能够实时评价二尖瓣球囊成形术的效果,在术后评估中也同样起着至关重要的作用。二尖瓣球囊成形术后不仅仅需要通过超声心动图观察二尖瓣反流程度、左心房大小、肺动脉压力、心包积液、房水平左向右分流,更要监测有无二尖瓣再狭窄。有报道称在二尖瓣球囊成形术后19年二尖瓣再狭窄的发生率达到31%,术

后二尖瓣瓣口面积≥2.0 cm² 的患者再狭窄发生率明显降低。因此,超声心动图对监测二尖瓣瓣口面积变化、指导再次手术的时机和决定手术的方式至关重要。另外,二尖瓣球囊成形术后三尖瓣反流的发生、肺动脉压力的变化、左心室收缩功能的变化、左心房容积的变化等均与二尖瓣成形术后二尖瓣瓣口面积相关,因此,超声心动图在二尖瓣球囊成形术后的随访中具有重要作用和临床意义。

附：病例解析

患者,女性,31岁。2011年分娩后3日出现呼吸困难,伴心悸、干咳。当地医院心脏超声提示:风湿性心脏病,二尖瓣中度狭窄伴轻度关闭不全,主动脉瓣轻中度关闭不全。予强心、利尿、抗感染等治疗后好转。2012年心脏超声提示:风湿性心脏病、二尖瓣瓣口面积1.2 cm²,于当地医院行经导管二尖瓣球囊成形术,因房间隔穿刺失败,手术未成功。后定期随访。2014年心脏超声提示:风湿性心脏病,二尖瓣中度狭窄(瓣口面积0.75 cm²),主动脉瓣轻度狭窄伴轻度关闭不全。2016年至我院就诊,心脏超声提示风湿性心脏病:①重度二尖瓣狭窄(瓣口面积0.7 cm²);②轻度主动脉瓣狭窄伴轻度反流;③重度肺动脉高压伴轻中度三尖瓣反流。遂收治入院,拟行经导管二尖瓣球囊成形术(图13-13)。

患者平卧于手术台上,常规消毒铺巾。1%利多卡因局麻后穿刺右股静脉,置入6F鞘。行右心导管检查,测得肺动脉压、右心室压、右心房压分别是79/35/53 mmHg、80/-20/3 mmHg、6/-3/1 mmHg。穿刺房间隔后测得左心房压力为42/20/30 mmHg。选择二尖瓣球囊依次以22 mm、24 mm、26 mm、28 mm直径分别扩张1次。扩张后复测肺动脉压、右心室压、右心房压、左心房压,分别为44/13/26 mmHg、38/-12/3 mmHg、4/-4/0 mmHg、25/3/2 mmHg。术后5日复查心脏超声:提示二尖瓣瓣口面积1.2 cm²(图13-14)。

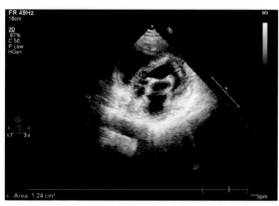

图13-14　术后二维超声估测二尖瓣瓣口面积为1.2 cm²

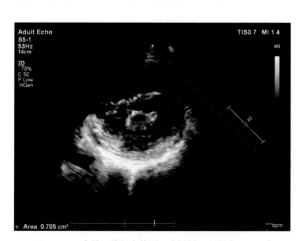

图13-13　术前二维超声估测二尖瓣瓣口面积为0.7 cm²

参考文献

[1] Nishimura RA, Otto CM, Bonow RO, et al. 2014 AHA/ACC guideline for the management of patients with valvular heart disease: executive summary: a report of the American College of Cardiology/American Heart Association Task Force on Practice Guidelines [J]. J Am Coll Cardiol, 2014, 63(22): 2438 - 2488.

[2] Fawzy ME. Mitral balloon valvuloplasty [J]. J Saudi Heart Assoc, 2010, 22(3): 125 - 132.

[3] Cavalcante JL, Rodriguez LL, Kapadia S, et al. Role of echocardiography in percutaneous mitral valve interventions [J]. JACC Cardiovasc Imaging, 2012, 5(7): 733 - 746.

[4] Nobuyoshi M, Arita T, Shirai S, et al. Percutaneous balloon mitral valvuloplasty: a review [J]. Circulation, 2009, 119(8): e211 - 219.

[5] Chandrashekhar Y, Westaby S, Narula J. Mitral stenosis [J]. Lancet, 2009, 374 (9697): 1271 - 1283.

[6] Cubeddu RJ, Palacios IF. Percutaneous techniques for mitral valve disease [J]. Cardiol Clin, 2010, 28(1): 139 - 153.

[7] Wunderlich NC, Beigel R, Siegel RJ. Management of mitral stenosis using 2D and 3D echo-Doppler imaging [J]. JACC Cardiovasc Imaging, 2013, 6(11): 1191 - 1205.

第十四章
超声心动图在经导管肺动脉瓣球囊成形术中的应用

第一节 概　　述

一、病因及病理生理

　　肺动脉瓣狭窄（pulmonary stenosis，PS）是一种较为常见的先天性心脏病，约占先天性心脏病的7.5%~10%。肺动脉瓣狭窄可有多种病理表现，其中最常见的是呈圆顶样的肺动脉瓣膜。互相融合的肺动脉瓣瓣叶呈风袋样结构突向肺动脉（图14-1，视频14-1），肺动脉瓣口可从针孔样至数毫米大小不等，开口通常位于中央，但也可偏于一侧。肺动脉主干多有狭窄后扩张，左肺动脉作为肺动脉主干延伸也常有扩张，而右肺动脉则无扩张现象（图14-2）。此外，部分患者因肺动脉瓣环发育不良导致肺动脉瓣出现狭窄。少数患者因肺动脉瓣发育不良，肺动脉瓣叶因严重纤维化或黏液变性而异常增厚，导致肺动脉瓣口出现狭窄，此时极少有瓣叶融合现象，通常也无狭窄后肺动脉扩张。

　　当肺动脉瓣狭窄时，右心室射血阻力增加使得右心室压力逐渐升高，右心室负荷加重致右心室壁增厚。当压力进一步增加时可出现右心室增大、右心室收缩活动减弱。此外，随着右心室压力的升高和三尖瓣环的扩张，可出现不同程度的三尖瓣反

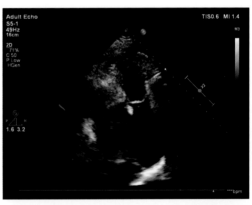

图14-1　二维超声提示肺动脉瓣狭窄，肺动脉瓣呈圆顶状突向肺动脉

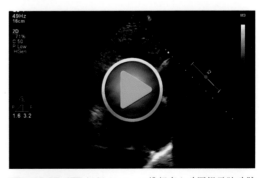

视频14-1　二维超声心动图提示肺动脉瓣狭窄，肺动脉瓣呈圆顶状突向肺动脉

扫 码 观 看

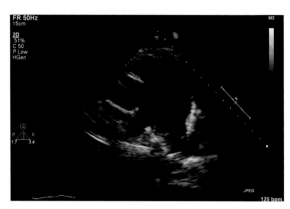

图 14-2 二维超声提示肺动脉狭窄后扩张

流。之后,右心房压力逐渐升高引起右心房增大。若合并房间隔缺损、室间隔缺损等先天性心脏病可出现右向左分流,导致发绀等临床表现。

二、肺动脉瓣狭窄的程度和治疗

一般认为右心室收缩压大于 30 mmHg、右心室与肺动脉收缩压差大于 10 mmHg 提示存在肺动脉瓣狭窄。肺动脉瓣跨瓣压差小于 40 mmHg 为轻度狭窄;跨瓣压差在 40～100 mmHg 为中度狭窄;跨瓣压差大于 100 mmHg 为重度狭窄。2014 年 AHA/ACC 对重度肺动脉瓣狭窄的描述为:增厚、畸形、钙化的瓣叶收缩期圆隆状和(或)运动幅度减小;最大跨瓣流速>4 m/s,峰值压差>64 mmHg;伴有右心室壁肥厚、右房室增大和肺动脉狭窄后扩张。

轻度肺动脉瓣狭窄患者若无明显临床症状可无需手术治疗。中度肺动脉瓣狭窄患者若不及时采取治疗,随着年龄增长常常会出现右心室负荷过重致右心衰竭等临床表现。极重度肺动脉狭窄患者常在幼儿期即出现明显症状,若不及时治疗可导致死亡。肺动脉瓣狭窄的治疗方式包括手术切开术、肺动脉瓣球囊成形术、肺动脉瓣置换术及经导管肺动脉瓣植入术。

三、肺动脉瓣球囊成形术的适应证和禁忌证

1. 肺动脉瓣球囊成形术的适应证

(1)典型肺动脉瓣狭窄,肺动脉瓣跨瓣压差≥40 mmHg。

(2)对于青少年及成人患者,肺动脉瓣跨瓣压差≥30 mmHg,且合并劳力性呼吸困难、心绞痛、晕厥等症状。

2. 肺动脉瓣球囊成形术的相对适应证

(1)重度肺动脉瓣狭窄伴房水平右向左分流。

(2)轻、中度发育不良型肺动脉瓣狭窄。

(3)婴幼儿复杂先天性心脏病伴肺动脉瓣狭窄,暂不能行根治术,可先行肺动脉瓣球囊成形术以缓解发绀。

(4)部分婴儿重症法洛四联征伴肺动脉瓣狭窄,可试行肺动脉瓣球囊成形术以缓解发绀及肺动脉分支狭窄。

(5)肺动脉瓣狭窄经球囊扩张及外科手术后残余压力阶差。

(6)室间隔完整的肺动脉瓣膜性闭锁、右心室发育正常或轻度不良,可先行射频打孔,再行肺动脉瓣球囊成形术。

(7)重症肺动脉瓣狭窄伴左心室腔小及左心室功能低下,可逐步分次行球囊扩张术。

3. 肺动脉瓣球囊成形术的禁忌证

(1)肺动脉瓣下漏斗部狭窄,肺动脉瓣狭窄伴先天性瓣下狭窄,肺动脉瓣狭窄伴瓣上狭窄。

(2)重度发育不良型肺动脉瓣狭窄。

(3)婴儿极重度肺动脉瓣狭窄合并重度右心室发育不良或右心衰竭。

(4)极重度肺动脉瓣狭窄或室间隔完整的肺动脉瓣闭锁合并右心室依赖性冠状动脉循环。

(5)肺动脉瓣狭窄伴需外科处理的右房室瓣重度反流。

第二节　超声心动图在经导管肺动脉瓣球囊成形术围手术期的应用

肺动脉瓣球囊成形术是通过高张力的球囊扩　张粘连的肺动脉瓣,从而达到增加瓣口面积的目

的,此过程可能出现很多严重并发症。因此,从肺动脉瓣球囊成形术术前患者选择、肺动脉瓣病变程度评估,到术中实时引导和监测及术后疗效评价、预后评估和随访,超声心动图都扮演着不可替代的重要角色。

一、超声心动图在肺动脉瓣球囊成形术前的应用

肺动脉瓣球囊成形术的成功与否、并发症的发生、术后疗效等均与术前患者的选择有密切关系。超声心动图在评价肺动脉瓣狭窄的类型及程度、了解心功能情况和瓣膜反流程度、有无合并其他瓣膜病变等术前适应证的把握中具有重要作用。术前经胸超声心动图可以观察肺动脉瓣瓣叶结构和质地,根据肺动脉瓣瓣叶增厚、开放受限、瓣叶开放呈圆顶状及肺动脉狭窄后扩张对肺动脉瓣狭窄做出诊断。在胸骨旁或剑突下切面可以显示肺动脉短轴,从而观察肺动脉瓣瓣叶数目、形态,并可测量肺动脉瓣瓣口面积,还能观察肺动脉主干、肺动脉瓣上、肺动脉瓣下、右心室流出道有无狭窄,并测量右心室流出道内径、肺动脉瓣环直径及左右肺动脉内径。心尖四腔心切面可显示右心扩大程度、右心室壁肥厚等肺动脉瓣狭窄的间接征象(图 14-3,视频14-2)。在胸骨旁肺动脉长轴切面,彩色多普勒血流显像可显示肺动脉瓣口色泽镶嵌的湍流讯号;由于肺动脉瓣狭窄所致的蓝色射流讯号沿肺动脉主干侧壁向左肺动脉行走,并在肺动脉远端分叉处折回而呈现另一股红色回流讯号(图 14-4,视频 14-3)。当肺动脉瓣严重狭窄时,右心房压力增高致三尖瓣反流,可被彩色多普勒超声清晰显现。此外,肺动脉瓣狭窄程度的判断依赖于频谱多普勒超声技术。在胸骨旁肺动脉长轴切面,将取样容积置于肺动脉瓣上可记录收缩期的湍流讯号。连续多普勒可测量肺动脉瓣口最大血流速度(图 14-5),并根据伯努利方程推测肺动脉瓣最大跨瓣压,从而对患者肺动脉瓣狭窄程度进行分级。经食管超声心动图可以较经胸超声心动图更清晰地提供有无房间隔水平分流、左心房或左心耳内有无血栓等信息(图 14-6,视频 14-4)。另外,三维超声心动图还可以准确提供狭窄瓣口的面积、瓣环直径和周长等信息,为选择球囊尺寸提供参考。

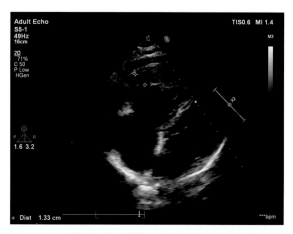

图 14-3　二维超声示肺动脉瓣重度狭窄患者右心室壁显著肥厚

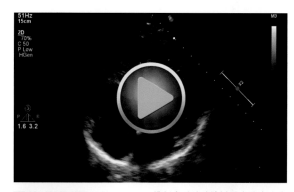

视频 14-2　二维超声示肺动脉瓣重度狭窄患者右心室壁显著肥厚

扫码观看

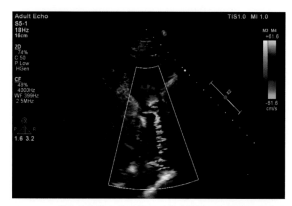

图 14-4　彩色多普勒血流显像显示肺动脉瓣口色泽镶嵌的湍流讯号

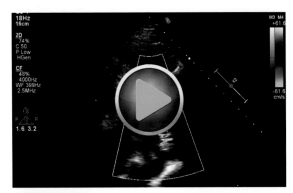

视频 14-3　彩色多普勒血流显像显示肺动脉瓣口色泽镶嵌的湍流讯号

扫码观看

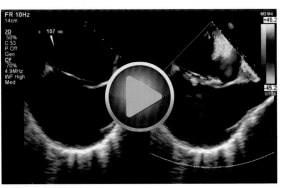

视频 14-4　经食管超声心动图显示肺动脉瓣狭窄患者房水平分流

扫码观看

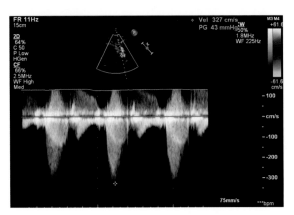

图 14-5　连续多普勒估测肺动脉瓣跨瓣压差

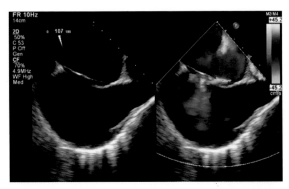

图 14-6　经食管超声心动图显示肺动脉瓣狭窄患者房水平分流

二、超声心动图在肺动脉瓣球囊成形术中的应用

1982 年 Kan 等首先采用球囊扩张肺动脉瓣,其操作方法与二尖瓣球囊成形术基本相似。肺动脉瓣球囊成形术的简要步骤包括经皮股静脉穿刺,导引钢丝经下腔静脉进入右心房,经三尖瓣进入右心室,并通过狭窄的肺动脉瓣口进入肺动脉干。将球囊导管沿导引钢丝自右心房经三尖瓣引导入右心室,使球囊穿过狭窄的肺动脉瓣口,并将球囊中部置于肺动脉瓣处(图 14-7)。然后缓慢扩张球囊

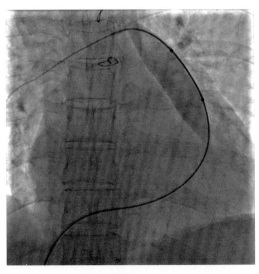

图 14-7　肺动脉瓣球囊通过狭窄的肺动脉瓣

并逐步增大整个球囊。之后迅速排空球囊并测量肺动脉瓣跨瓣压差。根据效果可多次球囊扩张。

实时超声心动图监测在肺动脉瓣球囊成形术中不可或缺。首先,术中超声能实时引导钢丝从右心房通过三尖瓣进入右心室。同时,术中超声能帮助引导钢丝通过狭窄的肺动脉瓣口,确定球囊是否合适地跨于肺动脉瓣口之中,并明确通过瓣膜的导管与周围组织结构之间的相互关系。在肺动脉瓣球囊成形术中,超声多普勒可即时测量肺动脉瓣跨瓣压差,彩色多普勒能准确评价肺动脉瓣反流程度,有无肺动脉、右心室流出道和右心室壁损伤,从而对肺动脉瓣球囊扩张的次数和效果进行评估。肺动脉瓣球囊成形术有效后可即刻观察到肺动脉瓣跨瓣压差降低、肺动脉瓣开放幅度变大、右心室功能改善及三尖瓣反流减少等超声表现。

另外,超声心动图可以对肺动脉瓣球囊成形术的并发症做出即刻判断。肺动脉瓣球囊成形术的并发症包括动静脉血栓形成、心律失常、下腔静脉与髂静脉连接处撕裂、肺动脉瓣环撕裂及出血、心脏压塞、右房室瓣重度反流、右心室流出道严重痉挛甚至死亡。有研究统计 26 个中心的 822 例肺动脉瓣球囊成形术中的死亡率为 0.24%,严重并发症的发生率为 0.35%。肺动脉撕裂、三尖瓣乳头肌断裂等并发症虽然十分罕见,但仍有报道。故术前、术中结合心脏超声心动图实时评价球囊与肺动脉瓣

大小的比较,及时发现三尖瓣反流等信息,对尽早防止不良事件发生有重要作用,从而保障手术的顺利进行。

三、超声心动图在肺动脉瓣球囊成形术后的应用

超声心动图不仅在术中能够实时评价肺动脉瓣球囊成形术的效果,在术后评估中同样起着至关重要的作用。肺动脉瓣球囊成形术后不仅需要通过超声心动图监测肺动脉瓣跨瓣压差,更要观察有无肺动脉瓣再狭窄和肺动脉瓣反流的发生。有研究报道在肺动脉瓣球囊成形术后随访 2 年发现有 8%~10%的患者出现肺动脉瓣再狭窄(肺动脉瓣跨瓣压差>50 mmHg)。当患者术后再次出现肺动脉瓣狭窄时,仍可经过包括超声心动图在内的各项检查评估后再次行肺动脉瓣球囊成形术。不过,如果存在肺动脉瓣环组织增生、肺动脉瓣叶退变、肺动脉瓣上或瓣下狭窄等情况,则推荐手术治疗。另外,有报道称肺动脉瓣球囊成形术后有 40%~90%的患者出现肺动脉瓣反流,并且随着时间的延长,反流程度逐渐加重。因此,超声心动图在肺动脉瓣球囊成形术后监测肺动脉瓣跨瓣压差和肺动脉瓣反流,指导再次手术时机和决定手术方式至关重要。由此可见,超声心动图在肺动脉瓣球囊成形术后的随访中具有重要作用。

附：病例解析

患者,女性,43 岁。30 年前体检发现先天性心脏病、肺动脉瓣狭窄,未行手术治疗,之后症状逐渐加重,遂至我院就诊。门诊心脏超声示肺动脉瓣增厚,开放呈圆顶状,连续多普勒测其跨瓣压差为 99 mmHg(图 14-8),肺动脉总干明显增宽,为 45 mm。心脏超声诊断:先天性心脏病,中重度肺动脉瓣狭窄,肺动脉明显增宽。

患者平卧于手术台上,常规消毒铺巾,1%利多卡因局麻后穿刺右股静脉,置入 11F 鞘。行右心导管检查,测得肺动脉压、右心室流出道压、右心室心

尖部压、右心房压分别是 16/2/9 mmHg、98/-4/8 mmHg、97/-12/8 mmHg、10/-1/3 mmHg。右心室造影显示肺动脉瓣狭窄,瓣口内径为 9 mm,瓣环直径为 21 mm。选择 20 mm Bard 球囊于肺动脉瓣口处扩张 1 次。复测肺动脉压、右心室压分别为 18/4/9 mmHg、51/-2/7 mmHg。术后 1 日复查心脏超声提示肺动脉瓣跨瓣压差为 27 mmHg(图 14-9)。术后 1 个月复查心脏超声提示肺动脉瓣跨瓣压差为 34 mmHg。

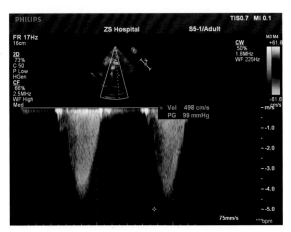

图 14-8 术前连续多普勒估测肺动脉瓣最大跨瓣压差为 99 mmHg

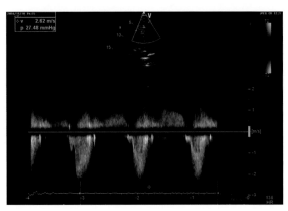

图 14-9 术后 1 日连续多普勒估测肺动脉瓣最大跨瓣压差为 27 mmHg

参考文献

[1] Rao PS. Percutaneous balloon pulmonary valvuloplasty: state of the art [J]. Catheter Cardiovasc Interv, 2007, 69(5): 747-763.

[2] Davidson MJ, White JK, Baim DS. Percutaneous therapies for valvular heart disease [J]. Cardiovasc Pathol, 2006, 15(3): 123-129.

[3] Nishimura RA, Otto CM, Bonow RO, et al. 2014 AHA/ACC guideline for the management of patients with valvular heart disease: executive summary: a report of the American College of Cardiology/American Heart Association Task Force on Practice Guidelines [J]. J Am Coll Cardiol, 2014, 63(22): 2438-2488.

[4] 中国医师协会心血管内科分会先心病工作委员会. 常见先天性心脏病介入治疗中国专家共识[J]. 介入放射学杂志, 2011, 20(4): 253-260.

第十五章
超声心动图在经导管人工瓣膜瓣周漏封堵术中的应用

第一节 人工瓣膜置换术后瓣周漏概述

一、病因和病理生理

瓣周漏（paravalvular regurgitation）是人工瓣膜置换术后常见的并发症。外科瓣膜置换术后瓣周漏的发生率为5%～10%。引起瓣周漏的主要原因如下。

（1）感染性心内膜炎导致缝合处感染、瓣周脓肿形成破溃等。

（2）自身瓣膜黏液样变性、钙化灶清除不彻底，缝合处组织脆弱。

（3）选用的人工瓣环类型与患者瓣环不匹配，瓣环与缝合处张力大。

（4）植入时的技术原因，如针距过宽、打结不牢、线结脱开等。

瓣周漏按部位可分为二尖瓣瓣周漏、主动脉瓣瓣周漏、三尖瓣瓣周漏、肺动脉瓣瓣周漏等类型，其中二尖瓣及主动脉瓣瓣周漏最为常见。按人造瓣膜种类可分为生物瓣瓣周漏、机械瓣瓣周漏、支架瓣瓣周漏等。按照瓣周漏的漏口大小（以外科手术探查为标准）可分为三型：小型（1～2 mm）、中型（3～5 mm）和大型（6～15 mm）。

瓣周漏可以导致血流动力学变化，造成心力衰竭和（或）溶血性贫血等。心力衰竭的原因是瓣膜反流引起容量负荷过重，心力衰竭的程度与瓣膜反流程度成正比。溶血的原因是漏口处局部血流剪切力过大和漏口表面组织粗糙引起的红细胞破坏过多，溶血性贫血的程度与瓣周漏口的大小不一定成正比，越小的漏口可能溶血越严重。

二、瓣周漏的治疗

既往瓣周漏的治疗主要以外科手术为主，进行瓣周漏修补或者植入新的人工瓣膜，但是再次开胸手术风险大，死亡率高，因此临床选择需谨慎。据文献报道，第一例经皮瓣周漏封堵术于1992年开展，最初应用的封堵器常为先天性心脏病介入封堵器，针对瓣周漏的封堵器直到2010年才有厂家生产。由于经皮瓣周漏封堵术创伤小、并发症少，因此在合适的患者中作为首选的治疗方法。尽管瓣周漏封堵术在不断开展，各种器械也不断改善，但是成功率仍然有限，主要原因为漏口的形态不规则，而且常常不止一个漏口。技术难点包括准确评估瓣周漏的形态特征，找到合适的封堵器，并将封堵器置入合适的位点。值得一提的是，即使影像学上很小的残余漏也可导致临床上明显的血流动力学变化,这种情况从影像学来说封堵成功了,但是在临床上仍算失败。

三、瓣周漏介入治疗的适应证和禁忌证

1. 适应证　根据 2014 年美国心脏病学会/美国心脏协会指南推荐:介入治疗适用于人工瓣膜置换术后瓣周漏存在心功能不全和(或)溶血性贫血,临床症状严重,再次外科开胸手术风险大,同时解剖学结构合适的患者(循证医学等级Ⅱa类)。

2. 禁忌证
(1)感染性心内膜炎活动期。
(2)瓣周漏周围有赘生物附着。
(3)瓣环活动度大,有摇摆现象。
(4)重度瓣周漏。

(5)心腔内发现血栓或近期有栓塞事件。

四、瓣周漏封堵器的选择

瓣周漏封堵器的选择取决于瓣周漏的位置、大小、形态以及与瓣环的距离。超声心动图检查结合心导管造影可以协助选择合适的封堵器。瓣周漏专用封堵器为 Amplatzer Vascular Plug(AVP)。该装置由镍钛合金制成,专为通过小口径导管(如 4Fr)设计的。其他常用的封堵器有动脉导管未闭封堵器及肌部室间隔缺损封堵器等。但是这两种封堵器需要较粗的输送导管,因此只有特定的病例才能适用。

相比用一个大的封堵器去处理瓣周漏,专家们更推荐用数个小的封堵器来进行填塞,特别是在病变较大的患者及瓣环明显钙化的情况下。

第二节　超声心动图在二尖瓣瓣周漏封堵术中的应用

一、超声心动图术前评估二尖瓣瓣周漏

超声心动图是诊断瓣周漏最简单、最敏感的检查方法。经胸超声心动图探查二尖瓣瓣周漏的主要切面为胸骨旁左心室长轴切面、二尖瓣水平短轴切面、心尖四腔心切面、心尖长轴切面及心尖两腔心切面(图 15 - 1),二维超声表现为瓣环外周的回声中断,小的瓣周漏可无明显的回声中断,但是彩色多普勒可以显示起源于瓣环外的瓣周反流束,大的瓣周漏除了能显示明显的回声中断及穿梭血流外,还可以看到瓣环摆动现象。

由于人工瓣膜有后方声影,应用经胸超声评价人工机械二尖瓣的时候容易遮盖反流束,经食管超声具有较好的优势,此时左心房变成近场,对瓣膜的反流束起始口及反流程度更容易探查显现。在应用经食管超声评价人工二尖瓣瓣周漏时,应多切面多角度去探查可能的漏口,二维超声表现为瓣环外周回声中断,彩色多普勒可见该处舒张期穿梭血流、收缩期瓣周反流(图 15 - 2)。瓣周漏出现的位置多变不固定,有时候不止一处,常规切面可能无法探查到明显的瓣周漏,此时推荐经胃底左心室短

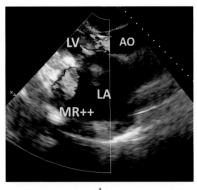

A

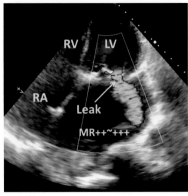

B

图 15 - 1　A. 胸骨旁长轴切面,彩色多普勒示左心房内轻度二尖瓣反流,但是反流束的起始位置显示不清;B. 心尖四腔心切面,显示人工生物二尖瓣瓣环侧方轻中度瓣周漏。LA:左心房;LV:左心室;AO:主动脉;Leak:瓣周漏;MR:二尖瓣反流

轴切面,或者应用实时三维超声心动图,这两种方法均能显示整个人工瓣的缝合缘,有助于对瓣周漏的定量和定位。经食管超声心动图对二尖瓣瓣周漏的定位可以参照 Meloni L 等推荐的方法。该方法将左心室短轴的圆周分成 12 等份,主动脉根部处定为 0 点及 12 点,左心耳处为 9 点,在此基础上使用位点或角度来描述病变的位置(图 15-3)。

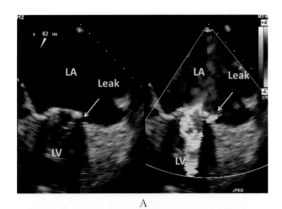

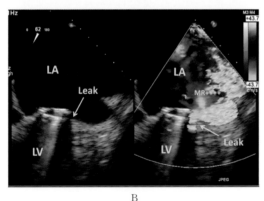

图 15-2　经食管超声心动图。A. 左图箭头处可见二尖瓣瓣环侧方回声中断,右图可见舒张期左心房血流经瓣口及瓣周漏口进入左心室;B. 右图为起源于该处的重度瓣周漏。LA:左心房;LV:左心室;Leak:瓣周漏;MR:二尖瓣反流

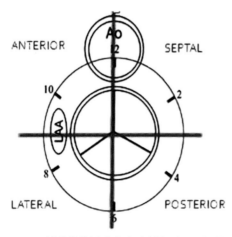

图 15-3　二尖瓣瓣周漏定位方法示意图。ANTERIOR:前;SEPTAL:间隔;LATERAL:侧;POSTERIOR:后

使用经食管超声心动图不但可以更清晰地显示瓣周漏的部位,还可以观察人工瓣周脓肿形成、赘生物及心房和心耳血栓等经胸超声难以显示的内容。由于瓣周漏患者可能停用了抗凝治疗,所以存在瓣膜及心腔内血栓形成的可能,而心腔内血栓形成存在脑卒中的风险,因此这种情况下介入治疗需停止或推迟。如果发现有人工瓣瓣周脓肿形成或者瓣周漏口有赘生物附着,这也是封堵术的禁忌证。

二、超声心动图在二尖瓣瓣周漏介入封堵术中的应用

在术前详细超声检查的基础上,介入术开始前需要再做一次简要的超声检查,让手术医师实时地观察病变部位和反流的程度,有条件时可应用经食管实时三维超声心动图模拟手术视野,帮助手术医师理解病变空间位置。同时还可以应用三维超声精确测量缺损面积大小,协助手术医师选择合适的封堵器。对于病变较大(大于 25% 瓣周)者可能需要一个以上的封堵器。当病变较大导致人工瓣膜支架欠固定而出现明显的摆动和活动时,介入术中封堵器脱落的风险较大,这种情况不宜进行封堵治疗。

二尖瓣瓣周漏的封堵最常采用的途径为经股静脉插管,经房间隔穿刺至左心房,超声心动图可以引导房间隔穿刺,增加穿刺成功率并降低并发症。房间隔穿刺成功后,选用合适的导管和导丝于左心房穿过瓣周漏进入左心室。此时超声可以判断导丝是通过瓣周漏的缺损部位还是通过瓣口进入左心室,有研究显示经食管三维超声在导丝定位方面较二维超声有更显著的优势。确定导丝通过瓣周漏后导入长交换导丝及与所选封堵器匹配的输送鞘管至左心室,在左心室腔内打开封堵器,再打开左心房面的封堵伞。两侧封堵器打开后,使用超声即时评价有无残余分流以及人工瓣膜启闭是否受影响,确定无误后方可释放封堵器(图 15-4)。其他的途径有经颈静脉或经股动脉路径。经颈静脉及上腔静脉行低位房间隔穿刺难度较大,此时超声心动图可以协助寻找合适的穿刺位点,而经股动脉逆行进入左心室时,心腔内有肌小梁、乳头肌及

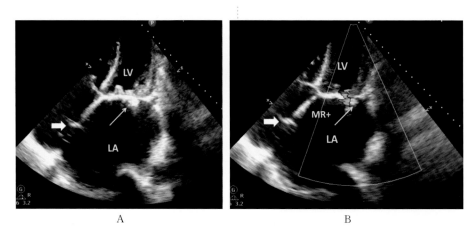

图 15-4 二尖瓣瓣周漏封堵术中,利用经胸超声心动图进行监测。A. 心尖四腔心切面,黄色箭头指向处为瓣周漏封堵器,白色短箭头指向处为穿过房间隔的导丝;B. 同一切面的彩色多普勒显像,显示封堵器边缘细束残余瓣周反流。LA:左心房;LV:左心室;MR:二尖瓣反流

腱索等,超声心动图可以协助监测导丝及输送鞘有无损伤心腔内结构,有无心包积液等。

三、超声心动图在二尖瓣瓣周漏介入封堵术后疗效评价

包括术后即刻疗效评价和长期随访。封堵器释放后即刻,需行超声心动图检查评价瓣周残余漏情况,残余漏较多时可以考虑增加封堵器的数目。术后即刻和长期随访内容还包括封堵器位置是否移位或脱落、心腔大小、肺动脉压力、肺静脉血流、残余房间隔缺损大小及分流、左心室射血分数等。如果经胸超声心动图不能明确,则需要进行经食管超声心动图检查。

第三节　超声心动图在主动脉瓣瓣周漏封堵术中的应用

一、超声心动图术前评估主动脉瓣瓣周漏

评价人工主动脉瓣时,经胸超声常规切面主要有:胸骨旁左心室长轴切面、大动脉短轴切面、心尖五腔心切面及心尖左心室长轴切面。若在以上常规切面探查到可疑瓣周漏时,应多切面结合彩色多普勒进行仔细探查,对于小的瓣周漏回声失落可不明显,彩色多普勒更敏感,需探查瓣周漏的起始处及评估反流程度(图 15-5)。

经食管超声对瓣周漏的定位更精确,对反流程度的评价也更准确(图 15-6)。受机械瓣声影的影响,经胸超声对主动脉瓣后方病变显示欠佳,同样的,经食管超声对主动脉瓣前侧病变显示欠清,三维超声也无法解决这个问题。因此,有专家推荐对于前侧瓣周漏应用经胸超声进行探查就已足够,而后侧瓣周漏应进一步行经食管超声检查。经食管超声检查切面有:食管中段水平的长轴及短轴切面,100°～120°的左心室长轴切面,0°经胃底五腔心切面等。对于主动脉瓣瓣周漏的定位,主要描述瓣周漏是位于左冠窦、右冠窦,还是位于无冠窦区,这样有利于手术医生进行相应位置的升主动脉造影。

在评价人工机械主动脉瓣瓣周漏的时候,如果瓣周漏位于右冠瓣及左冠瓣区时,瓣周漏与冠状动脉的开口距离也需要探查(图 15-7)。如果冠状动脉开口离主动脉瓣环太近可能会影响封堵器的选择及手术的成功性。经胸超声的胸骨旁左心室长轴切面可以探查测量主动脉瓣瓣周漏与右冠状动脉开口位置的距离。而瓣周漏与左冠状动脉开口位置的距离测量需要应用经食管实时三维超声心动图。

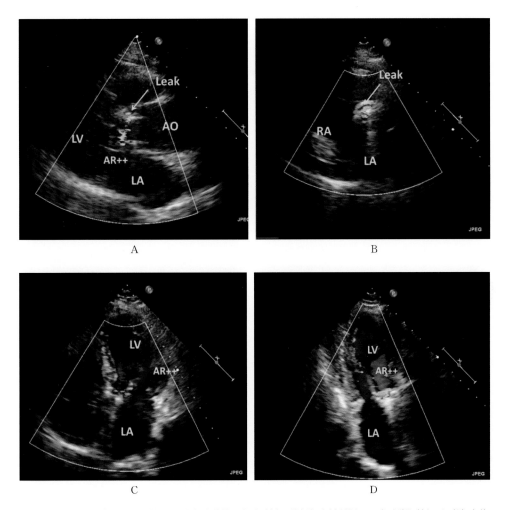

图 15-5　A. 胸骨旁左心室长轴切面，彩色多普勒示主动脉瓣环前侧轻度瓣周漏；B. 大动脉短轴切面，彩色多普勒示瓣周反流位于右冠窦区；C、D. 分别为心尖四腔心切面及心尖长轴切面，均显示轻度主动脉瓣反流，但是反流束的起始位置不明确。LA：左心房；LV：左心室；RA：右心房；AO：主动脉；AR：主动脉瓣反流；Leak：瓣周漏

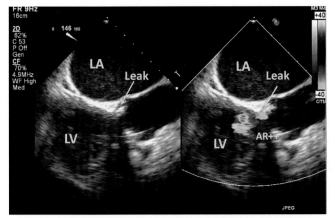

图 15-6　经食管超声心动图，146°变异的左心室长轴切面。左图. 箭头处可见主动脉后方左冠窦处回声中断；右图. 可见舒张期起源于该处的轻度瓣周漏。LA：左心房；LV：左心室；Leak：瓣周漏；AR：主动脉瓣反流

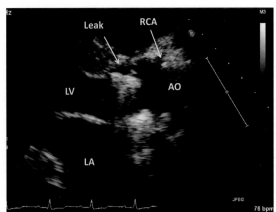

图 15-7　胸骨旁左心室长轴切面，箭头处分别为瓣周漏及右冠状动脉开口处。LA：左心房；LV：左心室；AO：主动脉；Leak：瓣周漏；RCA：右冠状动脉

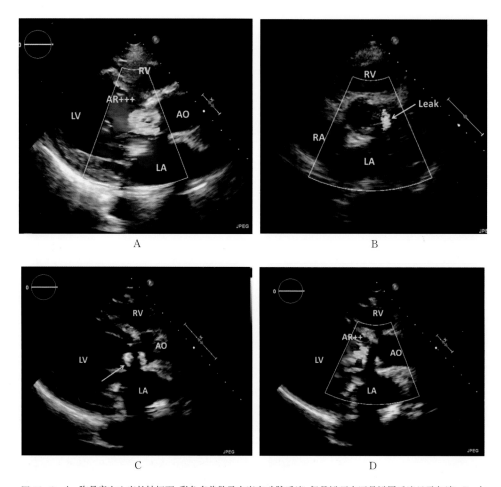

图 15-8 A. 胸骨旁左心室长轴切面,彩色多普勒示中度主动脉反流,但是瓣环内还是瓣周反流显示欠清;B. 大动脉短轴切面,彩色多普勒示瓣周反流位于左冠窦区;C、D. 术中封堵监护图像,可清晰显示封堵器的位置,彩色多普勒示封堵后仍有轻度瓣周反流。LA:左心房;LV:左心室;RA:右心房;RV:右心室;AO:主动脉;AR:主动脉瓣反流;Leak:瓣周漏

二、超声心动图在主动脉瓣瓣周漏介入封堵术中的应用

主动脉瓣瓣周漏封堵术最常用的是经股动脉途径,采用股动脉逆行插管,行升主动脉造影明确瓣周漏的位置及反流程度。然后选用合适的导管和导丝,于升主动脉经瓣周漏进入左心室。术中超声心动图可以监测导丝位置,避免其经过人工瓣膜而非瓣周漏进入左心室。导入交换导丝及配套的输送鞘将封堵器输送至左心室,先打开左心室面的封堵器,再打开主动脉面的封堵器。两侧封堵器均打开后,应用超声实时观察瓣周漏有无残余分流、封堵器有无影响冠状动脉血流、人工瓣膜启闭活动情况等,确认无误后方可释放封堵器(图 15-8)。

若仍有较多残余分流,可考虑应用多个小的封堵器进一步封堵。

三、超声心动图在主动脉瓣瓣周漏介入封堵术后疗效评价的应用

包括术后即刻疗效评价和长期随访。由于瓣周漏大多形态不规则甚至伴有多处漏口,封堵术后的残余漏比较常见。封堵器释放后即刻,需行超声心动图检查评价瓣周残余漏情况,残余漏较多时可以考虑增加封堵器的数目。术后即刻还要观察封堵器是否固定、有无影响冠状动脉血流、人工瓣膜的启闭活动、有无心包积液及左心系统气泡等并发症。术后长期随访内容包括心腔大小的变化、残余漏情况以及人工瓣膜的启闭功

能等。

综上所述,超声心动图在瓣周漏介入治疗术的术前评估、术中监测及术后疗效评价中发挥着重要作用,近年来实时三维超声等新技术的发展能够为手术医师提供更加丰富的信息,然而目前超声心动图技术仍然存在一定的局限性,未来超声技术的进一步发展有望逐步提高对瓣周漏定位、定量诊断的准确性。

附:**病例解析**

患者,女性,64 岁,患者 10 年前于外院行二尖瓣置换术,手术顺利。术后无活动后呼吸困难,体力活动无受限,无胸闷、头晕、晕厥。5 年前开始出现乏力,未予重视,未行检查。2014-6-26 于我院行心脏超声检查示双瓣置换术后:①人工机械二尖瓣中重度瓣周漏,②人工机械主动脉瓣未见明显异常,③轻度肺动脉高压伴轻中度三尖瓣反流,肺动脉增宽。2014-7-5 拟行瓣周漏封堵术入我院心内科。2014-7-9 在我院心内科行左心、右心导管及二尖瓣置换术后瓣周漏封堵术。

手术经过:患者平卧于手术台上,常规消毒铺巾,1%利多卡因局部麻醉成功后,穿刺右股静脉和右股动脉,均置入 6F 鞘。术前心脏超声示人工二尖瓣支架侧壁中重度反流。在右冠状动脉造影导管指引下,将超滑导丝经主动脉进入左心室后血压从 162/72/107 mmHg 降至 142/57/88 mmHg,将 TIG 导管送入左心室过程中患者血压最低至 90/70/51 mmHg,顺利将导丝经过瓣周漏置于左心房,退出 TIG 导管,血压回升至 110/62/79 mmHg。行右心导管检查,测得右心室压、右心房压分别是 51/-6/8mmHg 和 12/3/8 mmHg。行上腔静脉造影显示右心房、左心房、主动脉,提示右心房、左心房扩大。反复穿刺房间隔,均未能成功,改经主动脉途径,选择 Amplatzer 2.6M,加硬导丝塑形后经导管、瓣周漏放置于左心房,选择 8F Cook 抗折超滑输送鞘管经过瓣周漏置入左心房。选择 16 mm 上海形状记忆合金 Plug 封堵器,经 8F 抗折鞘,进行封堵。复查心脏超声示封堵器未影响二尖瓣启闭,瓣周漏明显减少。释放封堵器即刻测得主动脉压力为 135/57/86 mmHg,约 1 min 后主动脉压升至

151/66/98 mmHg。复查心脏超声/造影示封堵器位置、大小、形态合适,对周围结构无影响,封堵器腰部细束残余漏。释放封堵器,封堵器释放后对瓣膜没有产生影响,人工机械瓣开合良好,左心房内血流缓慢(左心房巨大),测得封堵器腰部直径为 10 mm,提示该瓣周漏直径达 10 mm。撤管拔鞘,使用 8F Angio-Seal 血管闭合器闭合股动脉穿刺处。手术成功。

术后出现肉眼血尿伴黄疸,经对症治疗后症状缓解,于 2014-7-22 出院,出院用药:华法林(2.5 mg,每日 1 次),氯化钾缓释片,洛活喜(5 mg),维生素 B_1 片,速力菲片。出院后黄疸症状逐渐减轻。出院后 1 周患者于当地医院随访,国际化标准比值 1.6,在未有医生建议的情况下,调整华法林用量至 1.25 粒(3.125 mg)。2014-8-10 患者出现血尿伴黄疸,2014-8-15 再次入院治疗。

入院后完善相关检查,诊断为:二尖瓣机械瓣周漏封堵术后,心房颤动伴高度房室传导阻滞,溶血性贫血。患者黄疸严重,尿液为暗红色,予对症治疗:甲钴胺分散片,琥珀酸亚铁片,维生素 B_1 片,注射用还原型谷胱甘肽,碳酸氢钠注射液,注射用托拉塞米,甲泼尼龙静滴,复方维生素注射液。并于 2014-8-17 停用华法林。2014-8-18 复查心脏超声发现瓣周漏封堵器腰部细束残余漏。查血常规,血色素进行性下降,2014-08-20 输血治疗(2 U 悬浮红细胞)。积极治疗后,患者一般情况可,无不适主诉,黄疸减轻,尿液颜色淡黄色,2014-8-26 出院。出院后门诊随访心脏超声。2014-09-15 心脏超声结果示:原封堵器腰部残余瓣周漏消失(图 15-9,视频 15-1~视频 15-3)。

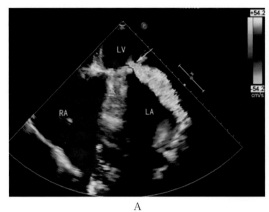
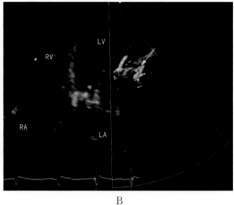

A

B

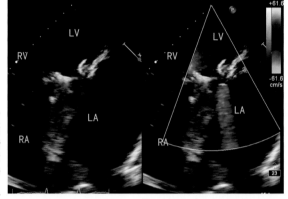

图 15-9　A. 瓣周漏封堵术前,心尖四腔心切面可见人工机械二尖瓣瓣环侧方中重度瓣周漏;B. 第二次入院复查心脏超声,彩色多普勒示瓣周漏封堵器腰部仍有少量残余漏。C. 停用华法林 1 个月后复查心脏超声,发现原有的残余漏消失。LA:左心房;LV:左心室;RA:右心房;RV:右心室

C

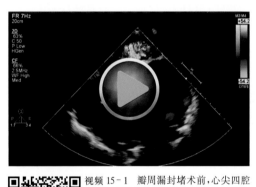

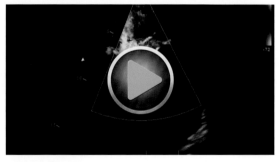

视频 15-1　瓣周漏封堵术前,心尖四腔心切面,可见人工机械二尖瓣瓣环侧方中重度瓣周漏

视频 15-2　瓣周漏封堵术后第二次入院复查心脏超声,彩色多普勒示瓣周漏封堵器腰部仍有少量残余漏

视频 15-3　停用华法林 1 个月后复查心脏超声,发现原有的残余漏消失

扫 码 观 看

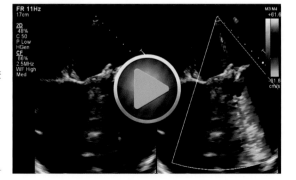

参考文献

［1］ Zamorano JL，Badano LP，Bruce C，et al. EAE/ASE recommendations for the use of echocardiography in new transcatheter interventions for valvular heart disease ［J］. J Am Soc Echocardiogr，2011，24（9）：937－965.

［2］ Meloni L，Aru GM，Abbruzzese PA，et al. Localization of mitral periprosthetic leaks by transesophageal echocardiography ［J］. Am J Cardiol，1992，69（3）：276－279.

［3］ García-Fernández MA，Cortés M，García-Robles JA，et al. Utility of real-time three-dimensional transesophageal echocardiography in evaluating the success of percutaneous transcatheter closure of mitral paravalvular leaks ［J］. J Am Soc Echocardiogr，2010，23（1）：26－32.

［4］ Spoon DB，Malouf JF，Spoon JN，et al. Mitral paravalvular leak：description and assessment of a novel anatomical method of localization ［J］. JACC Cardiovasc Imaging，2013，6：1212－1214.

［5］ Altiok E，Frick M，Meyer CG，et al. Comparison of two-and three-dimensionaltransthoracic echocardiography to cardiac magnetic resonance imaging for assessment of paravalvular regurgitation after transcatheter aortic valve implantation ［J］. Am J Cardiol，2014，113：1859－1866.

［6］ Hourihan M，Perry SB，Mandell VS，et al. Transcatheter closure of valvular and perivalvular leaks ［J］. J Am Coll Cardiol，1992，20：1371－1377.

［7］ Nishimura RA，Otto CM，Bonow RO，et al. 2014 AHA/ACC guideline for themanagement of patients with valvular heart disease：a report of the American College of Cardiology/American Heart Association Task Force on Practice Guidelines ［J］. J Am Coll Cardiol，2014，63：e57－185.

第十六章
超声心动图在起搏器植入术中的应用

第一节 概 述

20世纪30年代初期,Hyman首次借助类似起搏器的装置进行了心脏的复跳。Hyman将他设计的这一便携装置命名为"Hyman Otor",该装置通过一个手动摇柄发电机和一个电流中断装置组合而成,电流通过一根长针有节律地刺激右心耳,直至心脏复跳。20世纪50年代初,Zoll首次应用外置式起搏器成功抢救了一例心脏停搏的患者。在20世纪50年代中期,先驱心脏外科医生Lillehei提出房室传导阻滞是先天性心脏病就治术后死亡的重要原因。他与生理学家Johnson以及外科住院医生Gott合作,研发设计了一种用于临时心脏起搏的装置,该装置采用心外膜电极与体外触发器连接而运作。根据Lillehei医生的要求,工程师Bakken于1957年研制了第一台电池供电的便携式晶体管体外起搏器,这台起搏器的基本设计理念被沿用至今。

1958年Rune设计了第一个完全植入式的起搏器,同年10月,外科医生ÅkeSenning首次将该装置以开胸手术的方式植入一名完全性房室传导阻滞的患者。由于该装置采用镍铬电池供电,需要频繁充电、更换,这个植入的设备仅仅工作了3个

小时,而这名患者先后总共接受了23次的起搏器植入手术。

1960年6月,心外科医生William Chardack将人类起搏器史上第一个稳定耐用的永久性植入式心脏起搏器植入一名77岁的完全性房室传导阻滞患者。这一装置由电气工程师Greatbatch研制,直径6cm,厚度1.5cm,通过外科手术埋藏于腹部皮下囊袋内,由于采用更为稳定的汞锌电池供电,它成功地将患者的生命延长了整整18个月。1968年,Catalyst研发团队首次研发了锂-碘电池,并于1973年由Greatbatch改良用于起搏器供电,直至今天,锂-碘电池依然是起搏器供电系统的主流技术。

植入式心律转复除颤器(implantable cardioverter defibrillator,ICD)的外观与起搏器类似,植入的部位也基本相同。ICD可以随时检测出并判断患者所发生的严重室性心律失常的类型,通过对心脏释放出高能量的电脉冲(电击)来达到除颤的目的,从而防止猝死,挽救患者的生命。

心脏再同步化治疗(CRT)的发展是使用可植入起搏器的另一个里程碑事件,标志着起搏器将不仅适用于心律失常,对于相当一部分心力衰竭的患

者同样很有价值。CRT 最早于 20 世纪 90 年代早期应用于临床。目前,多个临床试验均已证实了其在 QRS 延长的中重度左心室收缩功能障碍患者中的价值。2013 年欧洲心律学会/欧洲心脏病学会(EHRA/ESC)《心脏起搏器和心脏再同步治疗指南》再次肯定了 CRT 在该领域的地位,并且不再拘泥于心功能水平的分级限制,而是所有 NYHA 分级为 Ⅱ～Ⅳ 级的患者同样被推荐。统计显示,2011 年在中欧和西欧地区,每 100 万例患者当中有 140 例患者接受 CRT,保持明显上升势头。在机制上,CRT 主要是通过协调心房与心室的激动,保持左、右心室及心室内激动的同步性,从而达到改善心室功能、减少二尖瓣反流,并逆转心室重构的目的。

起搏器正经历着越来越丰富多彩的革新,如磁共振相容性起搏器、生物起搏技术、无线心脏起搏器的研发等。随着起搏器治疗在临床上的广泛应用,越来越多的心律失常及心功能不全患者从中获益,大大改善了患者的预后,延长了生存期。与此同时,起搏器治疗前的患者评估、术中监测、术后随访也向超声心动图提出了更多的挑战与要求。

第二节　超声心动图在起搏器植入术前的应用

一、起搏器植入途径

植入永久性心脏起搏器和 ICD 有两种基本途径:①经心外膜,需要全麻和外科手术方法;②经静脉途径进入心脏内膜,这种方法只需局麻加镇静,已成为目前起搏器植入的主要手段。

临时心脏起搏的方法包括:经皮起搏、经静脉起搏、经食管起搏、经胸起搏和经心外膜起搏,以经静脉起搏方式最为常用。

心脏再同步化治疗需要分别起搏右心房、右心室和左心室,除常规右心房耳部、右心室心尖部起搏位点之外,更重要的是左心室起搏。进行左心室起搏有如下 3 种途径。

(1) 穿室间隔,从右心室至左心室,这种方法损伤大,并发症多,目前未在临床应用。

(2) 左心室心外膜起搏,通过外科手术开胸或应用胸腔镜将起搏电板缝在左心室心外膜处起搏左心室。

(3) 经冠状静脉窦,将起搏电极送至心大静脉或其他分支血管,起搏左心室。

第三种方法无需开胸,并发症少,是目前临床最为常用的左心室起搏方法。

二、超声评估植入途径

如前所述,经静脉途径是各类起搏器植入手术的主要途径。临床上常用的静脉主要包括颈静脉(颈内、外静脉)、无名静脉、锁骨下静脉和头静脉,起搏导线通过这些静脉抵达上腔静脉后进入右心房;有时也会采用髂静脉进行起搏器的植入,此时起搏导线通过下腔静脉进入右心房;右心室的电极放置需将导线进一步向前经三尖瓣送入右心室心尖部或右心室流出道完成。

(一) 永存左上腔静脉

当存在左上腔静脉时,应注意观察右上腔静脉是否缺如,因为右上腔静脉缺如的患者,导线需通过左侧静脉-左上腔静脉-冠状动脉窦,方可进入右心房,植入将非常困难。因此,如果存在右上腔静脉,则首选经右上腔静脉植入;如右上腔静脉缺如,则可经下肢静脉经下腔静脉送入起搏导线,此时需要使用特殊的加长导线,并将起搏器囊袋置于腹股沟下或下腹部;当然,也可尝试通过左上腔静脉进行导线植入(图 16-1～图 16-3,视频 16-1～视频 16-7)。

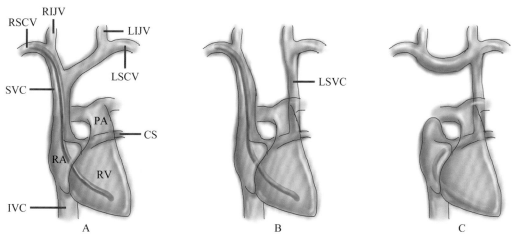

图 16-1　上腔静脉及其变异解剖示意图。A. 正常：左右锁骨下静脉及左右颈内静脉均汇入上腔静脉后回流至右心房，起搏导线经左、右锁骨下静脉或颈内静脉均可抵达上腔静脉，而后经右心房-右心室路径放置；B. 双侧上腔静脉：右上腔静脉及左上腔静脉同时存在，右锁骨下静脉及右颈内静脉回流至右上腔静脉，左锁骨下静脉及左颈内静脉回流至左上腔静脉，起搏导线可如 A 路径进行植入，此时不宜选择左侧外周静脉；C. 右上腔静脉缺如：左右锁骨下静脉及左右颈内静脉均汇入至左上腔静脉后，先引流至冠状静脉窦后，才汇入右心房，此时起搏导线经锁骨下静脉-左上腔静脉-冠状静脉窦-右心房-右心室路径，走形曲折，放置困难。RSCV：右锁骨下静脉；RIJV：右颈内静脉；LSCV：左锁骨下静脉；LIJV：左颈内静脉；SVC：上腔静脉（右侧）；IVC：下腔静脉；RA：右心房；RV：右心室；PA：肺动脉；CS：冠状静脉窦；LSVC：左上腔静脉

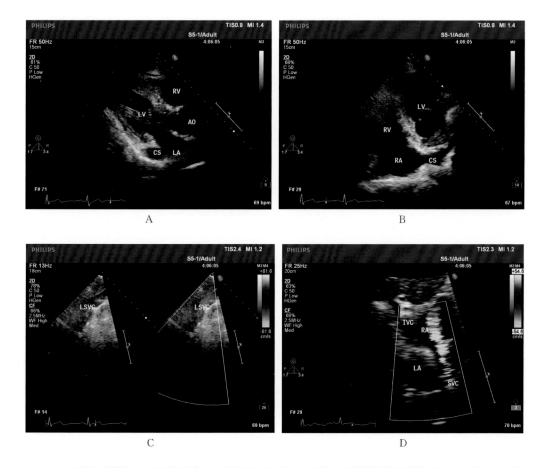

图 16-2　双侧上腔静脉。A. 变异胸骨旁左心室长轴切面，可见左心房后方显著增宽的冠状静脉窦；B. 变异心尖四腔心切面，可见增粗的冠状静脉窦汇入右心房内；C. 胸骨上窝切面，降主动脉左前方可见一较粗大的异常静脉跨越并向下偏右行走，彩色多普勒示其内连续向下血流信号；D. 剑突下上下腔切面，可见右上腔静脉与下腔静脉汇入右心房内。RA：右心房；RV：右心室；LA：左心房；LV：左心室；CS：冠状静脉窦；LSVC：左上腔静脉；IVC：下腔静脉；SVC：上腔静脉（右侧）

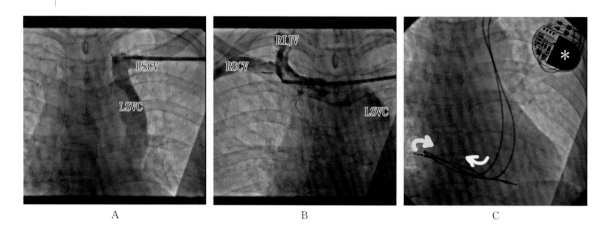

A   B   C

图 16-3　右上腔静脉缺如，经左上腔静脉起搏器植入术。A. 左锁骨下静脉汇入左上腔静脉；B. 右上腔静脉缺如，右锁骨下静脉及右颈内静脉汇合后向左汇入左上腔静脉；C. 起搏器埋于左肩皮下（﹡），起搏导线经左上腔静脉-冠状静脉窦-右房室路径植入，走行迂曲，右心房及右心室电极在冠状静脉窦进入右心房时存在一个近似直角的转折（白色箭头），右心室电极自右心房进入右心室时存在一个近似 180° 的折叠（黄色箭头）。LSVC：左上腔静脉；LSCV：左锁骨下静脉；RIJV：右颈内静脉；RSCV：右锁骨下静脉

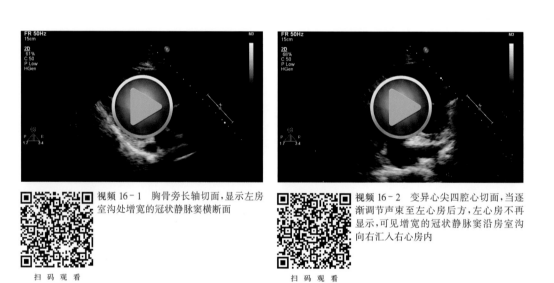

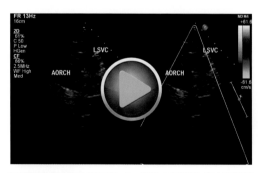

视频 16-1　胸骨旁长轴切面，显示左房室沟处增宽的冠状静脉窦横断面

扫 码 观 看

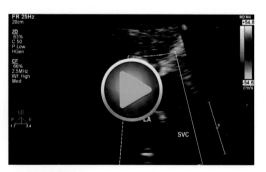

视频 16-2　变异心尖四腔心切面，当逐渐调节声束至左心房后方，左心房不再显示，可见增宽的冠状静脉窦沿房室沟向右汇入右心房内

扫 码 观 看

视频 16-3　胸骨上窝切面，降主动脉侧可见粗大的左上腔静脉

扫 码 观 看

视频 16-4　剑突下上下腔静脉切面，可见右上腔静脉（红色血流）及下腔静脉（蓝色血流）汇入右心房

扫 码 观 看

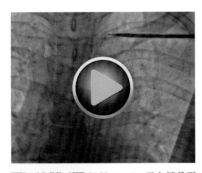

视频 16-5　于左锁骨下静脉造影时，X 线透视可见左锁骨下静脉汇入左上腔静脉

扫码观看

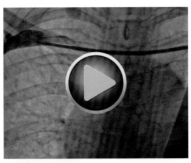

视频 16-6　于右锁骨下静脉造影时，X 线透视可见右颈内静脉与右锁骨下静脉汇合后向左汇入左上腔静脉，提示右上腔静脉缺如，孤立左上腔静脉

扫码观看

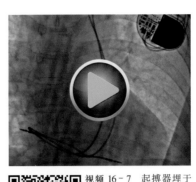

视频 16-7　起搏器埋于左肩皮下，起搏导线经左上腔静脉-冠状静脉窦-右房室路径植入，走行迂曲，右心房及右心室电极在冠状静脉窦进入右心房时存在一个近似直角的转折，右心室电极自右心房进入右心室时存在一个近似180°的折叠

扫码观看

（二）三尖瓣

右心室电极的放置需经过三尖瓣，因此三尖瓣的观察评价是贯穿起搏器术前、术中、术后的重要内容。起搏器植入术前，存在显著三尖瓣反流时，心室导线跨过三尖瓣后剧烈摆动，进入流出道后摆动幅度相对较小，所以流出道间隔部反而容易固定（固定于间隔部时，需选用主动导线）。如需将心室导线固定于右心室心尖部时，宜选用被动导线：因为主动导线的螺旋旋出仅 2～3 cm，在较大血流冲击力的影响下，容易发生脱位；而被动导线头端的翼状倒刺有利于将导线"嵌顿"于肌小梁中，不易受血流冲击导致脱位。

此外，大量的三尖瓣反流可以导致右心房、右心室过大，从而引起电极导线固定困难。巨大右心房者，J 形被动导线可能无法固定于一个恰当部位（因 J 形的弯度是出厂即设计好的），可能需要换用主动导线自制弯度。特制的短导线有助于避免导线在囊袋内缠绕，减少导线脱位、囊袋皮肤磨损、感染和破溃的概率，而心房、心室巨大患者不适宜使用短导线。

部分起搏器植入患者可能接受过三尖瓣的置换，当置换的瓣膜为生物瓣时，操作不受影响；如置换的瓣膜为机械瓣，导线通过可能会出现卡瓣，影响机械瓣膜的瓣阀活动，因此不能经三尖瓣进行心室电极的植入，此时可通过冠状静脉窦将导线植入左心室心外膜，或行开胸手术放置心外膜电极。

（三）房/室间隔缺损

当存在房/室间隔缺损时，导线可经缺损进入左心系统；同时，房间隔缺损常常引起右房室增大，引起如前所述的导线固定困难（图 16-4）。

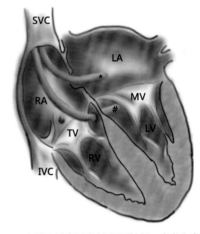

图 16-4　起搏电极穿过房/室间隔缺损。当存在房/室间隔缺损时，起搏电极可经房间隔缺损（＊导线）或室间隔缺损（♯导线）穿越至左心系统，透视时可能难以发现，但起搏心电图可以帮助判断，超声心动图有助于直接观察。SVC：上腔静脉；IVC：下腔静脉；RA：右心房；LA：左心房；RV：右心室；LV：左心室；TV：三尖瓣；MV：二尖瓣

（四）右心系统占位

需要起搏器植入的心律失常（如慢快综合征）有时可发生心房血栓，而有些右心系统的肿瘤由于累及传导系统，也可能以慢性心律失常为首发症状（图 16-5，视频 16-8）。因此，在起搏器植入术前，

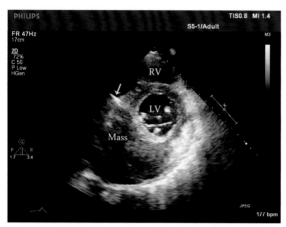

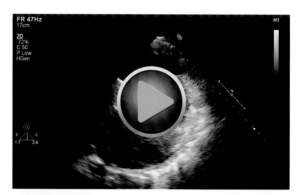

图 16-5 起搏器术后淋巴瘤。一例因胸闷起病的病例,首诊发现"三度房室传导阻滞"后予以起搏器植入治疗,术后 2 个月复查时发现右房室内巨大占位,将起搏导线(箭头)包绕吞噬。RV:右心室;LV:左心室;Mass:占位

视频 16-8 一例因胸闷起病的病例,首诊发现"三度房室传导阻滞"后予以起搏器植入治疗,术后 2 个月复查时发现右房室内巨大占位,将起搏导线包绕吞噬

扫 码 观 看

要注意上、下腔静脉、右心房、三尖瓣或右心室等导线植入途径中的任何结构是否存在异常占位。当发现占位时,需首先明确占位性质,如为血栓性占位,可在抗凝治疗、血栓消失后进行,以免起搏器导线植入过程中血栓脱落导致栓塞事件;如为肿瘤,则可能会由于操作导致肿瘤组织脱落,并增加导线植入的困难,需结合具体情况,决定是否先进行肿瘤的相应治疗。

第三节　超声心动图在起搏器植入术中的应用

(一)三尖瓣

右心室导线会或多或少地影响三尖瓣的关闭,因此起搏器植入术中、术后发生三尖瓣反流是非常多见的。Novak 等对 78 例具有心脏起搏器的死亡病例进行尸体解剖观察起搏导线与周围结构的关系,发现 32% 的死者起搏器导线穿透乳头肌或腱索,14% 的死者起搏导线被增生的纤维组织固定于三尖瓣相关结构,仅 46% 的死者起搏导线未影响三尖瓣结构。Bawardy 等人发现在起搏器植入术后的患者中,显著三尖瓣反流的发生率是普通人群的 2 倍之多,且 11%～25% 的患者在术后 1～827 日可发生三尖瓣反流 1～2 级的增加。当存在以下情况时,具有起搏器的患者更易发生三尖瓣反流:①导线位于三尖瓣后叶与隔叶之间;②有两根或两根以上起搏导线穿过三尖瓣;③心房颤动患者或起搏器植入手术时间较长者;④ICD 除颤导线暴露的金属部分更多,更易与周围三尖瓣组织形成纤维粘连,更易发生显著的三尖瓣反流。

Hoke 和 Nath 等的研究则指出显著的起搏器相关三尖瓣反流往往提示患者预后不佳甚至生存率降低。因此,在起搏器植入的患者中,应注重三尖瓣反流的随访,了解反流的病因及反流程度的变化。起搏器相关的三尖瓣反流机制尚不明确,但目前普遍认同的观点指出主要包括功能性与机械性两种病因,前者主要指右心室起搏后导致的收缩不同步引起的三尖瓣反流;后者主要包括三尖瓣穿孔、导线与三尖瓣结构相互缠绕、导线机械撞击、导线与相邻组织间形成纤维粘连等(图 16-6、图 16-7,视频 16-9、视频 16-10)。

(二)心包

经静脉永久起搏器植入可以导致心肌穿透性损伤并引发心包积液或心包炎(图 16-8,视频 16-11)。就起搏装置而言,起搏导线冗长盘绕者更易发生心肌穿透性损伤;主动电极较被动电极更易穿

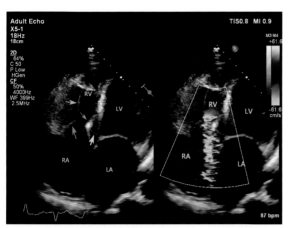

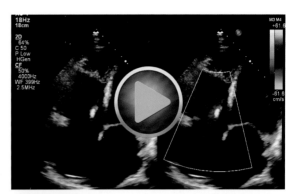

视频 16-9　右心室腔内两处起搏电极回声,一处回声纤细,根据走行判断其可能附着于右心室心尖部,另一电极回声增强,紧邻室间隔,并限制三尖瓣隔瓣的关闭,导致收缩期其与对侧瓣叶对合不良,并产生显著三尖瓣反流

扫 码 观 看

图 16-6　起搏电极与三尖瓣隔瓣粘连的二维及彩色多普勒对比超声图像。可见右心室腔内两处起搏电极回声,一处回声纤细,根据走行判断其可能附着于右心室心尖部(蓝色箭头),另一处电极回声增强,紧邻室间隔(粉色箭头),并限制三尖瓣隔瓣(黄色箭头)的关闭,导致收缩期其与对侧瓣叶(橙色箭头)对合不良,并产生显著三尖瓣反流。RA:右心房;RV:右心室;LA:左心房;LV:左心室

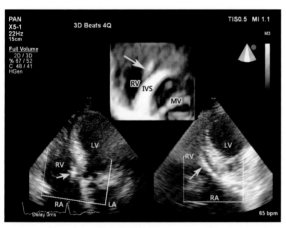

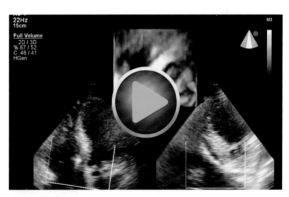

视频 16-10　起搏导线周围回声增强,紧邻室间隔右心室面,活动度受限,提示其与周围结构粘连

扫 码 观 看

图 16-7　起搏电极与三尖瓣隔瓣粘连的三维及正交切面超声图像。可见起搏导线(箭头)周围回声增强,紧邻室间隔右心室面,活动度受限,提示其与周围结构粘连。RA:右心房;RV:右心室;LA:左心房;LV:左心室

破心肌;除颤电极较普通电极更易发生,且发生率随放电次数增加。就心脏解剖特性而言:心房壁较心室壁更易被电极穿破,右心室心尖部较间隔部或流出道部更易被穿破。其他起搏器相关心包并发症的危险因素包括:①老年;②女性;③低体重(BMI<20 kg/m²);④植入术1周内抗凝药物或类固醇药物的使用;⑤胸部外伤(越临近起搏器植入手术越易发生)等。根据心包并发症发生的时间,可分为:①急性期:起搏器植入手术后24 h以内;②亚急性期:起搏器植入手术后24 h~1个月;③迟发性:起搏器术后1个月以上。急性期常常病情凶险,引起心脏压塞;亚急性期或迟发性心包

并发症大多保守治疗即可控制,尚无死亡病例报道。

尽管心肌透壁性损伤在起搏器植入患者中发生率极低,但它可能引起心脏压塞甚至威胁生命,因此早期发现,及时处理至关重要。心脏超声对于移位电极的显示并不理想,因此发现心包积液后,需要格外仔细寻找起搏导线头端的位置。有时,起搏器穿透处可被纤维组织、血栓及心包覆盖,形成假瘤,也有助于判断。即使无法追踪起搏电极,也应结合前述危险因素、心电图(起搏器运作异常)等信息为临床提供线索,并在超声引导下进行心包穿刺。

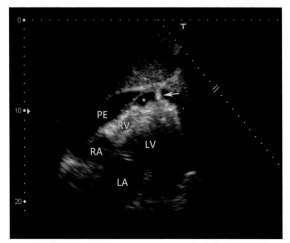

图 16-8 起搏电极穿破右心室游离壁心尖,可见右心室游离壁心尖部起搏电极头端穿出(箭头),脏层心包下形成血肿(*),并导致心包积液。PE:心包积液;RA:右心房;RV:右心室;LA:左心房;LV:左心室

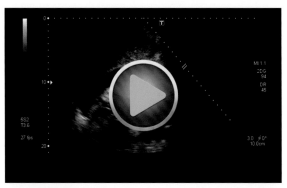

视频 16-11 右心室游离壁心尖部起搏电极头端穿出,脏层心包下形成血肿并导致心包积液

扫 码 观 看

第四节 超声心动图在起搏器植入术后的应用

一、心包积液

除起搏电极的直接损伤外(见本章第三节),心脏损伤后综合征(post cardiac injury syndrome, PCIS)也是起搏器术后中远期引起心包积液的重要原因。它是由心脏损伤引起的一系列炎症反应,可累及胸膜(胸腔积液)及心包(心包炎、心包积液),也可因心脏外伤、手术、急性心肌梗死及其他经血管介入操作引起。与直接损伤不同,PCIS 主要与免疫反应引起的无菌性炎症有关,通常 NSAID 或激素治疗后数周可以恢复。

二、感染性心内膜炎

起搏器相关心内膜炎(infective endocarditis, IE)是永久性起搏器植入术的一种少见而严重的并发症,发病率为 0.5%~2.0%,一旦发生,自然死亡率可达 10%~30%。2009 年欧洲心脏病学会公布的感染性心内膜炎指南中,将其归为心内装置相关性 IE。由于受起搏器电极的影响,超声心动图对感染性赘生物的观察较为困难,而起搏器相关 IE 的血培养阳性率较低,因此其诊断难度较大。由于起搏器相关感染性心内膜炎是一严重并发症,对于植入起搏器后出现持续发热、心功能不全、起搏器工作异常或出现新发心脏杂音的患者应考虑起搏器相关感染性心内膜炎,超声心动图是最为常用和可靠的诊断手段,准确率约为 80%,优于外周血培养,后者阳性率为 68%~77%。经胸超声心动图可以观察到起搏电极上漂动的赘生物或仅观察到起搏导线增粗毛糙(图 16-9,视频 16-12),有时感染可累及周围结构,引起三尖瓣、右心房或右心室赘生物(三尖瓣受累最为常见),反而更易被观察和诊断。对于经胸超声心动图检查阴性者,如临床高度怀疑感染性心内膜炎,应及时行经食管超声心动图(准确性高达约 90%)进一步明确诊断。起搏器相关感染性心内膜炎一经确认,即应行手术移除全部起搏器装置。这是由于致病菌可附着于电极导线,并形成生物膜,难以被抗生素彻底清除,因此如不完全移除全部装置,感染极易复发,往往危及生命。

三、起搏器相关血栓

尽管起搏器植入患者中,严重的血栓及栓塞发生率仅 0.6%~3.5%,无症状起搏器相关血栓则

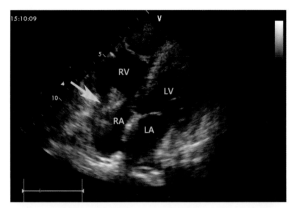

图 16-9 起搏器电极赘生物。右心腔内起搏电极被大团赘生物包绕(箭头),表面毛糙,累及右心室电极的心房及心室段。RA:右心房;RV:右心室;LV:左心室;LA:左心房

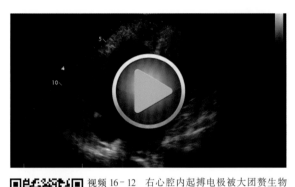

视频 16-12 右心腔内起搏电极被大团赘生物包绕(箭头),表面毛糙,累及右心室电极的心房及心室段

扫码观看

非常多见,在起搏器植入术后 1 年行静脉造影检查的患者中可高达 35%～45%,这一现象提示大多数患者的静脉内血栓病程进展缓慢,受累静脉往往能够代偿而不出现症状。静脉血栓最高发于腋静脉、锁骨下静脉、无名静脉以及上腔静脉内的起搏导线。起搏导线的右心房段发生血栓的情况相对少见,多发生于缺血性心脏病、瓣膜病、老年患者及充血性心力衰竭的患者,一旦发生,可能引起严重栓塞事件导致猝死。起搏器术后低剂量肝素可以减少无症状肺动脉栓塞的发生。当起搏器患者出现血流动力学不稳定伴随胸痛、气短时,应注意排除起搏器相关的血栓栓塞事件。超声心动图和通气灌注扫描是最具价值的诊断工具。超声心动图可以观察到右心房内起搏导线表面附着的血栓(见本章所附病例)。它与起搏电极表面赘生物有时难以鉴别,需要结合病史进行鉴别,赘生物往往有感染

病史,而血栓形成往往有血液瘀滞、高凝的血流动力学基础,诊断性抗凝治疗后血栓缩小或消失也有助于鉴别。如果血栓已经脱落并导致肺动脉栓塞,则可观察到肺动脉高压及其相关的急性右心功能衰竭的相关症状,如右心扩大、右心室收缩活动减弱及 McConnell 征等。

四、起搏器综合征

1969 年,Mitsui 等首次描述了右心室起搏相关的不良症候群,并将其定义为起搏器综合征。起搏模式选择试验(mode selection trial,MOST)则指出符合下列情况之一者即可诊断起搏器综合征:①新发或加重的呼吸困难,端坐呼吸,啰音,颈静脉压力升高,水肿,心室起搏时伴有心室-心房传导;②眩晕,乏力,晕厥前兆或晕厥,VVIR 起搏模式较心房起搏或窦性心律时患者收缩压下降＞20 mmHg。尽管起搏器综合征的确切病因并不明确,但大多数学者认为其发生与心室起搏导致的心室间不同步有关。由于双心室起搏时与生理心电激动更为接近,因此较少发生起搏器综合征。而右心室起搏时,无论是否存在房室不同步,均可引起类似于左束支传导阻滞时的心肌不协调收缩,后者可以干扰左心室充盈,降低心输出量(图 16-10,视频 16-13、视频 16-14),增加二尖瓣反流以及三尖瓣反流。因此,起搏器植入术后的患者应注意观察下列内容,将有

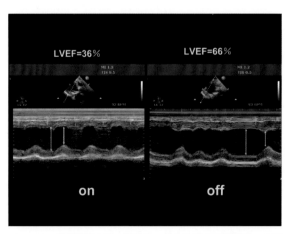

图 16-10 起搏器综合征。图示为一例心外科主动脉瓣及二尖瓣瓣膜置换患者,术后行心外膜单腔临时起搏后,患者发生急性肾功能衰竭。行床旁超声心动图提示起搏时(on)室壁收缩显著不协调,室间隔与左心室后壁呈现同向运动,左心室射血分数仅为 36%;关闭临时起搏器后(off),尽管患者为心房颤动心律,但心功能即刻改善,室间隔与左心室后壁的同向运动纠正,左心室射血分数提高至 66%

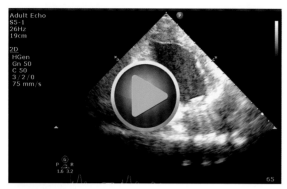

视频 16-13　心尖两腔心切面，二尖瓣置换术后人工机械二尖瓣启闭活动未见异常，而室壁收缩活动显著不协调，心电图提示为临时起搏状态

扫码观看

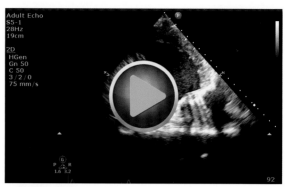

视频 16-14　将起搏器阈值心率下调后，心电图提示为患者自身心房颤动心律，但室壁收缩同步性较前显著改善

扫码观看

助于起搏器综合征的诊断：①室间隔摆动；②起搏部位室壁类室壁瘤样改变，呈局部变薄及收缩活动异常（需排除心肌梗死）；③二尖瓣及三尖瓣反流量增加，甚至发生舒张期反流。

附：病例解析

患者，男性，90 岁，因"反复晕厥 1 月余"入院。入院前 1 月余，无明显诱因突发头晕、晕厥，跌倒，呼之不应，约 1 min，自行缓解。无胸闷、胸痛，无心悸，无四肢抽搐，无大小便失禁。遂于神经科就诊，行头颅 CT 检查未见异常。其后 1 个月内再次发生晕厥 3 次，于外院就诊，行常规心电图提示：窦性心动过缓，完全性右束支传导阻滞。进一步 24 h 动态心电图示阵发性心房颤动，窦性停搏，最长 R-R 间期为 3.6 s。给予阿托品治疗。为行起搏器植入治疗，收住我院。

入院后，遥测心电监护见窦性停搏约 5 s，予行临时起搏器，并于临时起搏器术 2 日后行永久起搏器植入术：患者平卧位，经左锁骨下静脉送入心室电极导线、心房电极导线至右心室心尖部和右心耳。记录心腔内心电图，测定各电极导线参数满意后固定电极导线，于左胸筋膜下做一皮囊，将脉冲发生器与电极导线连接后置入囊袋内，充分止血，逐层缝合。手术顺利，患者无明显不适。术后次日行常规经胸超声心动图提示右心房内占位，与起搏导线关系密切，考虑血栓形成（图 16-11~图 16-14，视频 16-15~视频 16-18）。嘱患者严格卧床，并予低分子肝素、华法林抗凝治疗 4 日后，复查常规经胸超声心动图示右心房内占位消失（图 16-15，视频 16-19），右心大小和功能及肺动脉压未见明显异常。患者无不适主诉，予以出院，并嘱长期口服华法林治疗（0.25 mg/片，每天 1 次，每次 1 片）。

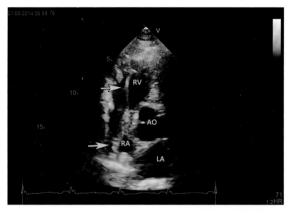

图 16-11　胸骨旁大动脉短轴切面,可见右房室内起搏导线回声(箭头所示),电极心房段表面纺锤形团块附着(红色虚线勾勒区域),考虑血栓可能。RA:右心房;RV:右心室;LA:左心房;AO:主动脉

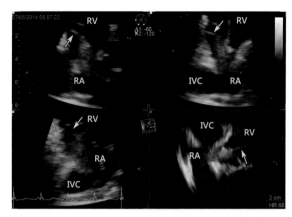

图 16-14　起搏导线三维及三平面截面图,右下角可见聚焦起搏导线的三维图像,其左侧及上排图像为该三维全容积图像互成 60°角的截面灰阶图像。箭头所示为纤细的起搏导线,其右心房段可见纺锤形血栓附着包绕,团块表面光滑(红色虚线包绕区域)。RA:右心房;RV:右心室;IVC:下腔静脉

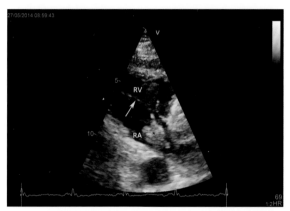

图 16-12　心尖部右心室流入道变异切面,可见右房室内起搏导线回声(箭头所示),导线右心房段类圆形血栓附着包绕(* 所示)。RA:右心房;RV:右心室

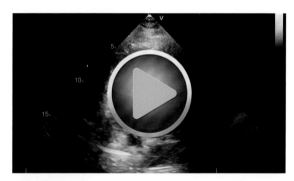

视频 16-15　胸骨旁大动脉短轴切面,右房室内起搏导线回声,电极心房段表面纺锤形团块附着,考虑血栓可能

扫 码 观 看

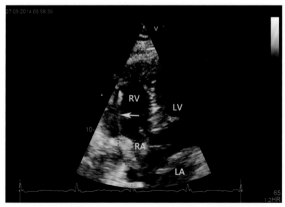

图 16-13　心尖五腔心变异切面,可见右房室内起搏导线回声(箭头所示),导线右心房段纺锤形血栓附着包绕(红色虚线包绕区域)。RA:右心房;RV:右心室;LA:左心房;LV:左心室

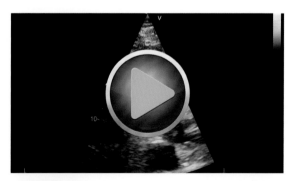

视频 16-16　心尖部右心室流入道变异切面,可见右房室内起搏导线回声,导线右心房段类圆形血栓附着包绕

扫 码 观 看

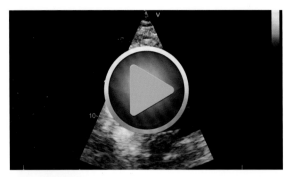

视频 16-17 心尖五腔心变异切面,右房室内起搏导线回声,导线右心房段纺锤形血栓附着包绕

扫 码 观 看

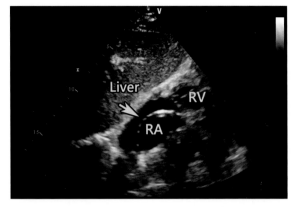

图 16-15 抗凝治疗 4 日后,剑突下四腔心切面图像可见清晰纤细的起搏导线回声(箭头)。RA:右心房;RV:右心室;Liver:肝脏

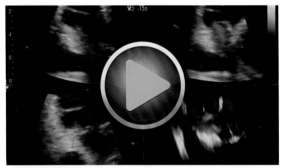

视频 16-18 起搏导线三维及三平面截面图,右下角可见聚焦起搏导线的三维图像,其左侧及上排图像为该三维全容积图像互成 60°角的截面灰阶图像。纤细的起搏导线右心房段可见纺锤形血栓附着包绕,团块表面光滑

扫 码 观 看

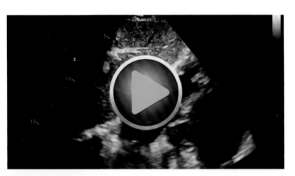

视频 16-19 抗凝治疗 4 日后,剑突下四腔心切面图像可见清晰纤细的起搏导线回声

扫 码 观 看

参考文献

[1] Chardack WM, Gage AA, Greatbatch W. A transistorized, self-contained, implantable pacemaker for the long-term correction of complete heart block [J]. Surgery, 1960,48:643-654.

[2] Brunette DD, Jameson SJ. Comparison of standard versus high-dose epinephrine in the resuscitation of cardiac arrest in dogs [J]. Annals of emergency medicine, 1990,19:8-11.

[3] Furman S. The early history of cardiac pacing. Pacing and clinical electrophysiology: PACE [J]. 2003,26:2023-2032.

[4] Zoll PM. Resuscitation of the heart in ventricular standstill by external electric stimulation [J]. The New England Journal of Medicine, 1952,247:768-771.

[5] Gott VL. Critical role of physiologist John A. Johnson in the origins of Minnesota's billion dollar pacemaker industry [J]. The Annals of Thoracic Surgery, 2007,83:349-353.

[6] Beck H, Boden WE, Patibandla S,et al. 50th Anniversary of the first successful permanent pacemaker implantation in the United States: historical review and future directions [J]. The American Journal of Cardiology, 2010,106:810-818.

[7] Iskandar SB, Ann Jackson S, Fahrig S, et al. Tricuspid valve malfunction and ventricular pacemaker lead: case report and review of the literature [J]. Echocardiography, 2006,23:692-697.

[8] Lin G, Nishimura RA, Connolly HM, et al. Severe symptomatic tricuspid valve regurgitation due to permanent pacemaker or implantable cardioverter-defibrillator leads [J]. Journal of the American College of Cardiology, 2005,45:1672-1675.

[9] Vaturi M, Kusniec J, Shapira Y, et al. Right ventricular pacing increases tricuspid regurgitation grade regardless of the mechanical interference to the valve by the electrode [J]. European Journal of Echocardiography, 2010,11:550-553.

[10] Little WC, Reeves RC, Arciniegas J, et al. Mechanism of abnormal interventricular septal motion during delayed left ventricular activation [J]. Circulation, 1982,65:1486-1491.

[11] Novak M, Dvorak P, Kamaryt P, et al.

Autopsy and clinical context in deceased patients with implanted pacemakers and defibrillators: intracardiac findings near their leads and electrodes [J]. Europace, 2009,11:1510 - 1516.

[12] Seo Y, Ishizu T, Nakajima H, et al. Clinical utility of 3-dimensional echocardiography in the evaluation of tricuspid regurgitation caused by pacemaker leads [J]. Circulation journal, 2008,72:1465 - 1470.

[13] Klutstein M, Balkin J, Butnaru A, et al. Tricuspid incompetence following permanent pacemaker implantation [J]. PACE, 2009,32(Suppl 1):S135 - 137.

[14] Al - Bawardy R, Krishnaswamy A, Bhargava M, et al. Tricuspid regurgitation in patients with pacemakers and implantable cardiac defibrillators: a comprehensive review [J]. Clinical Cardiology, 2013,36:249 - 254.

[15] Kucukarslan N, Kirilmaz A, Ulusoy E, et al. Tricuspid insufficiency does not increase early after permanent implantation of pacemaker leads [J]. Journal of Cardiac Surgery, 2006,21:391 - 394.

[16] Kim JB, Spevack DM, Tunick PA, et al. The effect of transvenous pacemaker and implantable cardioverter defibrillator lead placement on tricuspid valve function: an observational study [J]. Journal of the American Society of Echocardiography, 2008,21:284 - 287.

[17] Postaci N, Eksi K, Bayata S, et al. Effect of the number of ventricular leads on right ventricular hemodynamics in patients with permanent pacemaker [J]. Angiology, 1995,46:421 - 424.

[18] Hoke U, Auger D, Thijssen J, et al. Significant lead-induced tricuspid regurgitation is associated with poor prognosis at long-term follow-up [J]. Heart, 2014,100:960 - 968.

[19] Najib MQ, Vittala SS, Challa S, et al. Predictors of severe tricuspid regurgitation in patients with permanent pacemaker or automatic implantable cardioverter-defibrillator leads [J]. Texas Heart Institute Journal, 2013,40:529 - 533.

[20] Neuhold S, Huelsmann M, Pernicka E, et al. Impact of tricuspid regurgitation on survival in patients with chronic heart failure: unexpected findings of a long-term observational study [J]. European Heart Journal, 2013,34:844 - 852.

[21] Wessman DE, Stafford CM. The post-cardiac injury syndrome: case report and review of the literature [J]. Southern Medical Journal, 2006,99:309 - 314.

[22] Stelzner TJ, King TE Jr, Antony VB, et al. The pleuropulmonary manifestations of the postcardiac injury syndrome [J]. Chest, 1983,84:383 - 387.

[23] Greene TO, Portnow AS, Huang SK. Acute pericarditis resulting from an endocardial active fixation screw-in atrial lead [J]. PACE, 1994,17:21 - 25.

[24] Mahapatra S, Bybee KA, Bunch TJ, et al. Incidence and predictors of cardiac perforation after permanent pacemaker placement [J]. Heart Rhythm, 2005,2: 907 - 911.

[25] Cevik C, Wilborn T, Corona R, et al. Post-cardiac injury syndrome following transvenous pacemaker insertion: A case report and review of the literature, Heart Lung Circulation, 2009,18:379 - 383.

[26] Al - Ghamdi B, Widaa HE, Shahid MA, et al. Cardiac implantable electronic device infection due to Mycobacterium species: a case report and review of the literature [J]. BMC Research Notes, 2016,9:414.

[27] Ruttmann E, Hangler HB, Kilo J, et al. Transvenous pacemaker lead removal is safe and effective even in large vegetations: an analysis of 53 cases of pacemaker lead endocarditis [J]. PACE, 2006,29:231 - 236.

[28] Wierzbowska K, Krzeminska-Pakula M, Marszal-Marciniak M, et al. Symptomatic atrial pacemaker lead thrombosis: detection by echocardiography and successful surgical treatment [J]. PACE, 2001,24: 391 - 393.

[29] Matsuura Y, Tamura M, Yamashina H, et al. Defect in lung perfusion and ventilation scanning of patients with permanent transvenous implantable pacemaker [J]. Hiroshima Journal of Medical Sciences, 1984,33:11 - 16.

[30] Seeger W, Scherer K. Asymptomatic pulmonary embolism following pacemaker implantation [J]. PACE, 1986,9:196 - 199.

[31] Link MS, Hellkamp AS, Estes NA, et al. High incidence of pacemaker syndrome in patients with sinus node dysfunction treated with ventricular-based pacing in the Mode Selection Trial (MOST) [J]. Journal of the American College of Cardiology, 2004,43:2066 - 2071.

[32] Farmer DM, Estes NA 3rd, Link MS. New concepts in pacemaker syndrome [J]. Indian Pacing and Electrophysiology Journal, 2004,4:195 - 200.

[33] Rosenqvist M, Isaaz K, Botvinick EH, et al. Relative importance of activation sequence compared to atrioventricular synchrony in left ventricular function [J]. The American Journal of Cardiology, 1991,67:148 - 156.

[34] Burkhoff D, Oikawa RY, Sagawa K. Influence of pacing site on canine left ventricular contraction [J]. The American Journal of Physiology, 1986, 251:H428 - 435.

[35] Mark JB, Chetham PM. Ventricular pacing can induce hemodynamically significant mitral valve regurgitation [J]. Anesthesiology, 1991,74:375 - 377.

第十七章
超声心动图在心脏再同步化治疗中的应用

第一节　心脏再同步化治疗

中国心血管病患病率处于持续上升阶段，每5个成人中就有1人患心血管病。心力衰竭（心衰）是各种心血管疾病发展到终末期的一种临床症状群。目前，全国有心力衰竭患者450万人，慢性心力衰竭患病率为0.9%，慢性心力衰竭住院患者30日死亡率为5.4%。随着人口老龄化的加剧及高血压、冠心病等疾病发病率的上升，心力衰竭的患病率正逐渐升高。心力衰竭住院率占同期心血管疾病的20%，但死亡率却占40%。尽管药物治疗取得很大进展，但是心力衰竭的死亡率和病残率仍然居高不下，1年的死亡率为35.4%，5年死亡率达67%，与恶性肿瘤相仿，如何有效地治疗心力衰竭一直是心血管病领域重要的研究课题。

心力衰竭除了心肌收缩功能下降外，还存在心室间和心室内的收缩不同步，从而进一步减少

了心输出量。心脏再同步化治疗（CRT）通过双心室起搏，改善心室间和心室内的收缩不同步，增加心输出量，并且逐步改善左心室的大小和功能，促进逆向重构，是治疗难治性心力衰竭的新方法。CRT自20世纪90年代出现以来，得到了迅速的发展，它能够显著改善患者的心功能，减轻患者的症状，提高患者的生活质量，改善左心室重构，降低死亡率，已被公认是心力衰竭的有效治疗手段之一。MIRACLE、CARE - HF和COMPANION1 - 3等研究确立了CRT对改善心力衰竭患者症状及预后的作用。中华医学会心电生理和起搏分会、美国和欧洲心脏病学会均已将难治性心力衰竭作为CRT的Ⅰ类适应证。超声心动图具有操作简便、时间及空间分辨率高等优越性，在心肌收缩同步性评估中扮演重要的角色。

第二节　超声评价心脏同步性

一、房室间同步性

出现下列现象时都提示存在房室间不同步：①左心室舒张期充盈时间<40% R-R 间期；②二尖瓣脉冲多普勒显示 E-A 峰融合，或 A 峰提前被截；③二尖瓣收缩期前反流（舒张期反流）。

二、心室间同步性

主动脉瓣与肺动脉瓣射血前期（PET）时间差，即心室间机械性收缩延迟（IVMD），是最为常用的心室间同步性指标，使用最为广泛的截值为 40 ms。IVMD≥40 ms 提示存在显著的心室间不同步，这样的患者往往 CRT 应答的可能性更高。CARE-HF 多中心研究的结果显示 IVMD 截值取 49 ms 与患者的预后相关性最高。IVMD 的严重程度与不同步的严重程度有关。IVMD 与组织多普勒或应变显像技术评价的左心室内不同步具有良好的相关性，这可能是由于显著的心室间不同步会导致左心室延迟射血，而 IVMD 恰恰可以评价心室间的同步性。

PROSPECT 研究也发现，使用常规脉冲多普勒来衡量 IVMD 具有很高的成功率和很强的可重复性。通过使用脉冲多普勒来衡量 IVMD，将取样框先置于肺动脉瓣近端（胸骨旁大动脉短轴切面），然后置于主动脉瓣近端（心尖五腔心切面或心尖长轴切面）。从 QRS 波起始位置到主动脉血流起始位置之间的时间间隔减去从 QRS 波起始位置到肺动脉血流起始位置之间的时间间隔，能够得出 IVMD（图 17-1）。双多普勒技术能够同时显示主动脉瓣及肺动脉瓣口的血流频谱，使 IVMD 的测量更加简便准确，尤其对于心律不齐的患者有助于心室间同步性的评估（图 17-2）。在胸骨旁大动脉短轴切面下移一个肋间，获得变异切面，同时显示主动脉与肺动脉主干近段，选择双脉冲模式（PW/PW 模式），将取样框分别置于肺动脉瓣近端及主动脉瓣近端，即可同时获得它们的频谱图像。直接测量

两频谱起始位置之间的间隔即可直接获得 IVMD。IVMD 的评估简单易行，已经成为同步性评估的一个常用指标，用以筛选患者是否适宜接受 CRT 治疗。

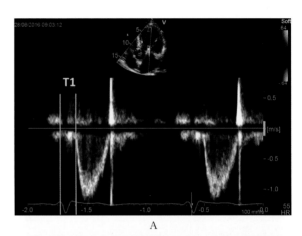

A

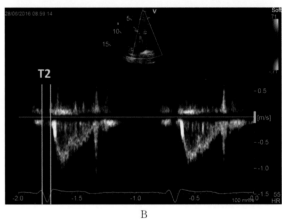

B

图 17-1　传统多普勒评估心室间同步性。A. 于心尖五腔心切面主动脉瓣下留取左心室流出道脉冲多普勒频谱，参照心电图测量 QRS 波起点至频谱起始时间 T1，即为左心室射血前时间；B. 于胸骨旁大动脉短轴切面肺动脉瓣下留取右心室流出道脉冲多普勒频谱，参照心电图测量 QRS 波起点至频谱起始时间 T2，即为右心室射血前时间；T1 与 T2 之差即为心室间机械性收缩延迟

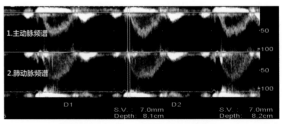

图 17-2　双多普勒技术评估心室间同步性。选择 PW/PW 双脉冲模式，分别将取样框置于心尖五腔心切面主动脉瓣下留取左心室流出道脉冲多普勒频谱，置于大动脉短轴切面肺动脉瓣下留取右心室流出道脉冲多普勒频谱，直接测量双多普勒频谱起始间的时间间隔即为心室间机械性收缩延迟

三、左心室内同步性

(一) M型超声

M型超声心动图可定量左心室后壁与室间隔达最大位移时的时间差,左心室后壁较室间隔延迟≥130 ms提示存在心室内不同步(图17-3)。有时,室间隔与左心室后壁完全同向运动或室间隔抖动则难以判断。M型超声评估心室内同步性的另外一个局限性,在于仅能评估取样线上两个相对的室壁节段。尽管解剖M型可以改变取样线的方向,从而评估其他相对的室壁节段,但它大大降低了时间分辨率,因而评估结果的准确度也大大降低。

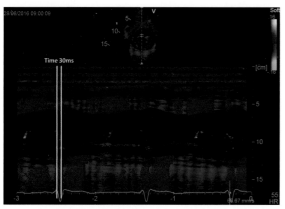

图17-3 M型超声联合组织多普勒评估左心室内同步性。通过M型超声提高分辨率,联合组织多普勒技术,可以评估室间隔-后壁的运动同步性

(二) 组织多普勒显像

针对性分析左心室射血期的心肌组织峰值速度可用于左心室内同步性的评估。确定主动脉瓣开放与主动脉瓣关闭时间即可定义左心室射血期,最简单的方法是测量左心室流出道脉冲多普勒血流频谱,然后将这段时间用于左心室壁组织多普勒时间-速度分析。组织多普勒评价左心室同步性最直接的方法是于心尖四腔心切面或于左心室长轴切面测量室间隔-侧壁或室间隔-后壁速度达峰时间,测量相对室壁的达峰时间差异(图17-4)。相对室壁达峰时间延迟>65 ms是最为常用的截值。也有研究采用心尖两腔心切面进行同步性分析,但是在同时显示室间隔与左心室侧壁的心尖四腔心切面和心尖长轴切面更容易观察到左心室机械收缩同步。组织多普勒评价左心室同步性的另一

种方法是测量并计算12个不同的心肌取样点速度达峰时间标准差,被称为Yu指数。先通过心尖四腔心切面、两腔心切面和长轴切面图像,测量左心室壁基底段与心室中间段重复性最好的心肌节段的峰值速度,选定这12个心肌节段;然后采用相同的手工信号平均测量方法,将ROI一低一高地移至节段内,在室壁内形成并排来确定射血期间重复性最佳、无信号干扰的最优峰值速度;接着,测量心电图QRS波起始到12个心肌节段速度峰值的时间;最后计算这12个达峰时间的标准差(SD)。Yu指数界定不同步的截值为12节段达峰时间标准差≥33 ms。三平面超声显像技术的诞生,可以同时显示心尖四腔心切面、两腔心切面和长轴切面图像,大大提高了Yu指数的临床可行性及准确性(图17-5)。

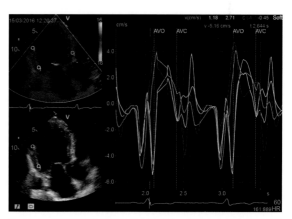

图17-4 组织多普勒评价心室内同步性。利用心尖长轴切面组织多普勒评价前间隔(红色、绿色)与后壁(黄色、湖蓝色)达峰时间差异,可见后壁舒张期末组织速度峰值与前间隔收缩期峰值方向相反,呈矛盾运动

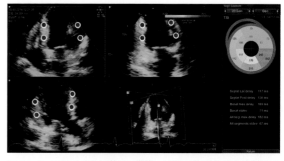

图17-5 三平面TSI评估Yu指数。三平面技术确保心尖四腔心切面、两腔心切面与心尖长轴切面同时显示。在每一个室壁选取2个取样点,右侧牛眼图显示12个取样点的心肌组织速度达峰时间,并由此计算12节段达峰时间标准差(Yu指数)、室间隔-侧壁时差、室间隔-后壁时差、基底段最大时差、基底段6节段达峰时间标准差以及12节段最大运动时差

组织多普勒应变成像最常用于心尖系列图像评价左心室长轴缩短率。为了确保组织多普勒应

变成像的准确性,需要调整室壁形变与声波入射角的夹角,尽可能保持两者平行。因为心力衰竭的患者心脏显著增大呈球形,很难保证超声声束与整段心肌的夹角符合要求,因此大大影响了多普勒数据的准确性。PROSPECT 研究结果显示,利用组织多普勒评估 CRT 疗效时,存在较大的观察者间差异,并且预测的准确性并不理想。PROSPECT 研究结果显示组织多普勒对 CRT 疗效的评价能力低于预期,它强调了操作者的技术因素可能会直接影响组织多普勒指标评价收缩同步性的预测价值,并指出应用组织多普勒进行同步性分析需要非常高的专业知识水平。但是,如果组织多普勒测量方法能够进一步简化并提高重复性,其同步性指标对于 CRT 患者的管理与随访依然拥有美好的前景。组织多普勒技术的不足之处在于它受到超声波声束夹角的影响,且该技术评估的心肌速度无法区分心肌的主动运动与被动牵拉。

(三)斑点追踪应变成像

超声波的衍射产生了回声较强的心肌回声斑点,斑点追踪软件通过跟踪心肌上的回声增强的衍射斑点,可以评价任意两点间心肌在心动周期中的增厚或变薄以及缩短或拉伸。

最初的研究多评价测量左心室短轴图像的二维径向应变(即心肌增厚率),用于 CRT 患者的收缩同步性评估。第一步是获得高质量的左心室短轴切面图像,通常首选乳头肌水平左心室短轴切面。必须小心采集和调整图像,使左心室的短轴切面图像呈圆形,以确保检测的是室壁向左心室腔中心的增厚程度。斜切的图像会影响测量数据的准确性。二维灰阶图像的帧频也很重要,以 40~80 Hz 为最佳范围。30 Hz 的帧频过低,无法产生足够的时间分辨率。100 Hz 的帧频会影响图像清晰度,心肌回声斑点难以识别,无法进行有效的跟踪。第二个重要的步骤是谨慎地选择感兴趣区域(ROI)。ROI 的选择对测量结果有着重要的影响。一般会选择一个心动周期进行研究,心电图的门控应设置于 QRS 波群的初始点,以便将极早期的收缩活动纳入其中。心内膜内的 ROI 应沿着左心室腔的轮廓稍稍向内进行绘制。这对精确地捕获间隔增厚是至关重要的。ROI 的外围轮廓线应进行相应的

调整,需要包括左心室心外膜。这种相对较宽的 ROI 可能会带来重复性最好的时间-应变曲线。第三个步骤是检查时间应变曲线,使它们不会包含过多的信号噪声。如果跟踪质量较差或者软件显示某个节段对应的时间-应变曲线跟踪不理想,应该调整或重新绘制 ROI。研究指出前间隔-后壁径向应变达峰时间差异似乎能够最为有效地预测 CRT 的疗效,相应的截值为 130 ms(图 17 - 6)。需要注意的是收缩期末应变或峰值增厚率在心动周期中远远晚于峰值速度,因此应变的截值要比组织多普勒速度的截值大得多。

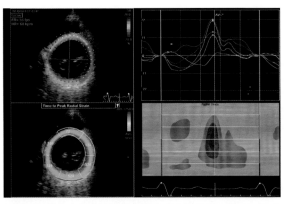

图 17 - 6 径向应变-时间曲线评估心室内同步性。黄、红、蓝、玫红、绿、湖蓝沿逆时针对应前间隔、后间隔、下壁、后壁、侧壁与前壁,由右上角曲线可见前间隔与后间隔达峰显著早于其他节段,由左下图数据可知前间隔径向应变达峰时间最早,约 72 ms,其相对室壁(后壁)径向应变达峰时间约 524 ms,前间隔-后壁径向应变达峰时间相差 452 ms

目前,纵向应变是二维斑点追踪技术最为稳定和敏感的指标,已被广泛用于心肌收缩力的评价。因而,纵向应变达峰时间也被广泛用于心室内同步性的评估。Lim 等研究了 100 例心力衰竭患者,应用二维斑点追踪技术获取纵向应变并计算应变延迟指数(strain delay index, SDI):分别测量心肌节段在主动脉瓣关闭时的纵向应变值(S1)及其应变峰值(S2),计算所有心肌节段 S1 与 S2 差值的均值,即 SDI。他在研究结论中指出,SDI 对 CRT 疗效的预测价值优于达峰时间标准差,以 SDI 值 25% 为截值可以预测 82% 的 CRT 有效患者及 92% 的 CRT 无效患者。Risum 等的双中心研究前瞻性入组了 208 例体表心电图明确的左束支传导阻滞(LBBB)心力衰竭患者(NYHA Ⅱ~Ⅳ级,LVEF≤35%,QRS>120 ms),发现纵向应变可以无创地甄

别体表心电图诊断 LBBB 的准确性,从而预测 CRT 治疗的预后。三平面纵向应变能够同时显示心尖四腔心切面、两腔心切面及心尖长轴切面,从而通过二维斑点追踪技术测量同一周期各心肌节段的二维纵向应变及其达峰时间标准差。

二维斑点追踪技术克服了组织多普勒的角度依赖等局限性,能够评价心肌的主动收缩力(应变)以及心肌收缩同步性(应变达峰时间标准差)。三维斑点追踪技术与二维斑点追踪技术相比,又取得了新的进步:①可以追踪越层斑点;②评价同一时相不同心肌节段的收缩功能;③可以评估面积应变及心肌扭转;④仅对三维全容积图像进行测量,更省时。三维斑点追踪技术常用的指标主要包括心肌节段三维应变最大达峰时间差及 16 节段三维应变达峰时间标准差。

第三节　超声心动图优化 A－V、V－V 间期的方法

心脏再同步化治疗后,优化房室(A－V)间期、室间(V－V)间期对于 CRT 疗效至关重要。超声心动图能够优化 A－V、V－V 间期,帮助设置术后起搏参数,提高 CRT 的疗效。

一、优化 A－V 间期的简化多普勒方案

理想的 A－V 间期使左心房的收缩峰压出现在左心室收缩开始时,使左心室的被动充盈时间最长,同时不限制左心房收缩引起的主动充盈。目前超声心动图被广泛应用于 A－V 间期的优化。通过超声指导最佳 A－V 间期设置可以增加左心室充盈约 10%~20%。如果 A－V 间期太长,则降低了左心室的被动充盈,导致舒张期二尖瓣反流,如果 A－V 间期太短,则二尖瓣血流图 A 峰被切断,影响了左心房的主动收缩,造成左心室充盈受损。因此,当出现下列情况时,建议进行 A－V 间期优化:①未识别波形,E 和 A 波合并,或 A 波由二尖瓣闭合截断;②二尖瓣血流图呈假性正常化(Ⅱ级舒张功能障碍)或限制性舒张功能障碍(Ⅲ级舒张功能障碍)。相反,当出现下列情况时,一般不需要或不适合进行 A－V 间期优化:①左心室流入道血流频谱 E 波和 A 波清晰可辨,且 A 波的终止发生在 QRS 起始或二尖瓣闭合前至少 40 ms;②心房颤动、频发室性期前收缩或心动过速的患者;③具有人工二尖瓣的患者。

目前 A－V 间期优化尚无公认的标准,主要的方法有以下几种。

1. Ritter 法　在心室完全起搏的前提下,分别在长 A－V 间期(A－VL)和短 A－V 间期(A－VS)起搏,在心尖四腔心切面用脉冲多普勒显示二尖瓣前向血流频谱,分别测量心电图 QRS 起始至二尖瓣舒张晚期血流速度峰值(A 峰)终点的时间 Q－AL 和 Q－AS,最佳的 A－V 间期＝A－VS＋[(A－VL＋Q－AL)－(A－VS＋Q－AS)](图 17－7)。例如设置长 A－V 间期和短 A－V 间期分别是 150 ms、50 ms,Q－AL 和 Q－AS 分别是 70 ms、130 ms,最佳的 A－V 间期 ＝ 50＋[(150＋70)－(50＋130)]＝90 ms。由于 Ritter 法操作烦琐耗时,目前在临床上很少采用。

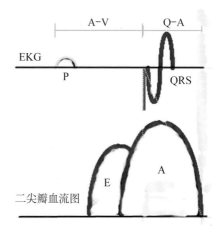

图 17－7　Ritter 法示意图

2. 迭代法　较 Ritter 法简便易行。

(1)左心室流入道血流频谱:通过按顺序测试一系列不同 A－V 间期的心房同步心室起搏模式对

CRT 设备进行程控。通常从 200 ms 的 A-V 间期开始,以 20 ms 间隔的增量减小到 60 ms 的最小 A-V 间期。左心室流入道 E 波和 A 波足够分离,且 A 波在 QRS 开始之前 40~60 ms 处终止的最小 A-V 间期,即最佳 A-V 间期(图 17-8)。

(2)主动脉或左心室流出道血流速度积分(VTI):由迭代法演变而来。经典的操作方法为选取 6 个起搏感知的 A-V 间期(一般选取 60 ms、80 ms、100 ms、120 ms、140 ms 和 160 ms),分别测量对应的主动脉或左心室流出道血流速度积分,选取血流速度积分最大的 A-V 间期为最佳 A-V 间期。每个 A-V 间期转换后,至少间隔 10~15 个心动周期进行洗脱。

二、优化 V-V 间期的超声方法

理想的 V-V 间期使左右心室的同步性最佳,左心室的搏出量最大。V-V 间期优化通常通过改变 V-V 间期序列进行,从左心室优先激动开始,逐步延长或缩短 V-V 间期,选取对应超声指标最佳的 V-V 间期为优化的 V-V 间期。常用的超声方法如下。

1. M 型超声 在胸骨旁长轴切面或胸骨旁乳头肌水平短轴切面,测量室间隔收缩期末与左心室后壁收缩期末的时间差(SPWMD),最小的 SPWMD 的 V-V 间期即为优化的 V-V 间期(图 17-9)。

2. 主动脉或左心室流出道血流速度积分(VTI) 在心尖五腔心切面记录主动脉瓣前向血流频谱,测量其 VTI。VTI 最大时的 V-V 间期即为优化的 V-V 间期(图 17-10)。

3. 组织多普勒显像、应变显像、实时三维超声评价心室收缩同步性 按照本章第二节的方法测量心室内同步性指标,当心室内同步性最佳时的 V-V 间期即为优化的 V-V 间期。

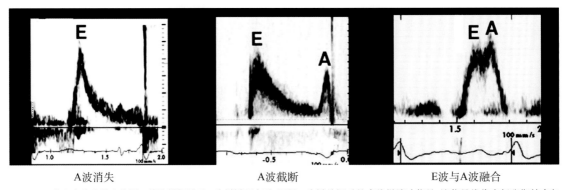

A波消失　　　　　　A波截断　　　　　　E波与A波融合

图 17-8　左心室流入道血流图。将取样框置于二尖瓣瓣环水平,可得二尖瓣关闭时的直线样脉冲信号,该信号线代表舒张期结束与收缩期开始。当 A-V 间期过长时,可见二尖瓣关闭信号前(舒张期)A 波消失或 A 波被信号线截断;而 A-V 间期过短时,则可发生 E 波与 A 波融合。出现上述左心室流入道血流图时均需要进行 A-V 间期优化

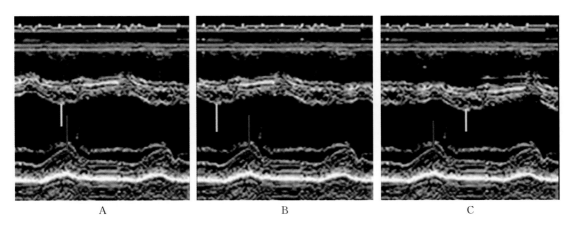

A　　　　　　　　　B　　　　　　　　　C

图 17-9　A、B、C. 分别是 V-V 间期为 20 ms、4 ms、−20 ms 时的 SPWMD,黄线和红线分别表示室间隔收缩期末与左心室后壁收缩期末,A 图的 SPWMD 最小,为优化的 V-V 间期

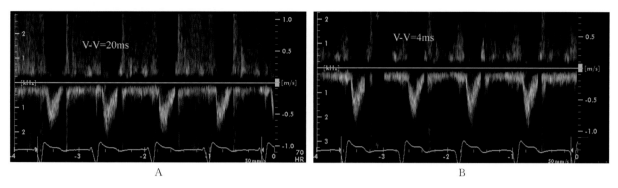

图 17-10　A、B. 分别是 V-V 间期为 20 ms、4 ms 时的主动脉 VTI,B 图的 VTI 较大,为优化的 V-V 间期

三、A-V 间期与 V-V 间期的相互影响

优化 A-V 间期对于 CRT 疗效的价值已备受公认,V-V 间期优化可以在 A-V 间期优化基础上进一步提高 CRT 疗效,但 V-V 间期优化的效果不如 A-V 间期优化的效果显著。此外,值得注意的是,在窦性心律的患者中改变 V-V 间期时,会不可避免地影响一侧心室的 A-V 间期(图 17-11)。因此,在进行 V-V 间期优化时,需要同时关注其对 A-V 间期的影响。

CRT 已从双心室同时起搏发展到了双心室顺序起搏。由于左右心室电极可分别程控,V-V 间期可按需要进行调整。Sogaard 等人首先报道了 V-V 间期优化可以进一步提高 CRT 疗效,20 例 CRT 患者(基线 LVEF 为 $22\% \pm 6\%$)接受 V-V 间期优化后,LVEF 由 CRT 术后的 $30\% \pm 5\%$ 进一步提高至 $34\% \pm 6\%$($P < 0.01$)。Bordachar 等应用超声对 41 例 CRT 患者进行了 V-V 间期优化,结果发现与双心室同时起搏相比,双心室顺序起搏显著增加心输出量,减少二尖瓣反流,改善左心室内不同步参数。Vanderheyden 等的临床研究表明相对于同时双心室起搏,优化心室间延迟的双心室

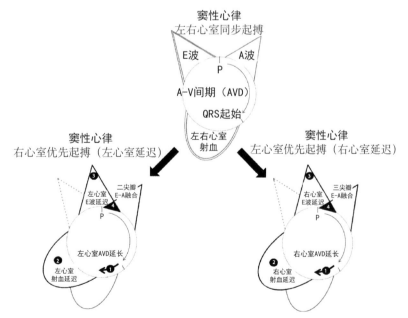

图 17-11　每个圆代表窦性心律时的一个心动周期,圈的内部为心电活动,而外部则为对应的机械活动。E 波是心室被动充盈,A 波是心室主动充盈。由于起搏器的 A-V 间期设定是心房激动到最早的心室激动的时间间隔,因而,当 V-V 间期设定为右心室优先起搏时,即使保持 A-V 间期参数不变,左心的实际 A-V 间期将会延迟,E 波较双心室同步起搏时延迟,左心 E 波与 A 波融合(左下图)。同理,左心室优先起搏时,右心室可以发生相应的变化,表现为实际 A-V 间期延迟以及右心 E 波与 A 波融合(右下图)

顺序起搏可以进一步改善血流动力学和左心室内同步性,心功能得到更加明显的改善。尽管某个特定的电极位置 V-V 间期在基础状态下很理想,但随着病情发生改变,这些变量就可能发生变化。这样,就需要对这些变量进行个体化的动态优化。O'Donnell 等对 40 例 CRT 患者进行 9 个月的随访,结果表明随着随访时间的延长,最佳 V-V 间期逐渐缩短,而最佳 A-V 间期则逐渐延长,因此认为定期调整最佳 A-V 间期及 V-V 间期可能是必要的。

总之,CRT 术后最佳 A-V 间期及 V-V 间期程控优化存在较大的个体差异,应该因人而异进行个体化程控。

附:**病例解析**

患者,男性,63 岁,因"活动后胸前区不适 7 年余,加重 1 个月"入院。患者 7 年前于活动或情绪激动后开始出现胸前区不适感,疼痛程度较轻,无放射性疼痛,不伴有出汗、头晕、黑矇,于休息数分钟后即缓解,自述双下肢水肿,夜间端坐呼吸,曾于当地医院治疗,具体治疗不详,好转后出院。入院前 1 个多月自感发作频繁,心前区憋闷不适感加重,发作时常伴喘息气急,疼痛发作时间较长,最长达 24 h。入院体检:心前区无隆起,心界增大,心率 57 次/分,律齐。入院心电图示窦性心动过缓,完全性左束支阻滞,左心室肥大。超声心动图示:①左心房和左心室增大,左心室整体收缩活动减弱,EF 为 29.5%;②中度二尖瓣关闭不全(视频 17-1);17 节段二维纵向应变达峰时间提示存在左心室内收缩不同步,以下侧壁延迟最显著(图 17-12)。遂行心脏再同步化治疗除颤器(CRT-D)植入术。患者平卧位,常规消毒胸前区皮肤,铺巾,局麻下通过穿刺左锁骨下静脉送入左心室递送系统(Medtronic 6218),自导引导管内操纵 EP 导管进入冠状静脉窦。撤出 EP 导管后经 CS 造影系统行冠状静脉逆行造影,结合 X 线影像及患者术前超声同步性评估结果,确定靶静脉为侧后静脉。在 PTCA 导丝指引下将左心室电极导线送入靶静脉。测定起搏各参数(表 17-1),并确定高电压输出时无膈肌刺激。通过左锁骨下静脉途径将右心室和右心房电极导线分别植入右心室心尖部和右心耳,记录心腔内心电图,测定电极导线各参数(表 17-1)。将左心室电极导线外导引导管撕开,再次确认电极导线无移位后固定各电极导线并与脉冲发生器连接。于左胸筋膜下做一皮囊,将起搏器植入囊袋中。

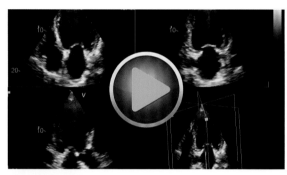

视频 17-1　心尖三平面显像:CRT 治疗前,左心室整体收缩活动减弱

扫码观看

表 17-1　起搏及电极导线各参数

部位	阈值(V)	感知(mV)	阻抗(Ω)
PSA/A	1.0	3.0	560
PSA/RV	1.0	10.0	640
PSA/LV	1.0		540

术后半年患者常规随访超声心动图示 LVEF 提高为 50%,术后一年半超声心动图示 LVEF 维持 50% 不变,左心室同步性显著改善(PSD 为 60 ms)(图 17-13,视频 17-2),因而尝试关闭起搏功能。关机后 4 个月患者自觉胸闷、乏力,复查超声心动图示 LVEF 下降为 30%,左心室内显著不同步(PSD 为 134 ms)(图 17-14,视频 17-3);遂予以

重新开机,开机后 30 min 复查急性血流动力学:
LVEF 改善至 36%,左心室内同步性显著改善
(PSD 为 96 ms)(图 17-15,视频 17-4);重新开机
后 3 个月患者复查超声心动图示:LVEF 恢复至
48%,左心室同步性也进一步恢复(PSD 为 83 ms)
(表 17-2,图 17-16,视频 17-5)。

表 17-2　左心室形态及功能变化汇总表

参数	基线	术后 1.5 年	关机后 4 个月	开机 30 min	开机 3 个月
LVEF(%)	30	49	30	36	48
LVEDV(ml)	257	116	182	198	135
LVESV(ml)	200	59	128	127	70
GLS(%)	-7.2	-15.4	-7.1	-9.3	-11.5
PSD(ms)	146	60	134	96	83

注:LVEF:左心室射血分数;LVEDV:左心室舒张期末容积;
LVESV:左心室收缩期末容积;GLS:纵向应变均值;PSD:17 节段纵
向应变达峰时间标准差

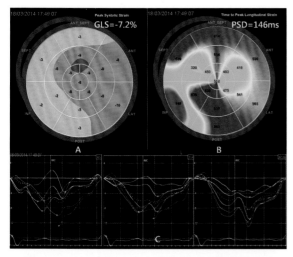

图 17-12　CRT 术前左心室 17 节段应变及达峰时间标准差

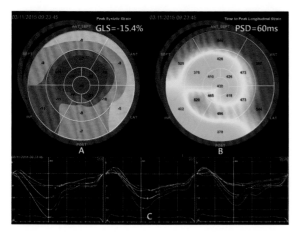

图 17-13　CRT 术后 1.5 年左心室 17 节段应变及达峰时间标准差

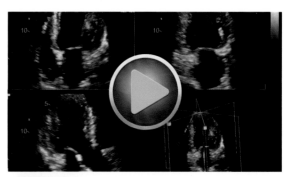

视频 17-2　心尖三平面显像:CRT 术后 1 年半,
左心室整体收缩活动显著改善

扫 码 观 看

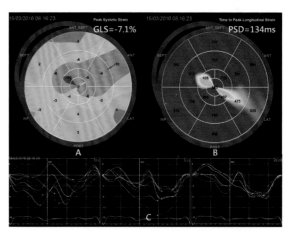

图 17-14　关机后左心室 17 节段应变及达峰时间标准差

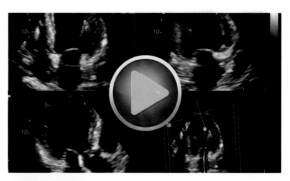

视频 17-3　心尖三平面显像:CRT 尝试性关机
4 个月后,左心室整体收缩功能再度恶化,且显
著不协调

扫 码 观 看

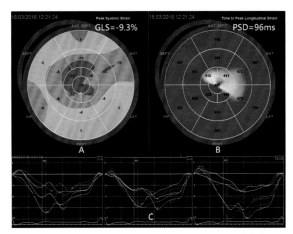

图 17-15 开机 30 min 左心室 17 节段应变及达峰时间标准差

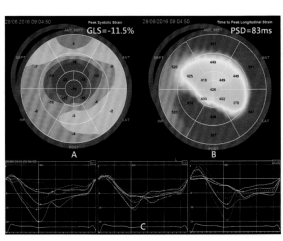

图 17-16 开机 3 个月左心室 17 节段应变及达峰时间标准差

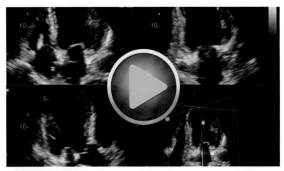

视频 17-4 心尖三平面显像：CRT 重新开机后 30 min，左心室收缩同步性及收缩活动有所改善

扫 码 观 看

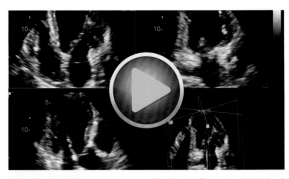

视频 17-5 心尖三平面显像：CRT 重新开机后 3 个月，左心室收缩同步性及收缩活动重新改善

扫 码 观 看

参考文献

[1] Abraham WT, Fisher WG, Smith AL, et al. Cardiac resynchronization in chronic heart failure [J]. The New England Journal of Medicine, 2002, 346: 1845-1853.

[2] Bristow MR, Saxon LA, Boehmer J, et al. Cardiac-resynchronization therapy with or without an implantable defibrillator in advanced chronic heart failure [J]. The New England Journal of Medicine, 2004, 350: 2140-2150.

[3] Cleland JG, Daubert JC, Erdmann E, et al. The effect of cardiac resynchronization on morbidity and mortality in heart failure [J]. The New England Journal of Medicine, 2005, 352: 1539-1549.

[4] Gorcsan J 3rd, Abraham T, Agler DA, et al. Echocardiography for cardiac re-synchronization therapy: recommendations for performance and reporting—a report from the American Society of Echocardiography Dyssynchrony Writing Group endorsed by the Heart Rhythm Society [J]. Journal of the American Society of Echocardiography, 2008, 21: 191-213.

[5] Bax JJ, Ansalone G, Breithardt OA, et al. Echocardiographic evaluation of cardiac resynchronization therapy: ready for routine clinical use? A critical appraisal [J]. Journal of the American College of Cardiology, 2004, 44: 1-9.

[6] Bax JJ, Bleeker GB, Marwick TH, et al. Left ventricular dyssynchrony predicts response and prognosis after cardiac resynchronization therapy [J]. Journal of the American College of Cardiology, 2004, 44: 1834-1840.

[7] Yu CM, Bleeker GB, Fung JW, et al. Left ventricular reverse remodeling but not clinical improvement predicts long-term survival after cardiac resynchronization therapy [J]. Circulation, 2005, 112: 1580-1586.

[8] Bax JJ, Abraham T, Barold SS, et al. Cardiac resynchronization therapy: Part 1—issues before device implantation [J]. Journal of the American College of Cardiology, 2005, 46: 2153-2167.

[9] Bax JJ, Abraham T, Barold SS, et al. Cardiac resynchronization therapy: Part 2—issues during and after device implantation and unresolved questions [J]. Journal of the American College of

Cardiology，2005，46：2168－2182.

[10] Bleeker GB，Bax JJ，Schalij MJ，et al. Tissue Doppler imaging to assess left ventricular dyssynchrony and resynchronization therapy[J]. European Journal of Echocardiography，2005，6：382－384.

[11] Steffel J，Robertson M，Singh JP，et al. The effect of QRS duration on cardiac resynchronization therapy in patients with a narrow QRS complex：a subgroup analysis of the EchoCRT trial [J]. European Heart Journal，2015，36：1983－1989.

[12] Gorcsan J 3rd，Kanzaki H，Bazaz R，et al. Usefulness of echocardiographic tissue synchronization imaging to predict acute response to cardiac resynchronization therapy [J]. The American Journal of Cardiology，2004，93：1178－1181.

[13] Gorcsan J 3rd，Tanabe M，Bleeker GB，et al. Combined longitudinal and radial dyssynchrony predicts ventricular response after resynchronization therapy [J]. Journal of the American College of Cardiology，2007，50：1476－1483.

[14] Yu CM，Abraham WT，Bax J，et al. Predictors of response to cardiac resynchronization therapy（PROSPECT）—study design [J]. American Heart Journal，2005，149：600－605.

[15] Yu CM，Chau E，Sanderson JE，et al. Tissue Doppler echocardiographic evidence of reverse remodeling and improved synchronicity by simultaneously delaying regional contraction after biventricular pacing therapy in heart failure [J]. Circulation，2002，105：438－445.

[16] Yu CM，Fung JW，Zhang Q，et al. Tissue Doppler imaging is superior to strain rate imaging and postsystolic shortening on the prediction of reverse remodeling in both ischemic and nonischemic heart failure after cardiac resynchronization therapy [J]. Circulation，2004，110：66－73.

[17] Anderson LJ，Miyazaki C，Sutherland GR，et al. Patient selection and echocardiographic assessment of dyssynchrony in cardiac resynchronization therapy [J]. Circulation，2008，117：2009－2023.

[18] Cazeau S，Bordachar P，Jauvert G，et al. Echocardiographic modeling of cardiac dyssynchrony before and during multisite stimulation：a prospective study [J]. PACE，2003，26：137－143.

[19] Ghio S，Constantin C，Klersy C，et al. Interventricular and intraventricular dyssynchrony are common in heart failure patients，regardless of QRS duration [J]. European Heart Journal，2004，25：571－578.

[20] Achilli A，Peraldo C，Sassara M，et al. Prediction of response to cardiac resynchronization therapy：the selection of candidates for CRT（SCART）study [J]. PACE，2006，29 Suppl 2：S11－19.

[21] Achilli A，Sassara M，Ficili S，et al. Long-term effectiveness of cardiac resynchronization therapy in patients with refractory heart failure and "narrow" QRS [J]. Journal of the American College of Cardiology，2003，42：2117－2124.

[22] Richardson M，Freemantle N，Calvert MJ，et al. Predictors and treatment response with cardiac resynchronization therapy in patients with heart failure characterized by dyssynchrony：a predefined analysis from the CARE－HF trial [J]. European Heart Journal，2007，28：1827－1834.

[23] Bordachar P，Lafitte S，Reuter S，et al. Echocardiographic parameters of ventricular dyssynchrony validation in patients with heart failure using sequential biventricular pacing [J]. J Am Coll Cardiol，2004，44(11)：2157－2165.

[24] Vanderheyden M，de Backer T，Rivero-AyerzaM，et al. Tailored echocardiographic interventricular delay programming further optimizes left ventricular performance after cardiac resynchronization therapy [J]. Heart Rhythm，2005，2(10)：1066－1072.

[25] O'Donnell D，Nadurata V，Hamer A，et al. Long-term variations in optimal programming of cardiac resynchronization therapy devices [J]. Pacing Clin Electrophysiol，2005，28(suppl 1)：S24－S26.

[26] Whinnett ZI，Davies JER，Willson K，et al. Haemodynamic effects of changes in atrioventricular and interventricular delay in cardiac resynchronisation therapy show a consistent pattern：analysis of shape，magnitude and relative importance of atrioventricular and interventricular delay [J]. Heart，2006，92：1628－1634.

[27] Bogaard MD，Kirkels JH，Hauer RŇ，et al. Should we optimize cardiac resynchronization therapy during exercise? [J]. J Cardiovasc Electrophysiol，2010，21：1307－1316.

[28] Gorcsan J 3rd，Abraham T，Agler DA，et al. Echocardiography for cardiac resynchronization therapy recommendations for performance and reporting — a report from the American Society of Echocardiography Dyssynchrony Writing Group endorsed by the Heart Rhythm Society [J]. J Am Soc Echocardiogr Mar，2008，21(3)：191－213.

第十八章
超声心动图在冠心病支架植入术中的应用

第一节 冠心病概述

一、冠心病的分型

冠心病是冠状动脉粥样硬化性心脏病的简称，指冠状动脉粥样硬化使管腔狭窄或阻塞，导致心肌缺血、缺氧而引起的心脏病。

随着我国经济的快速发展和人们生活水平的提高，冠心病尤其是急性心肌梗死的发病率和死亡率逐年升高，并呈现年轻化趋势。世界卫生组织报告，2010年我国约有800万例心肌梗死患者，到2030年将达到2 300万例。2010年我国约有100万人死于缺血性心肌病，高居我国死亡及心血管原因死亡的第二位，形势十分严峻。

根据冠状动脉病变的部位、范围和血管阻塞程度及心肌供血不足的发展速度、范围和程度的不同，本病可分为5种临床类型。

1. 无症状性心肌缺血型 亦称隐匿型冠心病，患者无症状，但心电图负荷或动态检查有ST段压低、T波改变等心肌缺血表现。

2. 心绞痛型 由于心肌供血不足，引起发作性胸骨后疼痛。

3. 心肌梗死型 由冠状动脉闭塞致心肌急性缺血性坏死引起，症状严重。

4. 缺血性心肌病型 长期心肌缺血导致心肌纤维化，表现为心脏增大、心力衰竭和心律失常。

5. 猝死型 因原发性心脏骤停引起猝然死亡，多为缺血心肌局部发生电生理紊乱，引起室性心律失常所致。

"急性冠状动脉综合征"是一组有关急性心肌缺血的临床表现，通常由冠状动脉疾病导致心肌急性严重缺血乃至坏死的一系列疾病，包括不稳定型心绞痛、非ST段抬高性心肌梗死、ST段抬高性心肌梗死以及心源性猝死，约占冠心病患者的50%。目前认为急性冠状动脉综合征共同的病理基础是冠状动脉粥样斑块破裂、表面损坏或出现裂纹，继而引起不同程度的血栓形成和远端血管栓塞，冠状动脉不完全或完全阻塞。

二、冠心病的血运重建治疗

1964年人类完成了首例冠状动脉旁路移植术（CABG），17年后完成了首例经皮冠状动脉介入治疗，此后两种技术取得了巨大的进步，完全改变了冠心病的治疗策略和预后。

稳定型心绞痛患者在药物治疗后仍有症状或为了改善预后可以接受血运重建治疗；无创性检查提示大面积心肌缺血可行血运重建治疗；手术成功率高，手术并发症及死亡率在可以接受的范围内，患者要求接受介入治疗，在告知手术可能存在的风险的情况下可行血运重建治疗。

非 ST 段抬高性心肌梗死的血运重建治疗的时机选择与危险分层密切相关，对于极高危患者（如顽固性心绞痛、严重心力衰竭、心源性休克、致死性心律失常及血流动力学不稳定），无论心肌钙蛋白和心电图变化，推荐行紧急冠状动脉造影（小于 2 h）。

ST 段抬高性心肌梗死实施再灌注治疗对于首诊可开展直接介入治疗的医院，要求首次医疗接触至球囊扩张时间小于 90 min，入院至球囊扩张时间小于 60 min。对于首诊不能开展介入治疗的医院，如果首次医疗接触至球囊扩张时间可以小于 120 min 且入院至转院时间小于 30 min，则应尽快转院，否则应尽快溶栓治疗。

第二节　超声心动图在冠心病血运重建治疗前的应用

在冠心病血运重建治疗前，首先应用经胸超声心动图评估心脏节段收缩功能。不同部位的心室心肌接受冠状动脉不同分支的血液供应，当冠状动脉粥样硬化病变导致血管狭窄或痉挛时，可引起其供血区域的心肌缺血并导致局部心肌运动异常。超声心动图可以通过评价心室室壁运动异常间接评价心肌血供，推测冠状动脉病变部位，同时对诊断心肌梗死后并发症也有重要的价值。

一、室壁运动异常计分法

左心室室壁节段的划分方法主要包括 16 节段和 17 节段法。

1. 16 节段划分法　在长轴切面将左心室划分为基底段、中间段和心尖段，短轴基底段和中间段切面将左心室划分为下间隔、前间隔、前壁、侧壁、下壁和下侧壁，心尖段短轴切面仅划分为前壁、间隔、下壁和侧壁，共 16 节段（图 18-1）。

2. 17 节段划分法　实际上就是在 16 节段划分法的基础上把心尖单独作为一个节段。

二、室壁运动异常计分法

为了便于量化和比较患者的节段收缩运动异常，一般会使用对室壁运动状态计分的方法。常用的计分如下。

室壁运动正常或亢进：1 分。

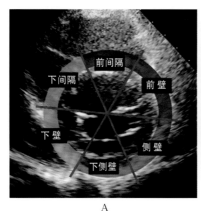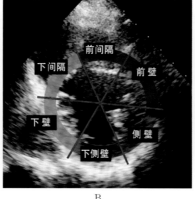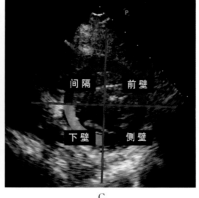

图 18-1　超声心动图左心室室壁 16 节段。A. 左心室基底段短轴；B. 左心室乳头肌水平短轴；C. 心尖短轴。红色代表前降支支配节段，灰色代表回旋支支配节段，黄色代表右冠状动脉支配节段

室壁运动减弱,即室壁心内膜运动幅度小于5 mm:2分。

室壁运动消失,即室壁心内膜运动幅度小于2 mm:3分。

室壁反常运动即矛盾运动:4分。

室壁瘤:5分。

计分后计算室壁运动计分指数,公式如下。

$$WMSI = \frac{各节段室壁运动计分总和}{计分的室壁节段总数}$$

WMSI 越高,节段性室壁运动异常越严重。

三、心肌梗死并发症的诊断

心肌梗死时,梗死区域心肌坏死在导致局部室壁变薄和运动异常的同时,还可以引发心脏瓣膜及心室整体形态和功能的改变,导致各种并发症的发生,经胸超声心动图可以就其做出术前诊断。

1. 乳头肌功能不全或断裂　指二尖瓣及其腱索本身正常但由于心肌梗死导致乳头肌功能不全或断裂引起二尖瓣关闭不全。乳头肌完全断裂者由于左心室衰竭通常在 24 h 内死亡。超声心动图表现为前、后两组乳头肌形态异常,形态不规则、回声不均匀、增强,无收缩活动或收缩活动减弱,发生乳头肌断裂时二尖瓣由于失去支撑和牵拉,呈连枷样改变,整个瓣叶甩向左心房侧;乳头肌附着处心室壁运动障碍,二尖瓣功能异常,尤其是在心肌梗死后首次出现二尖瓣脱垂或错位,彩色多普勒显示二尖瓣收缩期反流频谱,反流多偏向受累瓣叶对侧。

2. 室间隔穿孔　最常穿孔的位置见于心尖后部室间隔,破裂口通常为单发,少数可为多个穿孔,患者通常有剧烈胸痛、急性心力衰竭或病情突然恶化,体检在胸骨左缘出现全收缩期杂音,多数伴有震颤。超声心动图表现室间隔肌部回声中断,穿孔周围的心肌膨展变薄,运动异常,彩色多普勒示室间隔穿孔处左向右分流,频谱多普勒探及收缩期左向右分流血流频谱(图 18-2,视频 18-1,视频 18-2)。

3. 心室游离壁破裂　常见于左回旋支阻塞导致后侧壁梗死,开始心内膜下裂隙细小,心包内可见少量渗出,后可由心包、血栓包裹血液形成一个与左心室相通的囊腔,即假性室壁瘤。超声心动图可见破裂处心肌运动异常、室壁较薄、回声增强,左

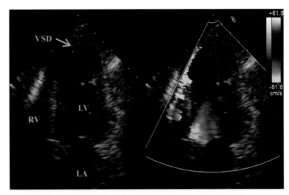

图 18-2　心肌梗死后左心室心尖部室壁瘤合并室间隔穿孔。VSD:室间隔穿孔导致室间隔缺损;LA:左心房;LV:左心室;RV:右心室

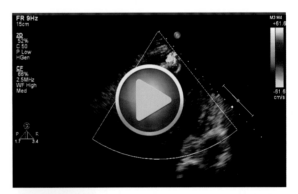

视频 18-1　心尖五腔心切面,左心室心尖部收缩活动减弱,彩色多普勒示室水平左向右分流

扫码观看

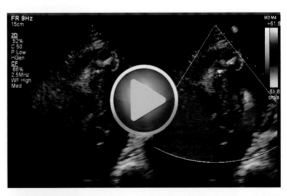

视频 18-2　心尖五腔心切面,左心室心尖部收缩活动减弱,左心室心尖部室壁瘤合并室间隔穿孔。左图可见左心室心尖部室壁变薄,右图室间隔穿孔处见收缩期高速湍流,分流方向是从左心室向右心室

扫码观看

心室血液流入心包腔,并可返回左心室腔,心包腔内出现积液(图 18-3,视频 18-3)。

4. **室壁瘤** 较多见,多发生在心尖部,经常伴有附壁血栓形成。超声心动图中定义为在左心室梗死区室壁变薄,在心室舒张期和收缩期均发生向外膨出变形。通常在运动正常和运动异常的心肌之间有明确的交界点,在收缩期,室壁瘤瘤壁无向心性收缩运动,或呈反向离心运动,即矛盾运动。室壁瘤心内膜与正常心内膜延续,这是与假性室壁瘤的鉴别要点。室壁瘤内可形成团块样、多层状、片状血栓,回声强度及密度不均匀,附壁血栓通常位置固定,若随血流活动,则脱落风险较高(图 18-4,视频 18-4、视频 18-5)。

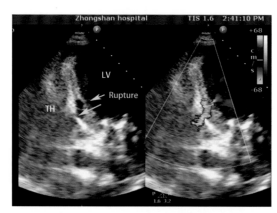

图 18-3 心尖两腔心切面示左心室下侧壁乳头肌水平破裂,形成隧道样破口(两处黄色箭头分别指向心内膜及心外膜破口),彩色多普勒示该处血流穿梭,该处心包腔内大量血块。Rupture:破裂口;LV:左心室;TH:血栓

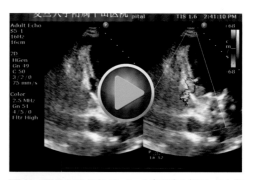

视频 18-3 心尖两腔心切面,左心室下侧壁乳头肌水平破裂,形成隧道样破口,彩色多普勒示该处血流穿梭,该处心包腔内大量血块

扫码观看

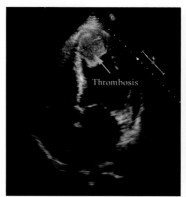

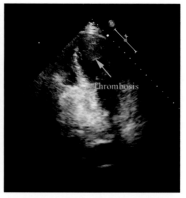

图 18-4 左心室心尖部室壁瘤合并血栓形成。Thrombosis:血栓

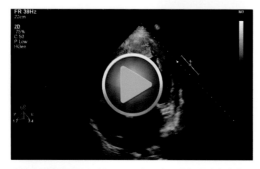

视频 18-4 左心室心尖部室壁瘤合并血栓形成。心尖四腔心切面示左心室心尖部收缩活动消失,心尖部大块低回声血栓形成并随心脏舒缩摆动

扫码观看

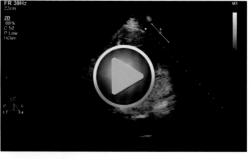

视频 18-5 胸骨旁左心室心尖部短轴切面,显示左心室心尖部血栓

扫码观看

第三节　超声心动图在冠心病血运重建治疗中的应用

心脏压塞是冠心病介入治疗的罕见并发症,后果严重,原因是介入治疗时冠状动脉穿孔所致,在手术中怀疑心脏压塞时,最有价值的诊断方法是超声心动图。此外,由于介入治疗技术的提高,针对心肌梗死后的并发症目前也有相应的手段进行干预。本节就冠心病介入手术中心脏压塞的诊断及心肌梗死并发症介入治疗中超声的应用加以叙述。

一、急性并发症的诊断

冠心病介入治疗中突发急性心脏压塞是相当凶险的,对这一急性并发症的及时判断非常重要。正常心包腔内含 10～30 ml 液体,心包腔内液体积聚导致心包腔内压力升高,当压力达到一定程度将会影响舒张期心脏的扩张,使右心血液回流受阻,体循环淤血,左右心室舒张期充盈受限,心排出量随之下降,收缩压下降,甚至导致休克。冠状动脉介入导致心脏压塞属于急性心脏压塞,短时间内心包积血达到 150 ml 就可以引起心包腔内压力迅速上升,引起急性循环衰竭,甚至导致心脏骤停。患者表现为进行性血压下降、面色苍白、心率增快、心音遥远、颈静脉怒张、烦躁不安,此时应考虑到急性心脏压塞的可能。超声是诊断急性心脏压塞最简单、最可靠的方法,在对心包积液做出及时定量诊断的同时,可用于判断心包积液穿刺位置,协助临床医生行紧急心包穿刺,降低心包内压力,改善血流动力学。

二、急性并发症的诊断

室间隔穿孔是急性心肌梗死相关的一种致命性并发症,其发生率为 1%～2%,病情凶险,病死率高,随着溶栓和经皮冠状动脉介入治疗技术的应用,室间隔穿孔的发病率降至 0.24%。有研究表明,及时闭合穿孔的室间隔是治疗该疾病最为直接和重要的手段,超声在室间隔穿孔介入治疗中的应用参见本书第二章。值得一提的是介入封堵治疗时机的选择:①通常先行封堵术,后行支架植入术;但当出现严重的冠状动脉病变,可能再次诱发心肌梗死等情况,可先行支架植入术。②对于急性心肌梗死患者,心肌易受损伤,有研究认为封堵术前需等待 3～6 个月,给心肌充分的时间修复,待梗死的心肌形成稳定的瘢痕后再行封堵治疗。介入封堵治疗的局限性在于封堵器可能会增加坏死面积:心肌梗死患者室间隔穿孔部位周围组织坏死脆弱,经破裂部位通过封堵装置可能会使破裂面积增加。

三、室壁瘤封堵治疗

经皮左心室室壁瘤封堵术主要是通过改善左心室体积和几何形状起到缓解心肌梗死后心力衰竭的作用。相关内容请参见本书第七章。

第四节　超声心动图在冠心病血运重建治疗后的应用

在冠心病介入治疗后,患者需要定期进行常规经胸超声心动图检查,特别是存在心肌梗死或合并心肌梗死并发症的患者,随访的内容包括:左心室的大小、重构情况、收缩功能,室壁瘤的大小,是否存在附壁血栓,瓣膜的功能等;如果经胸超声心动图不能明确,可根据患者的情况考虑进行经食管超声心动图检查。

总之,在冠心病介入治疗中,超声心动图目前仍对术前的评估、术中的监护和术后的随访具有重要意义。

附：**病例解析**

患者，男性，55 岁，2 周前发生急性 ST 段抬高性下壁心肌梗死，为行冠状动脉造影和介入治疗收住入院。在手术前，患者一般情况稳定，心脏听诊未闻及病理性杂音，超声心动图提示左心室下壁收缩活动减弱，彩色多普勒未探及明显二尖瓣反流（图 18-5）。

冠状动脉造影提示右冠状动脉完全闭塞，左冠状动脉未见明显狭窄，在右冠状动脉植入支架后，血流恢复到 TIMI 3 级（图 18-6）。

手术后患者突然感觉胸前区紧缩感伴气促，此时听诊在患者心尖部闻及新发的收缩期杂音，床旁急诊心脏超声提示二尖瓣乳头肌断裂合并重度二尖瓣反流（图 18-7，视频 18-6，视频 18-7）。尽管经过积极抢救，患者仍由于反复发作的心力衰竭和心源性休克，救治无效死亡。讨论认为患者很大可能是由于发生了心肌再灌注损伤导致这一心肌梗死后并发症的发生。从上述病例中可见，冠心病介入治疗术前的超声心动图与术后的比较，可作为明确患者病因的重要依据。

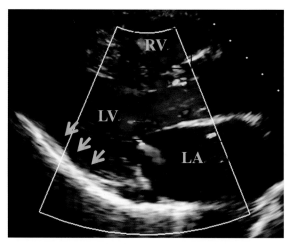

图 18-5　冠状动脉介入治疗前，超声心动图显示左心室下壁收缩活动减弱，二尖瓣轻微反流。LA：左心房；LV：左心室；RV：右心室

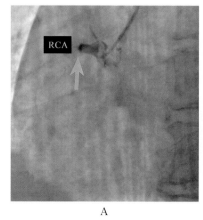
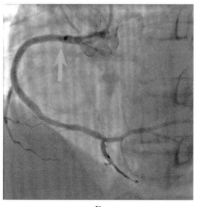

图 18-6　A. 冠状动脉造影示右冠状动脉完全闭塞；B. 右冠状动脉支架植入术后血流复流。RCA：右冠状动脉

A　　　　　　　　　　B

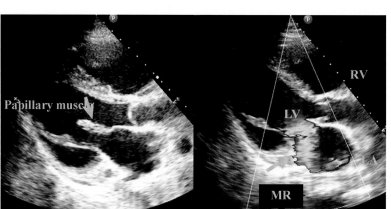

图 18-7　急性心肌梗死后二尖瓣乳头肌断裂致重度二尖瓣反流。Papillary muscle：乳头肌；LV：左心室；LA：左心房；RV：右心室；MR：二尖瓣反流

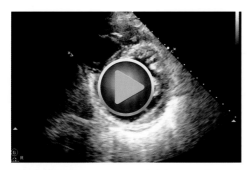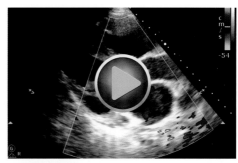

视频 18-6　胸骨旁左心室乳头肌水平短轴切面，显示左心室下壁、下侧壁显著变薄，后内组乳头肌纤细、断裂，可见断端甩动

扫 码 观 看

视频 18-7　胸骨旁左心室长轴切面，可见左心室下侧壁变薄膨出、收缩活动减弱至消失，可见二尖瓣前叶连枷样改变，彩色多普勒示重度二尖瓣反流

扫 码 观 看

参考文献

［1］王新房,谢明星,邓又斌,等. 超声心动图学［M］. 4 版. 北京：人民卫生出版社，2009.

［2］Otto CM. Textbook of Clinical Echocardiography［M］. 4th ed. Philadelphia：Elsevier/Saunders，2009.

［3］Otto CM. The Practice of Clinical Echo-cardiography［M］. 3rd ed. Philadelphia：Elsevier/Saunders，2007.

［4］Amigoni M，Meris A，Thune JJ，et al. Mitral regurgitation in myocardial infarction complicated by heart failure，left ventricular dysfunction，or both：Prognostic significance and relation to ventricular size and function［J］. Eur Heart J，2007，28：326－333.

［5］GE Assenza，DB Mcelhinney，AM Valente，et al. Transcatheter closure of post-myocardial infarction ventricular septal rupture［J］. Circulation Cardiovascular Interventions，2013，6：59－67.